儿童皮肤病中医治疗学

主编　段行武　张玲

中国健康传媒集团
中国医药科技出版社

内 容 提 要

本书分总论、各论两部分内容。总论主要讲儿童皮肤病的基础知识。各论主要按病因类型分章节论述各种常见儿童皮肤病的中医临床诊治，突出中医内外治综合疗法的应用。全书反映了当前中医儿童皮肤病诊疗的发展情况，适合中医院校学生、中医临床工作者参考、使用。

图书在版编目（CIP）数据

儿童皮肤病中医治疗学 / 段行武，张玲主编 . — 北京：中国医药科技出版社，2021.9

ISBN 978-7-5214-2680-9

Ⅰ . ① 儿…　Ⅱ . ①段… ②张…　Ⅲ . ①小儿疾病—皮肤病—中医治疗学　Ⅳ . ① R275

中国版本图书馆 CIP 数据核字（2021）第 172996 号

美术编辑　陈君杞

版式设计　也　在

出版　**中国健康传媒集团** | 中国医药科技出版社

地址　北京市海淀区文慧园北路甲 22 号

邮编　100082

电话　发行：010-62227427　邮购：010-62236938

网址　www.cmstp.com

规格　710 × 1000mm $^{1}/_{16}$

印张　19 $^{3}/_{4}$

字数　397 千字

版次　2021 年 9 月第 1 版

印次　2021 年 9 月第 1 次印刷

印刷　三河市万龙印装有限公司

经销　全国各地新华书店

书号　ISBN 978-7-5214-2680-9

定价　55.00 元

编委会

主　编　段行武　张　玲

副主编　夏　梦　徐国梅　张润田

编　委（按姓氏笔画排序）

王瑞洁　尹仲衡　杜　兵　李　娜

吴明明　陈　曦　张　玲　张凯辉

张润田　张新荣　郝　峰　段行武

姜文琦　贾苑凝　夏　梦　徐国梅

梁　娜　蒋晨杰

前言

中医皮肤科学脱胎于中医外科学，其起源可以追溯到原始社会，并在历代医家临证、探索、总结中日臻完善。中医儿科学是我国自古以来探索儿童生理、病理发展规律，集治疗、预防、保健为一体的一门学科。两者在发展过程中逐渐加深了联系，形成了中医儿童皮肤病学的雏形。中医儿童皮肤病学既是皮肤科学的一部分，又自成一个完整的独立体系，现代医学技术特别是分子生物学和免疫学的发展，进一步提升了对儿童皮肤病学多视角的认识。

进入新世纪之后，随着医学的迅速发展，皮肤病学和儿科学都取得了突飞猛进的成绩，儿童皮肤病的研究也进入一个新的发展阶段，并且呈良好的发展态势。从古至今，儿科的著作浩如烟海，但有关儿科皮肤病的中医相关论著严重不足，这一点至今仍无明显的改变。因此，为了更好地服务于儿童皮肤病临床与教学，我们在中国医药科技出版社的支持下，编写了这本《儿童皮肤病中医治疗学》。在结构上力求简洁、条理，内容上讲究实用、科学，并努力从中医儿科学、中医外科学和中医皮肤病学中概括、总结、归纳出儿童皮肤病中医治疗理论基础和相关技能体系。

本书分为总论、各论两部分内容，总论主要讲儿童皮肤病学发展概况，儿童皮肤的结构及生理功能，儿童皮肤病的病理特点、病因病机、常见症状和中医辨证、诊断检查和预防调护。各论主要按病因分类分章节论述各种常见儿童皮肤病，重视儿科内服方药和外治疗法的综合应用，同时引入饮食疗法以及心理治疗。全书上下两部分比较全面地反映了当前有关中医儿童皮肤病的研究成果和发展情况。

江山留胜迹，我辈复登临。本书的作者是长期从事中医皮肤病学和中医儿科学的专业人员，他们以丰富的理论基础和实践经验为本书的编写提供了莫大的支持。我们也以前人对儿童皮肤病的认识总结为基础，参考了部分公开发表的皮肤病专著及杂志，在此向有关资料的作者和出版社表示衷心的感谢。

由于时间仓促，医学专业更新速度极快，需要总结概括的内容极多，不当和疏漏在所难免，恳请各位同道和读者不吝指正，我们会力争补全修正。

编者

2021 年 5 月

目录

总 论

各 论

总论

第一章　儿童皮肤病学中医发展概况

儿童皮肤病学是儿科学和皮肤病学交叉衍生的一门学科，我国儿童皮肤病学的形成和发展具有悠久的历史，它与中医皮肤科学、中医儿科学的发展密不可分，经过历代医家理论及经验的积累，临床治疗方法的建立与完善，这门学科逐步成熟，为我国及世界儿童皮肤科学的发展做出了突出贡献。

一、起源

医学与人类健康息息相关，自从有了人类，就有了医疗活动。新石器时代人类已经懂得用砭石、石针刺开排脓，治疗脓肿。氏族公社时期，有古籍记载伏羲“尝味百草而制九针”。巫方在公元前28~公元前27世纪就开始从事儿科的医事活动。《诸病源候论·养小儿候》中“中古有巫方，立小儿《颅囟经》，以占夭寿，判疾病死生，世所相传，有小儿方焉”的记载即是明证。商周时期，外科已成为独立的学科，殷商时期出土的甲骨文即有外科病名的记载，如“疥”“疕”等。周代《周礼·天官》中所记载的“疡医”即外科医生，主治肿疡、溃疡、金创和折疡等外科疾病。

二、形成期

春秋战国时期是中国历史上思想蓬勃发展、科技飞跃进步的时期，这期间著作浩繁，多有佚失，现存比较有代表性的医籍有《五十二病方》和《黄帝内经》。《五十二病方》是我国现存最早的医书，书中已有痈疽、创伤、痔疾、皮肤病等许多外科病的记载，收载医方283首，剂型多种多样，既有内服的，又有外用的，还有洗浴、熏蒸、涂擦、外敷、充填等，并叙述了砭法、灸法、熨法、熏法、角法、按摩等疗法。《黄帝内经》为中医药学建立了系统的理论基础，书中涉及外科疾病30多种，阐释的病因、病机现在仍是外科疮疡类疾病证治的理论基础。其中还阐述了胎养、胎教、儿童生理特点、儿童生长发育过程以及对部分儿科病症的诊治，中医儿科专科逐渐萌芽。《灵枢》谓：“婴儿者，其肉脆，血少气弱”，又云：“风从东方来，名曰婴儿风”，正是说明了儿童脏腑娇弱、形气未充、生机旺盛、发育迅速的体质特点。《黄帝内经》中记载了针刺法，并提出儿童的针刺原则为“以毫针浅而疾发刺”。《汉书·艺文志》方技类所载“经方”，属内科的著作有《五脏六腑痹十二病方》30卷等共7种207卷，伤科有《金疮瘛疭方》30卷，妇儿科有《妇人婴儿方》19卷，儿科学也从整个医学体系中分化出来，同时出现了我国第一位小儿医：“扁鹊名闻天下……来入咸阳，闻秦人爱小儿，即为小儿医。”

三、发展

汉代张仲景《伤寒杂病论》以六经辨证论治外感病，以脏腑辨证论治杂病，对后世儿科学辨证论治体系的形成产生了重要的影响，其中对瘾疹、浸淫疮、狐惑病等的精辟阐述仍为今人所推崇。东汉华佗被誉为“中医外科鼻祖”，他在《中藏经·论痈疽疮肿》中阐述了脏腑功能失调是发生痈疽疮肿的内在因素。另外，《史记》记载了淳于意治儿童气膈病，这是我国最早的儿科医案。

两晋南北朝时期的儿科较前进一步发展，在具体病证的辨证论治上，有了比较系统阐述的病例，并出现儿科专著。儿科辨证论治体系的建立为中医儿科学体系的建立奠定了基础。晋代王叔和的《脉经》和皇甫谧的《针灸甲乙经》中分别设有“平小儿杂病”和“小儿杂病”专篇。晋代葛洪撰、梁代陶弘景增补的《肘后备急方》最早记载天花。我国现存的第一部中医外科学专著《刘涓子鬼遗方》中相当多的内容是论述皮肤病的，为中医皮肤病学的发展做出了重要贡献。其中关于使用水银膏治疗“疥癣恶疮”等皮肤病的记载，比其他国家要早600余年。

《灵枢·卫气失常》云：“人年五十以上为老，二十以上为壮，十八以上为少，六岁以上为小。”隋唐时代称小儿科为少小科。隋代巢元方所著的《诸病源候论》50卷中有15卷涉及皮肤病，列述了成人皮肤病百余种、儿童皮肤病40余种，书中对瘾疹、风痒等多种皮肤病的病因病机、症状及疗法均有详细的记述。唐代医家王超《仙人水镜图诀》（已佚）记载了儿童指纹诊法，通过观察虎口三关的纹形纹色判断病情，适用于3岁以下儿童。孙思邈的《备急千金要方》与《千金翼方》中提到治疗儿童皮肤疮、疱、疹、丹的多种方剂，运用升麻、柴胡、防风等药物，为后世所效法。王焘《外台秘要》则在儿科病及皮肤病的分类和方剂的汇总方面有较大的贡献。

宋代的医学教育发展使儿科教育体系及分科更加健全，医疗教学设立招生、考试，医学分科发展到九科，其中包括儿科。当时天花、麻疹等传染病流行，客观上也推动了中医儿童皮肤病学的进一步发展。山东名医董汲擅用寒凉法治疗儿童皮肤病，其撰写的《小儿斑疹备急方论》记录了用白虎汤及青黛、大黄等药物的治疗经验，是治疗天花、麻疹类疾病专著之始。宋太宗组织编纂、颁行的《太平圣惠方》已记载如何鉴别天花和麻疹，比巢元方所记载的痘疮（天花）、时气发斑（麻疹）更为完备。《太平圣惠方》《圣济总录》等还记载了许多慢性皮肤病的生活调摄和食补方法。钱乙所著《小儿药证直诀》是中医儿科学形成的主要标志，书中创134方，确立儿童生理、病理特点，提出小儿脉法以浮沉分寒热，以缓急分表里，并对疱疹等疾病进行了精详的论述，如对痘疹、水痘、麻疹等发疹性传染病进行鉴别。刘昉的《幼幼新书》中载方2000余首，是当时世界上最完备的儿科学专著，其中记载了儿童保健以及多种新生儿疾病和儿童发育异常现象。南宋陈文中著《小儿痘疹方论》《小儿病源方论》，对痘疹病源、治法均有阐述。《小儿痘疹方论·养子调摄》曰："养子若要无病，在乎摄养调和。吃热、吃软、吃少则不病；吃冷、吃硬、吃多则生病。"提出儿童在饮食上的注意事项。

金元至明清时期，学术思想活跃，流派纷争，名医辈出。刘完素认为儿童为纯阳之体，热多冷少也；张从正主张用攻下；李杲重视调理脾胃；朱丹溪倡导儿童阳常有余，阴常不足。元代的儿科著作有刘完素的《宣明论方·小儿科论》、曾世荣的《活幼心书》和《活幼口议》等。《活幼心书》提出用调元散、补肾地黄丸治胎怯证；《活幼口议》提出"儿患痘疹作热，非伤寒也，但看耳后有赤缕者是"，"儿患痘疹，发惊不可下惊药，有热不可用退热药，有汗不可止汗，或吐不可理吐，或下亦有可不可"等论述。元代齐德之著《外科精义》对罨敷法及将护忌慎法有独到之处。金元时期确立了麻疹的病名，并出现了第一部麻疹专著——《麻疹全书》，第一次将麻疹的病名、病因、证治进行了总结，对后世的影响甚大。

四、成熟期

明代是我国儿童皮肤病学的成就巅峰，明隆庆年间人痘接种法是世界免疫学发展的先驱。这期间医籍大部分以痘疹为主，如《博集稀痘方论》(1577年)载有稀痘方，《三冈识略》(1653年)载有痘衣法，万全《痘疹世医心法》共28卷147方。《痘疹金镜赋集解》(1727年)记载宁国府太平县的人痘接种法已盛行各地，后来我国的人痘接种法流传到俄罗斯、朝鲜、日本、土耳其及欧、非各国，为预防水痘做出了极大贡献。明代还出现许多其他儿童皮肤病学的成就，如薛铠、薛己父子著《保婴撮要》，论及许多儿童皮肤病的病证，内治、外治、手术兼备，对中医儿童外科学做出了很大贡献。李时珍著《本草纲目》中记载了很多治疗儿童皮肤病的方药，其中有些方药既有治疗又有预防的作用，如预解痘疮"丝瓜蔓，壶芦须，兔头，鳢鱼并除夕煎汤浴儿，令出多者少，少者无"。王肯堂在《证治准绳·幼科》中提出儿童"脏器清灵，随拨随应"的观点。

清代有关皮肤病的重要著述首推《医宗金鉴·外科心法要诀》与顾世澄的《疡医大全》。书中对皮肤病的记述不仅内容丰富，而且系统、详尽，治疗方面尤多实践良方。此外，夏禹铸的《幼科铁镜》、清朝政府组织编写的《医宗金鉴·幼科心法要诀》等书均记载了儿童皮肤病的诊治经验。陈复正的《幼幼集成》记载了治疗火丹的涂敷、治疗诸疮瘰疬的涂敷药、治疗杨梅疮的点药，以及关于疥疮的各种杂治、治疗水火烫伤的外治法等，疗效确切。谢玉琼的《麻科活人全书》则是一部麻疹专著，详细阐述了麻疹各期及合并症的辨证和治疗。王清任《医林改错》阐发了活血化瘀法在治疗紫癜风方面的应用。这段时期已有医家注意到儿童情志方面的特殊性，沈金鳌《幼科释谜》卷一言："小儿脏腑脆弱，易于惊恐，恐则气下，惊则心无所依，神无所归，惊与恐相似，但惊为不自知，恐为自知，惊恐属肾，但总与心主神明相关。"阐释了惊、恐、怒等负性情绪是儿童情志异常的主要病因。

五、发展的新时期

中华人民共和国成立后，我国儿童皮肤病学进入了快速发展的新时期。中医儿童皮肤病学这一学科从无到有。学科建设方面，除整理、出版历代儿科、皮肤科名著，发掘大批对临床具有理论指导和实践应用价值的可贵资料外，还全面引进西方儿童皮肤病知识，开辟了中西医结合治疗儿童皮肤病的先河。1964 年出版了由杨天籁教授编写的第一部全面介绍儿童皮肤病知识的专业书籍《小儿皮肤病》，1985 年再版为《小儿皮肤病学》。20 世纪 80 年代则有郭文友编《幼儿皮肤保健》、田家琦编《小儿常见皮肤病》、涂元远编《实用小儿皮肤病》、梁应权编《小儿常见皮肤病的防治》、胡德芳编《小儿皮肤病防治》等著作面世，90 年代以来又陆续出版了李恭才编《小儿血管瘤》、施曼绮编《小儿常见皮肤病及其综合征》、丁素先主编《儿童皮肤病诊治常识》和较多的儿童皮肤病科普书籍等。刘辅仁教授等翻译了 Samuel Weinberg 教授编写的《小儿皮肤病诊断彩色图谱》(*Color Atlas of Pediatric Dermatology*)，这些专著对我国儿童皮肤病学的进一步完善与发展、儿童皮肤病的防治具有积极推动作用。目前中医儿童皮肤科学正蓬勃发展，前景广阔。

第二章 儿童皮肤的结构及生理功能

一、儿童皮肤的结构

皮肤覆盖人体表面，在腔孔（如口腔、眼、鼻、外阴及肛门）周围逐渐移行为黏膜。皮肤分为三层，即表皮、真皮、皮下组织，此外还有皮肤附属器及血管、神经。

1. 表皮

儿童的表皮与成人不同，儿童表皮各层发育均不完善，而且彼此联系也较成人松散，容易脱落。新生儿表皮的角质层薄，角质层含水量随空气湿度的变化而有较大的变化。新生儿皮肤含水量为 74.5%，幼儿为 69.4%，成人为 64%。儿童表皮的透明层较成人薄，皮肤外观平滑、细嫩，纹理不清且容易受损伤。新生儿表皮的基底层发育旺盛，细胞更新速率快，因此伤口愈合更快。基底膜是表皮与真皮之间的连接处，年龄越小，发育越不完善，连接越不紧密，所以儿童的皮肤外层即表皮比成人更容易受外伤和脱屑，稍加用力皮肤即因外伤而擦破。

2. 真皮

真皮位于表皮下方，由中胚层分化而来。真皮分为两层，即浅层薄（称乳头层）、深层厚（称网状层）。两层之间无明显分界，新生儿真皮乳头层较平，真皮发育也不够成熟，但血管却较丰富，年龄越小，皮肤的颜色越粉红，这是因为稠密的血管网通过薄嫩的表皮显露于皮肤表面。新生儿真皮层比成人薄，发育也不如成人完善，表现为胶原纤维更细小、更稀疏，细胞密度大，因而皮肤触感柔软。新生儿真皮层蛋白聚糖含量高，导致皮肤含水量也较成人高。

真皮还包括许多皮肤附属器，如皮脂腺、毛发（毛囊）、汗腺和指（趾）甲等，以及为皮肤提供营养和感觉的血管、神经网。

3. 皮下组织

皮下组织位于真皮之下，又称皮下脂肪层。新生儿皮下组织主要由脂肪细胞组成，可作为避免外伤发生的缓冲垫、热绝缘体及能量、激素代谢的重要来源。足月儿与成人的脂肪层发育类似，但是厚度不及成人，因此缓冲能力弱于成人。新生儿皮下脂肪中不饱和脂肪酸含量较成人少，饱和脂肪酸与不饱和脂肪酸比例相对高，体温下降时饱和脂肪酸容易发生凝固，所以新生儿常常可发生硬肿症。一般婴幼儿的脸、四肢、臀部皮下脂肪丰满，6~8 个月后，婴儿的皮下脂肪生长缓慢，3 岁后不再生长，到 8 岁后又生长丰满，特别是女孩。

4. 皮肤附属器

（1）毛发：毛发由角化的表皮细胞构成，分为长毛、短毛和毳毛。最初的毛发于胎儿期形成，称之为胎毛，胎毛柔软、纤细，缺少色素，无毛干髓质，生长潜力有限。出生后，胎毛脱落并转化为过渡期毛发，直到2岁左右才被长而粗且色深的终毛所取代。

毛发生长周期分为生长期、退行期和休止期，人体各部位毛发的生长周期不同步，有不同速率，以成人头发为例，生长期约为3年，退行期约为3周，休止期约为3个月。新生儿期至生后4~6个月，头发生长处于婴儿模式，即全部头发均处于生长期而同步生长，之后直至2岁，逐步建立成人模式，在此期间则会经历全部生长期头发同步脱落的生理现象，又称为新生儿脱发。

（2）皮脂腺：皮脂腺覆盖在人体皮肤的表面，起着保护、乳化、缓冲、排泄、抗菌和生物调理剂的作用。新生儿期的皮脂分泌量相对较高，在生后6~12个月迅速下降并保持低水平。婴幼儿时期，皮脂分泌量少，皮肤干燥。皮脂腺分泌最早可于6~7岁，在肾上腺雄激素的刺激下开始增多，随后，在青春前期和青春期性腺雄激素的刺激下迅速升高，皮肤干燥情况获得改善，在青春期末期，皮脂的产生水平保持恒定，直至成年。此外，男婴通常比女婴产生更多皮脂。皮脂内含有角鲨烯、蜡酯、胆固醇、胆固醇酯、甘油三酯和游离脂肪酸（最主要的是棕榈酸，即十六烷酸、软脂酸）。其中蜡酯和角鲨烯是构成皮肤表面脂质膜的，来源于皮脂腺的脂质。

（3）外泌汗腺：外泌汗腺分腺体和导管两部分，腺体位于真皮深层及皮下组织中，由盘绕成球形的腺管构成。管壁的汗腺细胞分泌汗液，含较多钠离子、水分，少量糖原，还有粘蛋白。细胞分泌受胆碱能交感神经支配，与体温调节有关。管腔外有肌上皮细胞，受肾上腺能交感神经支配，它的收缩使汗液排出。腺管穿过真皮，在表皮突下端进入表皮，在表皮中呈螺旋状上升，开口于皮肤表面。

若因先天性外胚叶发育异常，其汗腺、皮脂腺功能皆低于常人，致皮肤干燥，夏日少汗或无汗，不能调节体温，很易中暑。新生儿与成人的汗腺数是一样的，但在每单位面积上的汗腺数是不同的，如成人平均为120/cm^2，而婴儿为500/cm^2。汗腺虽然在新生儿皮肤上已有生长，但此时它分泌汗液的能力是很低的，大约要到2周岁功能才会健全，因为儿童单位面积皮肤的汗腺数比成人多，具有分泌功能的汗腺少，所以婴幼儿时期容易生痱子。汗腺受到刺激（如外界温度变化、情绪冲动和味觉刺激）后，能加速分泌出汗。有些新生儿常会出汗，那是因为缺乏调节的能力。

（4）甲：甲分为甲板和甲根。新生儿指（趾）甲较薄，可呈匙状，直至2~3岁才逐渐改善，因此3岁之前甲表面的凹陷或小的凹点是正常的，由微小创伤引起的散在白点也是常见表现，反映了甲板的成熟过程。

指甲生长较慢，生长速度每日约0.1mm，从儿童到成人，指（趾）甲的生长速度逐渐增加，但随着年龄增长，指（趾）甲的生长速度又会逐渐减慢，并可因疾病、营养状况、环境、生活习惯等改变而发生变化。

5. 血管和神经

（1）血管：刚出生时乳头下血管杂乱无章，真皮上部有丰富的毛细血管，所以新生儿皮肤红润。出生几周后，毛细血管网逐渐减少，胎毛丧失，皮脂腺活性降低。除掌跖和甲皱外，出生后第 1 周没有乳头血管袢向表皮延伸，4~5 周可见乳头血管袢，14~17 周血管网构建方接近成人。

（2）神经：出生时，神经网像血管网一样，在结构上不完善，功能上不成熟。新生儿对组胺的反应需要更高的刺激阈值，提示血管平滑肌对刺激的反应性低，或血管收缩的张力比成人大。出生体重小于 1400g 的早产儿，其轴索对组胺的潮红反应更低。外周神经系统的功能是否成熟主要与妊娠期长短和婴儿体重有关，并非单纯依靠出生后的月龄来判断。足月新生儿皮肤的大多数神经直径较小，早产儿无髓神经在结构上为典型的胎儿型，足月新生儿皮肤中无髓鞘神经在单个施万细胞中含的轴索要比成人多，但比早产儿少。直径较大的神经，主要限于真皮深部特殊的感觉感受器，在出生后有不同程度的发育。

二、儿童皮肤的性状

（1）厚度：成人皮肤的厚度（不包括皮下组织）为 0.5~4mm。儿童的表皮全层和角质层的细胞体积小且薄，所以表皮比成人的薄。皮肤全层的厚度（指表皮、真皮和皮下脂肪的厚度）随年龄的增长而发生很大的变化，特别是女孩，其皮下脂肪在 10 岁前后急剧增加，20 岁左右仍继续增加；男孩皮下脂肪的增厚稍迟些，在 13~14 岁开始上升,16~18 岁停止增厚。不同部位，皮肤的厚度亦不同，如眼睑、耳廓、外阴等处皮肤薄，项部、臀部、掌跖部位皮肤厚。但是在婴儿期，身体各部分的皮肤厚度几乎没有差别，出生时皮肤的厚度与体重有关。

（2）颜色：皮肤的颜色因种族、年龄、性别、营养及外在环境而异，甚至同一个人不同部位的皮肤颜色也有深浅的差别。

正常皮肤的颜色受三种色素的影响，即黑素、胡萝卜素、血红蛋白。

黑素形成褐黑色，是决定皮肤颜色的最主要因素。黑素由散布在表皮基底层，以及毛囊、眼等处的黑素细胞所产生，通过树枝状的突起部位排出，移行到表皮各层，最后与角质层细胞一起脱落。黑素是一种微小的颗粒，它可吸收过量的日光，特别是紫外线，以保护机体不受伤害。

胡萝卜素是皮肤黄色的主要来源，是一种脂溶性色素。身体中此种物质含量升高，则角质层厚的部位如掌跖，以及皮脂腺分泌较多的部位如面部的皮肤黄色更加明显。

血红蛋白存在于血液中。动脉血中的氧化血红蛋白呈鲜红色，若皮肤中的毛细血管丰富，氧化血红蛋白较多则皮肤发红。如运动、发热时，皮肤毛细血管扩张，血流加速，皮肤就会充血发红。静脉中的还原血红蛋白呈蓝色，所以当血流缓慢、缺氧时，还原血红蛋白增多，皮肤颜色青紫。

（3）酸碱度：皮表脂质及汗液分泌直接影响儿童皮肤酸碱度（pH 值），皮脂分泌旺盛则 pH 值偏酸，汗液多则偏碱。新生儿皮表 pH 值为 7.4，生后 2 周 pH 值降至 6 以下，生后 1 个月接近 5.5，青春期皮表脂质膜达最厚，皮表 pH 值为一生中最低，可至 5.4 以下。皮表的酸性能抑制细菌、真菌的繁殖，具有一定的碱中和能力。

新生儿皮肤表面 pH 值偏中性，显著削弱其抑制皮肤表面微生物过度增殖的保护作用，也可促使经表皮失水增加，引起表皮屏障功能改变。若改变皮肤表面的弱酸环境，破坏了皮肤的中和能力，皮肤容易受到外界因素的伤害而引起皮肤病。

三、儿童皮肤的生理功能

皮肤是人体的第一道防线，保护机体免受外界环境中各种有害物质的伤害，同时防止体内的各种营养物质、电解质和水分的丢失。儿童皮肤具有屏障作用、感觉作用、体温调节作用等，也参与机体的代谢和免疫反应。

1. 屏障作用

（1）对机械性损伤的防护：角质层柔韧而致密，是皮肤的主要屏障结构，真皮中胶原纤维和弹性纤维交织成网，使皮肤具有张力和弹性，皮下脂肪具有软垫作用。皮肤的这三层组织共同形成一个完整的整体，对摩擦、牵拉、挤压、冲撞等机械刺激有一定的防护能力。婴儿角质层较薄，对机械性损伤的抵抗力较成人弱。

（2）对物理性损伤的防护：干燥的皮肤角质层有较大的电阻，对低压电流有一定的阻抗能力。潮湿的皮肤电阻降低，电流损伤的危险性增加。

皮肤对光线的吸收具有选择性。角质层主要吸收短波紫外线，棘层和基底层主要吸收长波紫外线。黑色颗粒对紫外线的吸收作用最强，当皮肤受到日光照射，黑素细胞产生大量的黑素颗粒，增强皮肤对紫外线照射的防护能力。

（3）防止化学物质侵入：正常皮肤表面呈偏酸性，pH 值为 5.5~7.0，对酸和碱有一定的缓冲能力。角质层细胞具有完整的脂质膜，细胞质富含角蛋白，细胞间有丰富的酸性糖胺聚糖，具有抗弱酸、弱碱的作用。

（4）防止微生物侵入：人体皮肤表面存在许多微生物，在一定条件下可以成为致病菌，对人体造成危害，但是皮肤有多方面的防御能力。首先，致密角质层对微生物有良好的屏障作用，一般在正常情况下细菌和病毒不能由皮肤进入人体。其次，皮肤表面呈偏酸性，不利于微生物的生长。此外，皮肤表面皮脂中的某些游离脂肪酸对寄生菌的生长有抑制作用。

新生儿出生 2 周内的皮肤是接近中性的，胎盘的 pH 值约为 7.4。由此可知，新生儿的皮肤不能有效地抑制细菌繁殖，即抗感染能力较低。婴儿皮肤分泌皮脂较少，保护作用减弱。

（5）防止体液的过度丢失：正常皮肤的角质层具有半透膜性质，结构紧密的角质细胞和富含脂质的细胞间物质，以及皮肤表面的皮脂使水分子难以通过，可防止体液的过度丢失。如果皮肤失去角质层，水分的丢失将大幅度增加。烧伤患儿表皮大面积破坏，使得体液和电解质大量丢失，造成严重的合并症。

2. 感觉作用

正常的皮肤有感觉神经和运动神经，它们的神经末梢和特殊感受器广泛地分布在表皮、真皮和皮下组织。外界刺激作用于皮肤后，通过皮肤神经传递到中枢神经系统，产生冷觉、热觉、触觉、压觉、痛觉、痒觉、麻木等，并引起相应的保护性反应，以维护身体的健康。新生婴儿痛觉和冷热觉不灵敏，要特别注意。

3. 体温调节作用

皮肤在体温的调节中起重要作用，皮肤通过血管的舒缩和出汗对体温进行调节。全身皮肤中分布有温度感受器，当外界温度过高或人体发热时，通过神经反射使皮肤血管扩张，流经皮肤的血流量增加，促进散热；同时汗腺分泌增加，出汗增多，达到降温的目的。相反，当外界温度过低或人体有冷的感觉时，皮肤血管收缩，汗腺分泌减少，从而减少了体温的散失。婴儿调节体温的功能不完善，因此应适时调整室温、衣服、被褥等，以保持正常体温。

4. 皮肤的新陈代谢

（1）皮肤的吸收作用：皮肤主要通过 3 个途径吸收外界物质，即角质层、毛囊皮脂腺及汗管口。角质层厚度不同，吸收能力亦不同，阴囊皮肤的吸收能力最强，前额、大腿内侧、上臂屈侧和前臂次之，掌跖最弱。伴有角质层损伤的皮肤病，皮损处吸收能力明显增强，角质层水合程度增加，皮肤吸收能力增强。完整的皮肤只能吸收少量的水分和微量气体，水溶性物质不易被吸收，对油脂和脂溶性物质吸收良好，重金属及其盐类可能与皮脂中的脂肪酸结合，变成脂溶性物质而被皮肤吸收。另外，皮肤吸收能力还受药物剂型的影响，如粉剂、水溶液中药物很难吸收，霜剂可被少量吸收，软膏及硬膏可促进药物吸收。

（2）皮肤的分泌与排泄：皮肤通过分泌汗液，排泄水和部分无机盐类，可部分代替肾脏功能。皮脂腺分泌皮脂，有润滑皮肤的作用，并防止水分、化学物质及多种细菌、真菌等侵入。婴儿分泌皮脂较少，到青春发育期大量增加，故青春期皮脂分泌过多，易患痤疮；儿童期所患头癣者，至青春发育期头皮分泌皮脂增多，脂肪酸大量增加，有抑制真菌作用，头癣可自愈。

（3）皮肤的代谢作用：皮肤参与机体的许多新陈代谢过程。皮肤含有糖、脂肪、蛋白质、酶（如脂酶、淀粉酶、蛋白水解酶等）、固醇（如胆固醇、麦角醇等）和若干酯，在紫外线照射下能产生维生素 D。皮肤含大量水分和电解质，当机体缺水时，皮肤可提供水分进入循环系统，以维持血容量的稳定。

5. 对接触性变应原的反应性

婴儿尚未形成产生特应性反应的特异性抗体，对变应原的反应能力显著低下。

随着年龄增加，对接触性变应原的反应性逐渐增强，1~3 岁儿童居中，3~8 岁儿童容易致敏，其致敏程度和反应的强度与成人基本相同。婴儿对变应原反应性低的原因目前尚不十分清楚，可能与婴儿细胞免疫功能降低及接触有可能致敏的变应原机会少有关。

第三章 儿童生理病理特点

明代著名儿科医家万全提出儿童:"五脏之中肝有余,脾常不足肾常虚,心热为火同肝论,娇肺遭伤不易愈。"这一论述指出了儿童五脏的特点是肺脾肾不足,心肝有余。儿童有不同于成人的生理特点,故在发病情况、疾病种类与病情演变上亦与成人有很大差异。

一、发病容易,传变迅速

儿童脏腑娇嫩,形气未充,抵御疾病的能力未成熟完善。石寿棠在《医原》中提出儿童"肌肤疏薄,易于感触",这一病理特点的生理基础是阴阳均不足,脏腑娇嫩,形气未充。发病容易主要是指儿童容易感染病邪而发病,脏腑娇嫩,体质和功能脆弱,抗病能力差,加之儿童情志幼稚,寒温饮食不能自调,在外易感于六淫,在内易伤于饮食,年龄越小越容易发病,在同样的致病条件下较成人更易发病,易感各种时邪疫毒,邪从鼻入,肺卫受袭,可致麻疹、风疹、水痘等传染病。如早产儿出生后护理不当,风寒之邪侵入皮肤、肌肉之间,血液循环不好,可患新生儿硬肿症。

一旦患病,儿童病情变化很快、很大,往往寒热错杂,虚实并见,即"易虚易实""易热易寒"。"易虚易实"是指儿童一旦患病,邪气易实,正气易虚,实证可以较迅速转化为虚证,或出现虚实并见的证候;"易热易寒"是指儿童发病过程中,由于体属"纯阳""稚阴",易表现出"热"的证候,又属"稚阳",故又易表现出"寒"的证候,而寒热又易于转化或表现出"寒热并见"的证候。如吴鞠通《温病条辨》中所说:"小儿肤薄神怯,经络脏腑嫩小,不奈三气发泄,邪之来也,势如奔马,其传变也,急如掣电。"一日可有数变,如上午为风热表证,下午就出现里证,有时可超出意料。

所以,诊治儿童皮肤病,必须明了儿童的病理特点、病情演变规律,及时诊断,预见其可能的病机变化,才能提高治疗效果。

二、脏气清灵,易趋康复

由于儿童生机蓬勃,发育迅速,一旦患病则脏腑的修复能力强,且儿童病因相对单纯,多为外感六淫、时邪之气或内伤乳食,少久病痼疾,少情志干扰。同时,儿童脏腑清灵,对药物的反应比较敏捷,虽然病情传变较快,易见危重证候,但只要抓住病机,及时正确地审慎施治,则病情好转多比成人快。正如古代医家张景岳在《景岳全书·小儿则》中所云:"其脏气清灵,随拨随应,但能确得其本而撮取之,则一药可愈,非若男妇损伤积痼痴顽者之比。"与成人相比,儿童体禀纯阳，生机蓬勃，脏腑之气清灵，充满活力，少情态变化，精神因素影响较少，患病后若能及时治疗与护理，则很快康复。

三、肝常有余

《幼科发挥·五脏虚实补泻之法》说："云肝常有余……盖肝乃少阳之气，儿之初生，如木方萌，乃少阳生长之气，以渐而壮，故有余也。"《晋书·郭璞传》云："时在岁首，纯阳之月。"儿童体属纯阳，如岁首之月，为木之方萌，少阳肝木之气蓬勃生长的自然有余，此为肝常有余的生理含义。

肝常有余的病理表现：儿童脏腑娇嫩，形气未充，易受饮食、外邪、惊恐等因素影响。无论外感内伤，皆易触动有余之肝气，肝属木，木生风，病则化火生风。其病主要因肝气升发太过，阴阳之气不调，致肝气横逆、肝火上炎、肝阳上亢，出现高热动风等阳热证，这是疾病状态下的肝常有余，故有"五脏之中肝有余""小儿有病则热，热则发痉，此与大人异也"的发病特点。

四、脾常不足

由于儿童为"稚阴稚阳"，脾（胃）的形质和功能均未完善成熟，而儿童不断地生长发育，对营养需求量逐渐增多，故儿童脾胃的形质和功能与日益增多的营养需求相较，其不成熟、不完善更为突出。儿童的脾常不足，即是指脾胃的这种生理状态。

儿童脾常不足，不仅是儿童脏腑生理特点之一，亦是病理的表现。临床治疗不要执其不足，一味用补，须辨其寒热虚实，调其所偏。儿童这种脾常不足，造成营养需求大和消化负担重的矛盾，是使脾胃失调、产生疾病的内在因素。加上寒暖不能自调，乳食不知自节，一旦调护失宜，外易为六淫之邪所侵，影响脾的健运功能，而出现以脾失健运为主的婴儿湿疹、特应性皮炎、营养缺乏疾病等。再如诊治不当，药物损伤正气，则脾胃的功能一伤再伤。因此，万全《育婴家秘》中指出："儿之初生，脾薄而弱，乳食易伤，故曰脾常不足也。"这是儿童脾常不足的病理性一面。

五、肾常虚

《素问·上古天真论篇》云："丈夫二八肾气盛，天癸至，精气溢泻，阴阳和，故能有子……女子二七而天癸至，任脉通，太冲脉盛，月事以时下。"万全云："肾主虚，亦不足也。"儿童之肾阴、肾阳均未充盈、成熟，故曰"肾常虚"，即儿童时期在生理上，肾之阴阳均未充盈、成熟。

肾常虚病理特征：肾主藏精，五行属水，为生命之根，儿童的生长发育全赖肾中之精气。肝者五脏之贼也，即易克脾土，生心火，耗肾水，制肺金，致使五脏皆易病。再者，儿童脾常不足，后天荣养先天不力，肺常不足，金水互资互生，金病耗肾水。综上，肾水消耗过大，补养不及，势必常虚。古云“肾无实证”，即要注意对儿童肾阴、肾阳的顾护，让它逐渐充盈成熟而不可克伐。

六、心有余

儿童体属纯阳，在生理上心火、心阳自然相对有余。新生儿见闻易动，婴幼儿情绪多变，学龄儿童好问多动等均是心常有余的生理表现。头汗者，清阳发越之象，是儿童心常有余的正常现象，不必做特殊处理。

心常有余的病理表现：儿童心火易炽，尤其在热病过程之中表现更为突出。心常有余在儿童病理上多因肾阴不足，心火易亢，心经积热而出现口舌生疮，发疹，夜啼惊啼，甚至肝风心火相煽，邪热内陷手足厥阴，以致阴不济阳，柔不济刚，筋脉失养而出现高热、昏迷、惊搐等以心火内盛为特征的临床症状，如麻疹、水痘、手足口病等。

七、肺脏尤娇

儿童时期的肺脏无论在组织结构上还是在生理功能上，均娇嫩柔弱，全而未壮，有异于成人。万全云：“娇脏易遭伤。”儿童时期的肺系功能未臻完善，肺气尚未充盛，故儿童肺之主气、司呼吸、宣发肃降、主治节、通调水道等功能均处于不完善和不稳定状态，抗邪力弱，一旦受邪则功能易乱，发生疾病。

肺与他脏的关系也是造成肺常不足的原因。如脾土为肺金之母，肺金为脾土之子，肺金之精气有赖后天脾土化生精微不断补充，但儿童脾常不足，化生之精微相对不足以充养于肺，肺气亦相对不足，故《冯氏锦囊秘录》曰：“大抵脾不足，则不能生肺家气。”脾为生痰之源，肺为贮痰之器，儿童脾胃脆弱，则尤易化生痰湿，停聚于肺而影响肺之宣肃功能，所以说儿童肺常不足。因此，无论是外感六淫之邪，还是食积内伤诸多因素，均可伤及儿童肺脏，导致过敏性皮肤病的发生。

八、疾病易于变化

儿童形气未充，脏腑经络嫩小，脏腑薄，藩篱疏，感邪之后最易传变。受病之后，传变迅速，昨在表而今可入里，朝在气而暮可在血，犹如奔马闪电之势。如外邪侵袭，以风寒、风热最多，极易由寒化热，由热化火，闭塞肺气，或逆传心包。也有在实热内闭的同时，一转瞬而出现虚寒外脱的危候。叶天士在《温热经纬·外感温热篇》中云：“温邪上受首，先犯肺，逆传心包。”可见，儿童寒、热、虚、实的变化比成人更迅速而错综复杂，所以，一旦患病，若诊治不及时或错误，护理不当，则易使轻病变重，重病转危，甚或死亡。

九、病因相对简单，易于康复

儿童宿疾较少，病因相对单纯，疾病过程中情志因素的干扰和影响相对较少，只要诊断无误，辨证准确，治疗及时，处理得当，用药合理，护理适宜，病情好转的速度较成人为快，疾病治愈的可能也较成人为大。

儿童皮肤病在疾病发生、发展、转归过程中，虽有易于感触、易于传变、易虚易实、易寒易热、肝常有余、脾肾不足等不利因素，但儿童为“纯阳之体”，生机蓬勃，活力充沛，脏气清灵，且病因相对简单，又少有宿疾，并且天性单纯，少有七情伤害，轻症常可不药而愈，即便是重症，只要诊断正确，辨证无误，组方遣药适当，护理仔细、周全，那么儿童病情的愈期比成人迅速，疾病治愈的可能性也比成人大。

第四章　儿童皮肤病病因病机

引起儿童皮肤病发生的因素很多，可以大致分为内因、外因。外因包括风、寒、暑、湿、燥、火、虫、毒。内因包括情志失调、饮食不节、劳倦以及痰饮、瘀血等内生之邪及禀赋。病机主要涉及邪正盛衰、气血凝滞、经络阻塞、脏腑失和以致生风、蕴湿、蕴毒、化热、化燥、致虚、致瘀等。病机包括疾病的发生、发展和变化的机制，它包含了一部分病因的内容。病因与病机二者之间存在密切的联系，很难截然分开。如风既是外感六淫之首，又可以描述体内气血阴阳失调导致体内阳气异常变动所形成的一系列病机变化；又如痰饮、瘀血本是病理因素下的异常产物，也可成为新的病理变化的致病因素。

一、风

风为六淫之首，百病之长，是外邪致病的先导，许多儿童皮肤病都与风邪有着密切的联系，风邪是引发儿童皮肤病的重要因素。

1. 风邪的形成与特性

风有内风、外风之分。外风既包括自然界之风，还包括符合风邪致病特点的其他物质，如空气中的花粉、尘螨、某些气味、真菌孢子等。内风则可由肝肾亏虚，水不涵木引起，又有热极化风、阴虚生风、血虚生风、血燥生风等。风邪的特性如下：① 风为阳邪，轻扬开泄，具有升发、向上、向外的特点。② 风性善行数变，病位无常，游走不定。③ 风性主动，动摇不定，风性燥烈。④ 常兼夹其他邪气致病。

2. 风邪与儿童皮肤病

由于儿童腠理不密，卫气不固，外邪侵袭，或内生之风，侵袭机体，阻于皮肤腠理之间，使营卫不和，气血运行失常，肌肤失于濡养而致病。在儿童皮肤病中一些瘙痒性、脱屑性皮肤病常与外风有关。风邪所致儿童皮肤病的特点如下：① 发病急，消退快，游走不定，泛发全身或发于身体上部及肌表。② 风性燥烈，肌肤失于濡养，出现瘙痒、干燥、脱屑、粗糙，甚则皲裂。③ 皮损反复发作。④ 常与寒、湿、热邪夹杂致病。风寒：皮损色淡或白，遇风、遇寒加重。风热：皮损色红，发热，遇热、受风加重。风湿：皮肤丘疹、丘疱疹，瘙痒剧烈。

二、寒

1. 寒邪的形成与特性

寒有内寒、外寒之分。外寒指自然界之寒冷，为冬之主气，冬季多寒病。内寒则是机体阳气虚衰，温煦气化功能下降而出现的虚寒内生。外寒与内寒可互相影响，外感寒邪可以导致体内的阳气亏虚，而阳气素虚之体则更容易感受寒邪而发生皮肤疾患。儿童皮肤病以外寒致病者多。寒邪的特性如下：① 寒为阴邪，易伤阳气。② 寒性凝滞，主痛。③ 寒性收引，易阻经络。

2. 寒邪与儿童皮肤病

寒邪袭表，毛窍腠理闭塞，卫气不得宣泄，以致营卫不和，如寒冷性荨麻疹。寒邪侵袭经脉，气血运行不畅，以致气血凝滞，肌肤肿硬，不知痛痒，如冻疮、新生儿硬化症等。阳气虚弱不达四肢，复受寒邪，以致气血循行受阻，肢端发凉紫绀，疼痛麻木，如硬皮病。寒邪所致儿童皮肤病的特点如下：① 恶寒，四肢厥冷，屈伸不利，疼痛麻木。② 皮疹色淡或青紫，可见风团、斑疹、丘疹、皲裂、浮肿、硬结、溃疡等。③ 寒邪常与风、湿相伴为病。

三、暑

暑是夏季之主气，乃火热之气所化。暑病独见于夏令，唯有外受，并无内生。

1. 暑邪的形成与特性

暑邪致病有明显的季节性，凡夏至之后，立秋以前，致病具有炎热、升散兼湿特性的外邪，统称暑邪。暑邪的特性如下：① 暑为阳邪，其性炎热。② 暑性升散，扰神，耗气伤津。③ 暑多夹湿。

2. 暑邪与儿童皮肤病

暑为夏季的火热之气所化，暑热侵袭，浸淫皮肤，易在夏季发生皮炎、疖。暑夹湿邪，内蕴肌肤，发生脓疱疮。暑湿侵袭体表，阻遏腠理，玄府不通，汗出不畅，出现痱子。暑邪所致儿童皮肤病的特点如下：① 皮疹焮红或潮红、灼热、疼痛，可见红斑、丘疹、水疱、糜烂等。② 皮疹好发于上半身。③ 暑多夹湿，缠绵难愈。

四、湿

湿邪为长夏之主气。许多儿童皮肤病的发病与湿邪有关，湿邪也是引发儿童皮肤病的重要因素。

1. 湿邪的形成与特性

湿有内湿与外湿之分。外湿指自然界之湿气，四季中以长夏湿气最盛，故长夏多湿病。感受外湿除与季节有关外，还与生活居住环境有关，如气候潮湿、涉水淋雨、居处潮湿等都可能成为湿邪侵袭机体的条件。内湿多因贪食生冷，损伤脾阳，脾失健运，湿浊内生；或情志抑郁，肝失疏泄，脾失健运，水湿内生。湿邪的特性如下：① 湿为阴邪，易损伤阳气，阻遏气机。② 湿性趋下，易袭阴位。③ 湿性重浊。④ 湿性黏滞。

2. 湿邪与儿童皮肤病

湿邪侵入肌肤，逗留不散，与气血相搏，致使湿邪蕴结肌肤，或湿从内生，外淫肌肤，以致肌肤蕴湿，发生如湿疹、天疱疮等。湿邪蕴久，可化毒，成为湿毒。湿常与热互结致病，湿热内蕴，外淫肌肤，或湿热下注，发生如带状疱疹、阴囊湿疹、小腿湿疹、足癣。湿邪阻滞于脏腑经络，可广泛发于身体任何部位，甚至侵犯骨骼、内脏，如发生系统性硬皮病。湿邪所致儿童皮肤病的特点如下：①皮损反复发作，缠绵难愈。②多发于身体下部，严重者浸淫全身。③皮肤水肿、瘙痒，可见水疱、丘疱疹、糜烂、渗液等。④伴倦怠，纳呆，舌苔腻。⑤常与风、寒、热邪合而为病。

五、燥

1. 燥邪的形成与特性

燥分内燥与外燥。外燥指自然界的过于干燥的邪气，由感受外界燥邪而发病，属外燥证，因多见于秋令，故又称秋燥。内燥为机体津血内亏所表现的证候。此外，外邪蕴久可伤阴化燥，血虚亦可化燥。燥邪的特性如下：①燥性干涩，易伤阴耗血。②阴伤、血虚可化燥，化燥可生风。③燥易伤肺。

2. 燥邪与儿童皮肤病

燥邪伤阴耗津，致使皮肤、毛发失于濡养；或燥邪伤肺，肺失宣发、布散津液，则出现干燥、瘙痒性皮肤病，如瘙痒症、手足皲裂、毛发干枯等。风、湿、热邪蕴久，伤阴耗血，化燥生风，或病久血虚，化燥生风，可致慢性湿疹、银屑病、神经性皮炎、鱼鳞病等。燥邪所致儿童皮肤病的特点如下：①常发生于气候干燥的秋冬季。②皮肤干燥，皲裂，肥厚，脱屑，苔藓样变，瘙痒，毛发干枯不荣。③内燥多病程长，伴阴血不足之证如口燥、咽干、鼻干、舌干少津。④常与风、寒邪合而为病。

六、热（火）

热为阳邪，春夏多见，但风寒燥湿皆可化热，而无季节差异。很多炎症性皮肤病的发病与火热之邪有关。热邪也是引发儿童皮肤病的重要因素。

1. 热邪的形成与特性

热与火常互称，仅程度不同，火为热之甚，热为火之渐，热甚则化火化毒。热有内热与外热之分。感受外界的温热之邪为外热，或因感受风、寒、暑、湿、燥邪入里化热、化火而成。过食辛辣炙煿、情志失调等可引起脏腑功能失调而生内热、内火，所以有“五气皆能化火”与“五志皆能化火”之说。热邪的特性如下：①火为阳邪，其性炎上，扰乱心神。②火易伤津耗气。③火易生风动血。④火易致肿疡。

2. 热邪与儿童皮肤病

心属火，主血脉，心火偏盛则血热，血热熏灼肌肤则生疮疡。热盛化火化毒，腐肉成脓，迫血妄行，耗伤津液，可致多种儿童皮肤病，如脓疱疮、疖肿、过敏性紫癜、药疹、银屑病、红皮病、痤疮、口腔黏膜溃疡等。热邪所致儿童皮肤病的特点如下：① 发病急速，蔓延也快，多发生在身体上部。② 皮损颜色鲜红、肿胀、灼热，可见血疱、脓疱、糜烂、溃疡、紫癜、出血等。③ 自觉瘙痒或疼痛。④ 全身症状明显，身热，口渴喜饮，尿黄赤，大便秘结，舌红，苔黄，脉数。

七、虫

1. 虫邪的种类与特性

狭义的虫邪是指由昆虫口器或钉刺的毒素；广义上来讲，除昆虫、寄生虫外，还包括真菌、虫毒过敏等。

昆虫类：如蚊子、臭虫、跳蚤、蜱、蠓虫、螨虫、蜂、蝎、蜈蚣、刺毛虫、桑毛虫、松毛虫、隐翅虫等。

寄生虫类：如疥虫、虱、蛲虫、蛔虫、钩虫、绦虫、血吸虫等。

虫毒类：为肉眼看不见的毒虫，如滴虫、尾蚴以及真菌等。

虫邪的特性如下：① 湿热蕴积易生虫，虫动则痒。② 虫邪可相互传染，如疥虫、虱、真菌。③ 虫侵入体内，可生湿、生热，产生湿热证候。

2. 虫邪与儿童皮肤病

虫邪可由直接叮咬，毒汁、毒刺侵入皮肤而引起皮肤病，如虫咬皮炎、蜂蝎蜇伤等，或由接触其毒毛致病，如毛虫皮炎、隐翅虫皮炎，或由虫侵入皮肤、体内致病，如疥疮、虱病、毛囊虫病、蛲虫病等。虫邪所致儿童皮肤病的特点如下：① 奇痒难忍，痒如虫行，夜间尤甚，严重的灼热、疼痛。② 皮肤红肿，有丘疹、水疱、风团，搔抓后渗出、糜烂、结痂等。③ 易传染、蔓延。④ 可伴有畏寒、发热、头痛、恶心、呕吐、腹痛、腹泻等全身症状，严重者可危及生命。

八、毒

邪气盛极谓之毒。毒邪是比六淫伤害更大的致病因素。一般起病急、病情重的多责之于毒邪。

1. 毒邪的形成与特性

毒邪包括疫毒、药毒、食毒、虫毒、漆毒、光毒、热毒、风毒、湿毒等。毒邪可直接感受，如疫毒、光毒、漆毒、风毒，或直接食入体内，如药毒、食毒，或由六淫或内生的其他邪气蕴积化生而成，如热毒、火毒、湿毒。毒邪的特性如下：① 毒邪致病常来势急促，蔓延迅速。② 因禀性不耐引起的（过敏）中毒，若不根除病因，常可再发作。

2. 毒邪与儿童皮肤病

热甚则痛，热胜则肿，火毒炽盛则肉腐成脓，如发生疖、痈、脓疱疮。毒邪蕴结皮肤可引起皮肤的多种损害，如药物毒、食物毒、漆毒。毒邪内攻脏腑，可使脏腑功能失调。毒陷营血，可引起发热、恶寒，甚至高热、神昏等严重的全身中毒症状。毒邪所致儿童皮肤病的特点如下：① 发病前常有服药、食发物、接触某些易致敏的物质、曝晒、皮肤破损感染、虫咬等诱发因素；部分患者为禀赋不耐的体质。② 来势暴急，发展迅速，全身症状重，祛除诱因后经过治疗，祛病也快。③ 皮损有风团、丘疹、水疱、脓疱、溃疡、糜烂、瘀斑、水肿等多种形态，可自觉灼热、瘙痒或疼痛。④ 毒邪易陷营血，侵犯脏腑，引起严重的全身症状，甚至危及生命。

九、意外因素

儿童智识未开，对外界一切危险事物和潜在的危险因素缺乏识别和防范，容易受到意外伤害。外伤相当于部分机械性、物理性、化学性的外界致病因素。外伤可致出血、皮下瘀斑、水疱等；沸水、火灼则引起烫伤；也可因外伤而再感染毒邪，如丹毒、痈、疖或发生破伤风等；患瘙痒性皮肤病后因过度搔抓可继发化脓性感染；过量接受放射线可引起放射性皮炎。

十、饮食不节

首先，由于儿童脏腑娇嫩，形气未充，在形体结构上脾胃脆薄，在功能上脾常不足而虚弱。其次，儿童处于迅速生长发育过程中，生机旺盛，水谷精微需求相对较大，脾胃负担较重。加之儿童神识未开，饮食不知自节，因此饮食因素易伤儿童。饮食因素包括饮食过饱、饮食不足、饮食偏嗜、饮食不洁，是儿童皮肤病发生与加重的重要因素。

（1）饮食过饱：过饱伤及脾胃，引起脾气受损，运化失司，聚湿生痰，可生痰核，如慢性结节。

（2）饱食不足：饮食量少引起水谷精微摄入量不足，脏腑失养，造成阴阳失调，脏腑、气血虚弱，抵抗力降低，易生很多皮肤疾病，如肠病性肢端皮炎、斑秃等。

（3）饮食偏嗜：过食肥甘厚味，脾胃运化不及，阻滞中焦，而致生湿化热。湿热郁阻肌肤，或湿热下注，或湿热上蒸头面可引起多种儿童皮肤病，如湿疹、痤疮、疖等；过食辛辣发物易耗血伤阴，进而引发内风、内热，诱发、加重多种儿童皮肤病，如湿疹、脂溢性皮炎、荨麻疹等瘙痒性皮肤病，以及痤疮、玫瑰痤疮、银屑病等皮肤病；过食生冷，损伤脾胃，脾不化湿，湿浊蕴阻肌肤，可导致多种慢性儿童皮肤病，如慢性湿疹、荨麻疹等；少食蔬菜、水果易生口腔黏膜溃疡；饮食中维生素含量不足可引起维生素缺乏症，如糙皮病、坏血病等。

（4）饮食不洁：儿童智识未开，缺乏卫生知识，若饮食被邪气污染，则病邪随饮食而入，感染儿童，造成食物中毒、肠寄生虫病、荨麻疹等。

十一、禀赋异常

先天禀赋是一种特殊的致病因素，指儿童出生前已形成的病因，包括禀赋遗传和禀性不耐。

（1）禀赋遗传：儿童先天禀赋薄弱，阴阳不足，气血未充，五脏六腑、肢体筋骨、五官九窍发育不良等，形成遗传性皮肤病如鱼鳞病、毛囊角化病、大疱性表皮松解症等。

（2）禀性不耐：体质或称身体素质，是个体受遗传影响或在生长、发育过程中形成的一种特性，能导致疾病的易感性和发病的倾向性，即中医认为的“耐受”与“不耐受”之分。禀性不耐，接触某些化学物质，动物的皮毛，植物的茎、叶、汁以及口服、注射、吸入、外涂药物，或食用某些食物、蔬菜等，均可引发某些儿童皮肤病，中医文献称此为“中毒”，即西医学所谓之“过敏反应”，与个体禀性不耐有关。就儿童皮肤病而言，禀性不耐者易生接触性皮炎、婴儿湿疹、药疹、荨麻疹等。

十二、情志失调

儿童对周围环境的认识角度不同于成人，因此儿童疾病中的情志因素与成人有着一定的区别。一般七情为病，儿童少于成人，但由于神志发育逐渐完善，五志已全，七情皆有，亦可过极而致病。家长对孩子的教育不得法、环境改变等均可引起儿童情志抑郁成疾。七情中，婴幼儿因惊致病更为多见。所欲不遂，思虑伤脾是儿童情志致病的又一常见形式。儿童压力大，学习负担过重，既可以引发斑秃、休止期脱发等，又容易引发神经行为障碍类皮肤病，如神经性皮炎、瘙痒症、结节性痒疹、拔毛癖等。

十三、劳倦因素

劳累过度可使抵抗力下降，出现白癜风、荨麻疹等病，也可加重皮肤病病情，如红斑狼疮、硬皮病等皮肤病，还可损伤脾气，耗散正气，正不胜邪，而招致病毒入侵而发生病毒疣、单纯疱疹、带状疱疹等。长途跋涉可诱发鸡眼、胼胝。

十四、血瘀

1. 血瘀的形成原因与特点

血瘀是由外伤、寒凝、气滞、气虚、血热等原因造成的血行失常，血脉瘀滞。瘀血形成之后，不仅失去正常血液的濡养功能，而且可作为新的病理因素阻滞经脉，影响气血运行及脏腑功能。血瘀的特性如下：① 血瘀为有形之邪，阻碍气机。② 血瘀病变多发，有定处。

2. 血瘀与儿童皮肤病

瘀血凝滞不散，瘀积肌肤，或阻塞经脉，瘀结成块，或使血不循经，血溢脉外，或使肌肤、毛发失于滋养而形成多种儿童皮肤病，如结节性红斑、瘢痕疙瘩、过敏性紫癜、斑秃等。血瘀所致儿童皮肤病的特点如下：① 皮肤色黯、紫红、青紫或见瘀点、瘀斑、色素沉着、结节、肿块、瘢痕等。② 伴有疼痛、麻木、瘙痒。③ 舌质紫，有瘀斑，脉涩。④ 病程一般较长，或为慢性皮肤病。

十五、血虚风燥

血虚风燥是多种慢性皮肤病形成的重要原因。失血过多，脾胃虚弱，久病消耗，血液生化乏源或化生障碍等可导致血虚，血虚生风化燥则肌肤、毛发、爪甲失于濡养，可引起慢性湿疹、银屑病、瘙痒症等皮肤病。血虚风燥所致儿童皮肤病的特点如下：① 皮肤可见干燥、脱屑、粗糙、肥厚、皲裂、瘙痒。② 毛发干枯脱落，爪甲变脆不平，无光泽。③ 咽干，口干，舌质淡，脉细。

十六、肝肾不足

脏腑失调是儿童皮肤病病因病机的重要组成部分。肝肾不足在慢性皮肤病中多有体现。肝主藏血，肾主藏精，二者精血同源。病及肝肾，或肝病及肾、肾病及肝，都可出现肝肾不足并累及毛发、爪甲，发生斑秃、甲营养不良等。肝肾不足所致儿童皮肤病的特点如下：① 皮肤、毛发、爪甲不荣，出现皮肤发黑、毛发脱落、指甲干枯。② 其导致的皮肤病多与患者的生长发育相关。

第五章　儿童皮肤病常见症状

皮肤病的症状是皮肤病在发生、发展过程中所产生的临床表现，可分为自觉症状和他觉症状。本章我们就皮肤病的症状进行概述。

第一节　自觉症状

自觉症状是指患儿自己主观感觉到的症状，主要有瘙痒、疼痛、灼热、麻木或异样感（如蚁走感）等，常因致病因素或诱发原因、病情、个体敏感性不同而有所差异。

1. 瘙痒

瘙痒（简称痒）是一种引人欲搔抓或摩擦的不愉快的感觉，是一种常见的、痛苦的全身性或局限性症状，多见于瘙痒症、湿疹、接触性皮炎、药疹、荨麻疹、脂溢性皮炎等多种系统性疾病。中医对瘙痒的辨证分为风痒、热痒、湿痒、虫痒及血虚作痒。①风痒：表现为走窜不定，遍体作痒，抓破血溢，随破随收，不致化腐，多为干性。因风性轻扬上行，故尤以头面为多，伴舌红或淡红，苔薄，脉浮。②热痒：临床特点为皮疹色红，肿胀，焮热作痒，遇热加重，痒痛相兼，伴舌红，苔黄，脉数。③湿痒：浸淫四窜，黄水淋漓，易沿表皮蚀烂，越腐越痒，多为干湿混性，缠绵难愈。其因湿性重浊趋下，故以会阴、下肢多见，伴舌淡红或红，苔腻或黄腻，脉濡。④虫痒：痒若虫行，部位不定，奇痒难忍，夜间尤甚。⑤血虚作痒：表现为皮肤变厚、干燥、脱屑、瘙痒，日轻夜重，伴舌淡或有齿痕，苔白，脉沉细。

2. 疼痛

疼痛系因疾病或创伤所致的感觉。皮肤病有疼痛症状的较少，常见于带状疱疹、皮肌炎等疾病。中医认为“不通则痛”，疼痛多由气血壅滞，经络阻塞不通所致。对疼痛的辨证如下：①寒痛：痛而畏冷，皮温不高，皮色不变，得热则减，内服温药或外热敷则痛缓。②热痛：痛而灼热，皮色鲜红，得冷则减，内服凉药或外冷敷则痛缓。③风痛：起病急快，痛处不定，游走迅速。④虚痛：痛势和缓，无胀闷感，喜温喜按。⑤实痛：以痛势急剧、胀闷疼痛、拒按为特点。

3. 烧灼感

烧灼感系皮肤表现出一种烫热的主观感觉，又称灼热，可单独出现，也可与瘙痒、疼痛同时出现，如灼痒或灼痛。中医认为灼热多属热毒或火邪所致，如带状疱疹。

4. 麻木

麻木是指机体失去痛、触、冷、热等知觉的无感觉表现。症状轻者仅有痛、触、温度觉的减弱，即感觉减退。中医谓麻为木之轻，木为麻之甚，认为麻木系因气血不通、经络阻隔所致，气虚则麻，血虚则木，如麻风病。

5. 蚁行感

蚁行感与瘙痒感相似，但程度较轻，多由虫淫或气血不和所致。

此外，自觉症状尚有麻刺感等神经障碍性、感染性皮肤病的表现。皮肤病尚可表现为发热、畏寒、乏力、食欲减退及全身不适等症状，多与内科疾病相似。

第二节　他觉症状

他觉症状是指可看到或扪到的皮肤黏膜损害，故又称皮肤损害，简称皮损或皮疹。它是诊断和鉴别皮肤病的主要依据。临床上对其进行描述时分为原发性皮损和继发性皮损两种。

一、原发性皮损

原发性皮损是皮肤病在其病变过程中，直接发生及初次出现的皮损，包括斑、丘疹、斑块、风团、疱疹、结节、脓疱及囊肿等。

（1）斑：斑是局限性皮肤颜色的改变，与皮面平行，既不高起，也不凹陷，可见而不可触知的皮损。其常为圆形、椭圆形或不规则形，边缘清楚或逐渐隐退。一般 1~2cm 者称为斑疹，超过 2cm 者称为斑片。

斑根据颜色不同分为红斑、紫斑、色素减退、色素沉着等数种。① 红斑：由毛细血管扩张充血引起的，压之褪色，见于过敏性皮炎、脂溢性皮炎、接触性皮炎、湿疹、丹毒等病。② 紫斑：多由皮肤血管出血引起，压之不褪色，见于紫癜。出血的斑片较大时叫瘀斑，压之也不褪色。③ 皮肤色素减退：如白癜风、花斑癣等。④ 皮肤色素沉着：如雀斑、固定性药疹、色素痣等。

（2）丘疹：丘疹是指高起于皮面的局限性、实质性损害，质软或硬，边界清，表面光滑。丘疹顶部有较小水疱或脓疱时称丘疱疹或脓丘疹；数个丘疹扩大融合形成斑块；介于斑疹与丘疹之间，稍隆起的皮损称斑丘疹。丘疹的颜色可以是红色（如银屑病）、紫色（如扁平苔藓）、黄色（如粟丘疹）、白色（如萎缩性硬化性苔藓）等。

（3）斑块：斑块为较大的或多数丘疹融合而成的扁平隆起性损害。皮疹呈圆形或不规则形，大小不一。常见于肥厚性扁平苔藓、盘状红斑狼疮及银屑病等。

（4）风团：风团是局限性、水肿性扁平隆起的损害。其特点是发作急，消退快（一般不超过 24 小时），退后不留痕迹，再发如前。常伴痒及烧灼感，形状、大小不一，可以是红色、淡红色、正常皮肤颜色或苍白色，大多数由变态反应引起。

（5）疱疹：疱疹为高出皮面的内含液体的局限性腔隙性损害。直径小于1cm者称为小疱，大于1cm者称为大疱。疱内的液体多为浆液，呈淡黄色，含有血液时呈红色，称血疱。按病变位置可分为表皮内和表皮下水疱，表皮内水疱壁薄易破裂，多为松弛性，表皮下水疱壁厚，多为张力性水疱。

（6）结节：结节为高出皮面或隐于皮下的实质性块状物，其直径大于2cm者为肿块，颜色可以是红色、暗红色、皮色或者褐色。

（7）脓疱：水疱的腔内液体为浑浊的黄色液体时叫脓疱，可以是孤立的，或群集发生，有单房或多房之分，脓疱形圆，大小不等，周围可绕以红晕，常起自毛孔或汗孔部位。脓疱发生在表皮内者，破后成糜烂面，愈后不留有瘢痕；脓疱侵及真皮，基层遭到损坏，破后形成溃疡，愈后留有瘢痕。

（8）囊肿：囊肿为含有液体或黏稠物质和细胞成分的囊样结构，高出皮面，多呈圆形或卵圆形，扪之有囊性感，大小不等，形态、颜色、硬度与生长速度随其病变性质而异。

二、继发性皮损

继发性皮损指原发性损害经过搔抓、感染、治疗处理和在损害修复过程中进一步产生的病变，有鳞屑、浸渍、糜烂、溃疡、裂隙、抓痕、痂、瘢痕、萎缩、苔藓样变、色素沉着、硬化等。

（1）鳞屑：鳞屑系指脱落或即将脱落的角质层，小者如糠秕，大者如落叶，厚者如蛎壳，层叠者可似鳞片。有干性者，也有油腻性者，正常生理情况也可出现。当出现皮肤炎症或角化过度、角化不全时，如玫瑰糠疹、银屑病、鱼鳞病、红皮病等，均可产生鳞屑损害。

（2）浸渍：浸渍系指皮肤角质层吸收较多水分后出现的皮肤松软、发白，甚至起皱的状态。浸渍处如受摩擦表皮易脱落，或继发感染，临床常见于浸渍糜烂型足癣、指间念珠菌病等。

（3）糜烂：糜烂指皮肤表皮或黏膜上皮的缺损，露出红色湿润面。糜烂多由水疱、脓疱破裂或浸渍处表皮脱落形成，愈后不留瘢痕。

（4）溃疡：溃疡是指皮肤或黏膜的深达真皮或真皮以下的缺损，边缘可整齐陡直或错乱不齐，亦可穿凿滑行，边缘质地柔软，亦可坚硬如革。浆液、脓液、坏死组织或痂皮可覆盖在溃疡表面。溃疡愈后可有瘢痕形成。

（5）裂隙：裂隙也称皲裂，系指皮肤弹性减低或消失后，在外力作用下产生的线条状裂口，常伴有疼痛出血，多发生于手掌、足跟、肛周及口角等处。

（6）抓痕：抓痕也称表皮剥脱，为搔抓或摩擦所致的表皮或真皮浅层点线状缺损，由于深浅不同，仅损表皮者显鳞屑，达真皮者有渗出或渗血等现象。

（7）痂：痂也称结痂，系指皮损表面的浆液、脓液、血液及脱落组织等干涸而成的附着物。来自浆液的痂呈淡黄色，脓液的痂呈黄绿或灰绿色，混有血液的痂呈黑褐色。

（8）瘢痕：瘢痕由新生结缔组织及新生表皮修复皮肤溃疡或缺损以后所形成。表面光滑，缺少正常皮肤所具有的沟纹，所属汗腺、皮脂腺、毛发减少或消失。可分为两类，一类为肥厚增生性瘢痕，质硬隆起，多呈红色；一类为萎缩性瘢痕，表面光薄质软，略低于皮面，多呈白色。此二类均为局部气血凝滞所致，部分也与禀性差异有关。

（9）萎缩：萎缩系指发生于表皮、真皮或皮下组织的一种退行性变所致的局部皮肤变薄性改变。表皮萎缩为皮肤变薄，呈半透明，可有细皱纹，正常皮沟变浅或消失。真皮萎缩为皮肤凹陷，表面纹理及颜色均正常，常伴有皮肤附属器的萎缩，毛发变细或消失。皮下组织萎缩为皮下脂肪组织减少所致，其局部皮纹正常，但凹陷明显。

（10）苔藓样变：苔藓样变也称苔藓化，是在长期抓擦刺激之后出现的皮肤局限性浸润肥厚、粗糙变硬、干燥脱屑、皮沟加深、皮嵴突起等形似皮革的表现，多伴有色素沉着，见于神经性皮炎、慢性湿疹等。其间镶嵌着带光泽的斜方形或多角形扁平丘疹，常见于神经性皮炎。

（11）色素沉着：色素沉着即皮肤中色素增加，呈褐色、暗蓝色或紫色，可见于蒙古斑、太田痣及慢性皮肤病后期等。

（12）硬化：硬化为真皮或皮下组织水肿、细胞浸润或胶原纤维增生所致的局限性或弥漫性皮肤变硬，表面萎缩或光滑亮泽。

以上虽然是对每种皮损的单独描述，但临床上皮肤损害呈多样性、相兼性、互转性，它们随着疾病的发展而不断地发展变化。如斑疹、丘疹等在某些皮肤病中可以转化为水疱，水疱在一定条件下又可变为脓疱，丘疹、水疱或脓疱抓破后可形成糜烂等。此外，同一种损害，它们的大小、形状、颜色、光泽、硬度以及它们的分布与排列等在不同的疾病中也往往不同，故在观察皮损时应注意多方面的因素，以正确认识皮损。

第六章　儿童皮肤病中医辨证

儿童处于生长发育期，在病因病机、病理及病情发展方面都与成人有着显著的差别。历代医家对儿童的生理特点、病因病机、病理特点论述颇多。生理特点方面，主要表现为脏腑娇嫩，形气未充，生机蓬勃，发育迅速；病因病机方面，主要表现为以外感、食伤、先天因素而致病者居多；病理方面，主要表现为容易发病，传变迅速，脏器清灵，易趋康复。掌握以上特点对儿童疾病的辨证论治及预防都有着重要的意义。

中医对皮肤病的认识是从整体观念出发的，皮肤病虽病在皮肤外表，但与整个机体关系密切。由于婴儿不会言语，幼儿也往往不能准确地表述病情，加之常易哭闹影响脉象、气息，因此望诊在儿童疾病的诊治中非常重要，望诊包括望神色、望形态、辨斑疹、查二便、看指纹等。辨证是中医认识和治疗皮肤病的前提，其方法很多，内伤杂病多采用脏腑辨证、气血辨证等，外感疾病多采用六经辨证、卫气营血辨证、三焦辨证等，皮肤疾病的辨证除了上述方法之外，还应注意对皮损本身的辨证，如此综合进行辨证分析，有机结合，才能更准确地判断和全面地进行分析。

一、皮损辨证

（1）斑：红斑压之褪色，多属气分有热；压之不褪色，多属血分有热。斑疹紫暗者属血瘀；白斑属气滞或气血不和。

（2）丘疹：红色丘疹多自觉灼热、瘙痒，属心火过盛，或外感风邪；慢性苔藓性丘疹多属脾虚湿盛。

（3）水疱：密集小水疱多属湿热；大水疱多属湿毒或毒热；深在性小水疱多由脾虚湿蕴或受寒所致。

（4）脓疱：多由热毒所致。

（5）风团：游走不定，时隐时现属风邪；红色属热，色紫暗者为血瘀，色白者属风寒。

（6）结节：红色结节属于血瘀，皮色不变的结节属于气滞或寒湿凝滞，或痰核流注。

（7）鳞屑：干性鳞屑多由血虚风燥或血燥肌肤失养而成，油性则多属湿热。

（8）糜烂：糜烂渗出多属湿热，糜烂结有脓痂为血热夹毒。

（9）痂皮：浆痂为湿热，脓痂为热毒，血痂为血热。

（10）溃疡：急性溃疡，且红肿疼痛为热毒；慢性溃疡，平塌不起，疮面肉芽晦暗属气血虚弱之阴寒证，疮面肉芽水肿为湿热。

（11）脓：脓质稠厚色鲜，略带腥味，为气血充实；脓质如水，色不鲜，其味不臭，为气血虚弱；脓稀，腥秽恶臭，为气血衰败、伤筋蚀骨之征兆。脓由稀转稠为正气渐复，由稠转稀为气血衰败。

二、自觉症状辨证

（1）痒：痒多由风、湿、热、虫等因素客于肌肤所致，也有因血虚所致者。①风痒：发病急，游走性强，变化快，痒无定处，遍身作痒，时发时止。②湿痒：有水疱、糜烂、渗出，浸淫四窜，缠绵不休，舌苔白腻，脉沉缓或滑。③热痒：皮肤潮红、肿胀，灼热、痒、痛相兼，舌红苔黄，脉弦滑。④虫痒：痒痛相兼，痒若虫行，多数部位固定，遇热或夜间更甚。⑤血虚痒：泛发全身，皮肤干燥、脱屑，或角化肥厚，舌质淡，边有齿痕，脉沉细或缓。

（2）痛：疼痛多因气血瘀滞、阻塞不通所致，痛有定处多属血瘀，痛无定处多属气滞。另外，热痛多皮色红，灼热而痛；寒痛多皮色不变，不热而酸痛；风湿痛无定处；虚痛多喜按喜温；实痛多拒按喜凉。

（3）麻木：麻木系气血运行不畅，经络阻隔，气血不通所致。

三、病因辨证

（1）外感因素：外感六淫邪气与疫疠之气均易伤害儿童而致病。由于儿童为稚阴稚阳之体，脏腑娇嫩，又不知自调寒热，因而与成人相比更易被六淫所伤。儿童肺脏娇嫩，卫外功能较弱，易被风热、风寒邪气所伤。风邪致病的特点是游走性强，发病急，变化快，儿童卫表不固，邪伤肌腠可引发皮肤瘙痒，出现风团，如荨麻疹。湿邪致病的特点是缠绵难愈，反复发作，皮肤表现为肿胀、水疱、糜烂、渗出等，如湿疹。燥邪伤人可形成阴液不足、气阴两伤等病证，皮肤表现为干燥、脱屑、皲裂等。

疫疠是一类具有强烈传染性的病邪，不同于六淫，具有起病急、病情重、症状相似的特点，侵犯皮肤可见潮红、出血等。

（2）乳食因素：儿童脾常不足，且饮食不能自调，易于为乳食所伤。家长或因喂食不当，初生未母乳喂养，或未能按期添加辅食，或纵容所好而偏食，或过食寒凉，或暴饮暴食，或过食肥甘厚腻，均能使儿童脾气不充，运化失健，从而引起皮肤疾病。一般来说，过食寒凉者易伤阳，过食肥甘厚味者易伤脾，食入量偏少或偏食可导致气血生化不足，食入过量容易生湿、生热、生痰，造成脾胃受损。

（3）先天因素：先天因素是指儿童出生之前已作用于胎儿的致病因素。遗传是儿童先天性疾病的主要病因，如父母的基因缺陷可导致儿童的先天疾病。妇女受孕后失于调护也是导致儿童出现先天性疾病的原因。皮肤科常见的特应性皮炎常有家族史，与先天过敏体质有密切关系。

（4）情志因素：七情（喜、怒、忧、思、悲、恐、惊）是人体正常的情志变化，是对外界环境产生的一种本能的生理反应，但如果情志过度兴奋或抑制就会伤及五脏六腑，造成脏腑功能失调而致病，反映到皮肤上，就会出现不同种类的皮肤病。

四、八纲辨证

八纲即指阴、阳、表、里、寒、热、虚、实八类证候，其中阴阳二纲又可以总括其他六纲，即表、实、热为阳，里、虚、寒为阴。八纲辨证是辨别证候的总纲，能够概括其他各种辨证方法的共性。掌握八纲能将繁杂的临床表现，如疾病的类别、深浅、性质，以及正邪的盛衰等进行归纳总结，从而指导临床辨证用药。八纲辨证是中医辨证最基本的方法，也是其他辨证方法的基础。

1. 辨表里

表里指疾病病位（内外）和病势深浅，它是一对相对的纲领，如外有疾属表，内有病属里；皮毛、肌腠、经络为外，脏腑、骨髓为内。又如将躯壳和脏腑相对而言，躯壳为表，脏腑为里。而脏与腑相比，则腑属表，脏属里。可见表里是一个相对的概念。

（1）表证：六淫邪气经皮毛、口鼻侵入时所产生，具有起病急、病程短、病势浅等特点。外邪袭表，卫气不和，正邪相争，表现为发热，恶寒，有汗或无汗，头身及四肢关节酸痛，鼻塞流涕，咽喉痒痛，舌苔薄白，脉浮等。按其外邪性质及机体的反应又将表证分为表寒和表热、表虚和表实。

（2）里证：疾病深入于里的证候。里证与表证相对而言，凡病邪由表入里，累及脏腑、气血及骨髓者均属里证。常表现为壮热口渴，烦躁，谵语，神昏，气粗，便秘，小便短赤，舌苔黄或白厚腻，脉沉等。

表里辨证以察知病情轻重、深浅及变化趋势，表证病浅而轻，里证病深而重，辨表里是采用汗法或攻里治法的依据。

2. 辨寒热

寒热是辨别疾病性质的两个纲领。张景岳认为“寒热乃阴阳之化也”，其反映了机体阴阳的盛衰。阴盛或阳虚表现为寒证证候，阳盛或阴虚表现为热证证候。

（1）寒证：由寒邪入侵或阴盛阳虚所致的证候。“阴盛则寒”，“阳虚则内寒”，其表现为恶寒喜暖，肢冷蜷卧，面色㿠白，口淡渴，喜热饮食，皮疹色淡或青紫，痰涕清稀，大便稀溏，小便清长，舌质淡，苔白而滑，脉迟或紧。

（2）热证：由热邪、阳盛阴虚、人体机能活动亢进所致的证候。“阳盛则热”，“阴虚则内热”，其表现为恶热喜冷，口渴饮凉，面红目赤，烦躁不宁，吐血衄血，皮疹色红，烦热，脓疱，瘀斑，痰涕黄稠，大便秘结，小便短赤，舌红，苔黄而干燥，脉数。

寒热辨证以指导临床治疗，即“寒者热之”，“热者寒之”。

3. 辨虚实

虚实是正气强弱和病邪盛衰的状况。虚指正气不足，实反映邪气盛实，即“邪气盛则实，精气夺则虚”。

（1）虚证：指正气不足的表现，包括阴、阳、气、血、精（津）及脏腑各种不同的虚损。在此仅介绍阴虚和阳虚两大类。① 阴虚：症见五心烦热，消瘦，颧红，潮热盗汗，口咽干燥，舌红少苔，脉细数。② 阳虚：症见面色苍白，精神萎靡，形寒肢冷，神疲乏力，心悸气短，大便滑脱，小便失禁，舌胖嫩，脉沉迟无力。

（2）实证：指邪气盛实的表现，多由外邪侵袭机体和内脏功能失调致使痰饮、水湿、瘀血等停留体内引起。常表现为发热面赤，声高气粗，胸闷烦躁，腹痛拒按，大便秘结，里急后重，小便不利或短赤，舌质苍老，舌苔厚腻，脉实有力。

虚实辨证以别邪正盛衰，为实证宜攻、虚证宜补的治法提供依据。

4. 辨阴阳

阴阳是八纲辨证的总纲。阴阳用以概括其他六纲，即表、热、实属阳，里、寒、虚为阴，故有“二纲六要”之称。《素问·阴阳应象大论篇》云：“善诊者，察色按脉，先别阴阳。”在中医诊断上，可根据临床证候将疾病分为阴阳两个方面，如多将虚寒证称阴证，实热证称阳证。

（1）阴证：指符合阴之属性的证候。里证、寒证及虚证均可概属阴证范畴，表现为面色暗淡，形寒肢冷，精神不振，倦怠无力，语声低怯，肤色苍白或紫暗，小便清长，舌淡胖嫩，脉沉迟或细弱。

（2）阳证：即符合阳之属性的证候。表、热、实证概属阳证范畴，表现为面色偏红，发热神烦，躁动不安，语声粗浊，呼吸气促，痰鸣，肌肤灼热，皮疹色红，口干喜饮，大便秘结，小便短赤，舌质红，苔黄，脉浮数洪大或滑实有力。

阴阳辨证以探究疾病的属性及变化规律，是对病证进行综合概括的方法。明代医家张景岳云：“凡诊脉施治，必先审阴阳，乃为医道之纲领。”治之得当，阴阳平衡，疾病得以痊愈。

在临床上，急性泛发全身、变化快和自觉痒痛明显的皮肤病，同时伴有发热，面红，烦躁，口干渴，大便干，小便黄及脉象浮、滑、数者，多属阳证、实证、表证、热证的范畴，如急性湿疹、药疹、麻疹等。相反，慢性湿性及渗出性皮损，病损肥厚，疮疡破溃后久不收口的皮肤病变，以及自觉症状较轻微或不明显的皮肤病，同时伴有口淡，口腻，饮食欠佳，不思饮食，胸腹胀满，大便不成形或先干后稀，脉象多沉细、沉缓或迟，舌质多淡，舌体多胖嫩或边缘有齿痕，舌苔多腻或干而无苔，则多属于阴证、里证、虚证、寒证的范畴，如特应性皮炎、硬皮病等。

五、卫气营血辨证

卫气营血辨证是清代医家叶天士运用于外感温热病的辨证方法。其将温热病概括为卫、气、营、血四类不同的证候，用来代表疾病发展过程的四个不同层次，表示病变发展过程中浅、深、轻、重的四个阶段。这种辨证方法在皮肤性病中多用于一些全身症状较重的疾病。

（1）卫分证：卫分证是指风热或湿热病邪侵犯肌表，卫气功能失常所表现的证候。多因风邪犯卫、营卫不和或卫气不固、外风易袭引起。卫分证主表，病在肺与皮毛。症见发热，微恶风寒，汗出，口微渴，咽痛，鼻塞，皮疹色红，局部灼痒或肿痛，舌红，苔薄白或薄黄，脉浮数。常见于荨麻疹、重症多形红斑发病初期及急性化脓性疮疡早期。

（2）气分证：气分证是风热、热毒病邪内传脏腑，正盛邪实，正邪剧争，阳热亢盛所表现的证候。气分证主里，病在胸膈、肺、胃、肠、胆等脏腑。症见发热，不恶寒反恶热，口渴饮凉，汗出气粗，心烦口渴，皮肤红肿热痛明显，皮疹红，小便黄赤，大便秘结，舌红，苔黄，脉洪数。常见于急性疮疡发展阶段、变应性接触性皮炎等。

（3）营分证：营分证是湿热病邪内陷，传入营分，营阴受损，心神被扰所表现的证候。营分证是邪热入血的轻浅阶段，病在心营及包络。症见高热稽留不退，身热夜甚，口干但渴不甚，皮肤潮红、肿胀，大疱或脓疱，心烦不寐，神昏谵语，大便秘结，舌质红绛，苔黄燥，脉细数。多见于天疱疮、剥脱性皮炎及感染性荨麻疹等。

（4）血分证：血分证是邪热不解入于血分，血热扰心，热炽甚极或迫血妄行所表现的证候。血分证是卫气营血病变的最后阶段和病情发展过程中最为深重的阶段。可见于系统性红斑狼疮、皮肌炎、重症药疹、重症多形红斑及紫癜等。此证分为血分实热证和血分虚热证。

① 血分实热证：多因营分证病邪不解传入血分，亦有由气分邪热直入血分者，其病位偏重于心、肝二经。症见烦热躁扰，昏狂谵妄，皮肤紫斑，吐血，衄血，便血，尿血，舌质深绛或紫，脉细数或弦数。

② 血分虚热证：由血分实热证演变而来，亦可从营分证候转变或迁延而成。其病位常偏重于肾、肝二经。症见持续低热，暮热朝凉，身热面赤，五心烦热，热退无汗，心烦不寐，肢体干瘦，口干咽燥，舌红少津，脉虚而细。

临床中，有一些由于感染或其他因素引起的全身症状明显的急性病，多起病急，发热，周身不适，舌质红绛，脉洪大而数，皮肤大面积潮红水肿或起脓疱，严重时内脏亦受侵犯，如重型药疹、红皮病、系统性红斑狼疮等常用卫气营血辨证。初期发热恶寒，口渴思饮，舌红苔黄，脉象洪大而数，皮肤潮红，肿胀，多属卫分或气分证；继而高热不退，午后尤甚，烦躁，嗜睡，皮肤深红或紫红，甚而神昏谵语，尿血，便血等，舌红绛或紫暗，舌苔黄，脉细数或沉细，此属营分或血分证。在理论上，卫气营血是四个不同阶段，但临床应用时，卫气和营血之间易于辨别，而卫与气或营与血之间则往往是难以区分的，所以习惯上常按卫气和营血两大类进行论治。

六、六经辨证

六经是指太阳、阳明、少阳之三阳，太阴、少阴、厥阴之三阴。六经辨证就是三阴三阳辨证，即《伤寒论》“辨太阳病脉证并治”“辨阳明病脉证并治”“辨少阳病脉证并治”“辨太阴病脉证并治”“辨少阴病脉证并治”“辨厥阴病脉证并治”。六经辨证以八纲为核心，是八纲辨证的系统化、具体化。六经病中根据阴阳特性，三阳病表示正气盛，抗病力强，邪气实，病情一般呈亢奋状态，因而三阳病多属热证、实证，概括为阳证；三阴病表示正气衰，抗病力弱，病邪未除，病情一般呈虚衰状态，因而三阴病多属虚证、寒证，概括为阴证。一般而论，太阳属表，其余各经病变均属里。

以六经辨证辨治皮肤病，先辨六经，次辨方证。六经提纲是辨清六经之重要依据。六经提纲分列于各经篇首，起提纲挈领作用，高度概括了该经病证的共同特征。凡病见此特征者，即可断定为该经之病，选用该经之合适方剂治疗。

太阳病提纲：脉浮，头项强痛而恶寒。属于太阳病类方证的有麻黄汤、葛根汤、桂枝汤等方证。

阳明病提纲：胃家实。属于阳明病类方证的有大承气汤、小承气汤、调胃承气汤、白虎汤等方证。

少阳病提纲：口苦，咽干，目眩。属于少阳病类方证的有小柴胡汤、大柴胡汤等方证。

太阴病提纲：腹满而吐，食不下，自利益甚，时腹自痛。属于太阴病类方证的有理中汤、大建中汤、吴茱萸汤、甘草干姜汤等方证。

少阴病提纲：脉微细，但欲寐。属于少阴病类方证的有四逆汤、干姜附子汤等方证。

厥阴病提纲：消渴，气上撞心，心中疼热，饥不欲食，食则吐蛔，下利不止。属于厥阴病类方证的有乌梅丸等方证。

七、三焦辨证

三焦辨证是清代医家吴鞠通依据《黄帝内经》三焦所属部位的概念，在卫气营血辨证的基础上所创的温病三焦辨证法则。因为温热病中的三焦辨证方法重点针对的是湿热，故三焦分证根据湿邪的特点、湿热伤人的重点、脏腑部位及先后次序划分为初、中、末三个阶段，即上焦湿热、中焦湿热及下焦湿热。

（1）上焦湿热证：上焦湿热证是指湿热病邪所致的手太阴肺经和手厥阴心包经的证候。症见微恶风寒，身热出汗或无汗，身重着，口渴或不渴而咳，神疲乏力，嗜睡少言，不思饮食，舌苔白腻，脉濡；邪入心包者可见舌謇肢厥，神昏谵语。

（2）中焦湿热证：中焦湿热证是指湿热病邪中伤足阳明胃经和足太阴脾经的证候。症见头胀身重，面色淡黄，胸腔闷胀，身热不扬，不饥不食，大便不爽或溏泄，尿短而黄，苔黄腻，脉细而濡数等太阴湿热证候；阳明燥热证候则表现为面目俱赤，呼吸俱粗，身热腹满，口燥咽干，唇裂口焦，便秘，苔黄或黑，脉沉涩。

（3）下焦湿热证：下焦湿热证是指湿热病邪久羁中焦，传入下焦所致的下焦湿热证候。病位在大肠和膀胱，以小便、大便异常的症状突出。症状可分为湿滞膀胱和湿滞大肠两方面。湿滞膀胱则小便不利，脘腹痞闷，头痛头昏，神疲乏力，大便不爽，苔白或黄腻，脉濡；湿滞大肠则大便不爽，小腹结满，头胀乏力，脘闷不适，舌苔灰黄，脉濡。皮肤病属下焦湿热时，一般中、上焦症状较轻。

八、脏腑辨证

脏腑辨证是指以中医脏腑学说为基础，依据脏腑表现于外的生理、病理现象进行辨证的方法。内脏与皮肤的关系极为密切，《类经》云："脏居于内，形见于外，故曰藏象。"

（1）心病辨证：心为神之居，血之主，脉之宗，在五行属火，《素问·灵兰秘典论篇》谓之"君主之官"，故心病多表现在神志和血脉方面。可表现为心悸烦热，口舌糜烂，口干少津，失眠健忘，吐血衄血，皮肤灼热，红疹血痂，舌红苔黄，脉数等，如天疱疮、系统性红斑狼疮性脑病及红皮病。

心与小肠相表里，因心热下移小肠表现出心烦口渴、口舌生疮、小便赤涩、尿血等小肠里热炽盛的证候。

（2）肺病辨证：肺主气，司呼吸，外合皮毛，开窍于鼻，在五行属金，可见肺与皮肤的关系密切。肺病常有口干咽燥，咳嗽无痰，气喘无力，胸痛，咯血，鼻红脂多，皮肤粗糙或干燥脱屑，苔薄少津，脉浮细而数等，如痤疮、玫瑰痤疮、毛周角化病、寒冷性荨麻疹等。

肺与大肠相表里，肺病可致大肠传导功能失常，主要表现有便秘，腹泻，腹痛及肛周灼热、瘙痒等。

（3）肝病辨证：肝主疏泄，主藏血，开窍于目，在五行属木。肝的阴血不足，筋失所养可出现手足震颤，肢体麻木，屈伸不利，皮肤瘙痒或干燥脱屑；肝经湿热可致胸胁满闷疼痛，口苦不欲饮，红斑灼热，糜烂渗液等。常见皮肤病有带状疱疹、阴囊湿疹、鱼鳞病及皮肤瘙痒症等。

足厥阴肝经与足少阳胆经相互络属于肝胆之间，而互为表里。湿热常同时蕴结于肝胆，称为肝胆湿热证；湿热亦可随经下注，出现睾丸肿痛、外阴瘙痒、湿疹等。

（4）脾病辨证：脾主运化，升清，统摄血液，在五行属土，具有喜燥恶湿的特性。《素问·至真要大论篇》曰："诸湿肿满，皆属于脾"，即所谓脾虚生湿。脾病证候常表现为腹胀纳少，食不消化，肢体困重，周身浮肿，丘疹水疱，糜烂渗液，皮下痰核，泄泻便溏，舌淡，苔腻，脉沉缓，如湿疹、腺性唇炎、皮肌炎等。

胃病以受纳腐熟功能障碍、胃气上逆为主要病变。其常见证候有胃寒证、胃热证、食滞胃脘证、胃阴不足证等。

（5）肾病辨证：肾藏精，主骨生髓，在体为骨，其华在发，在五行属水，为先天之本。肾病多表现为腰膝酸软而痛，阳痿遗精，耳聋耳鸣，牙齿动摇，发白早脱，面色白或黧黑，动则喘息，肢凉浮肿，舌淡苔白，脉沉弱；肾阴虚证表现为潮热盗汗，五心烦热，咽干颧红，舌红少津，脉细数。见于黑变病、白发、系统性红斑狼疮等。

肾与膀胱相表里，膀胱病多与肾的气化功能有关。常见的证候有膀胱虚寒证和膀胱湿热证。后者由湿热下注膀胱所致，可表现为尿频，尿急，尿痛，小便淋漓或脓血，舌苔黄腻，脉数。《素问·宣明五气篇》云："膀胱不利为癃，不约为遗尿。"淋病即属此范畴。

在临床上，急性泛发性、热象明显的皮肤病，如急性湿疹、带状疱疹等多见心肝火盛或肝胆湿热；慢性角化性、肥厚性、浸润性顽固结节性皮肤病，如慢性湿疹、痒疹、慢性荨麻疹、毛囊角化症等多见血虚风燥或血瘀证；色素性皮肤病，如白癜风、黑变病等多见肝肾阴虚，肾水上泛，或肝郁气滞，气血不调；瘙痒性皮肤病，如皮肤瘙痒症、神经性皮炎、荨麻疹、扁平苔藓等多见心火过盛，心肾不交，心脾两虚；颜面皮肤病，如痤疮、脂溢性皮炎、多形性日光疹等多见肺胃湿热上蒸，脾虚湿盛或大肠有热；发生在下肢的皮肤病，如溃疡、结节性红斑、慢性湿疹等多见肝胆湿热下注，脾虚湿蕴不化，或脾湿不运，肺气不宣，湿热下注；出血性皮肤病，如过敏性紫癜等多见心肝火热、迫血妄行或脾虚不能统血。

九、气血津液辨证

气血是指人体脏腑功能活动和物质基础而言。气，指人体生命活动的内部动力，可促进生长，温煦肌肤，抵御外邪，固摄血脉；血，可以内养五脏六腑，外达皮毛筋骨肌肉，对全身起濡养滋润的作用。津液是指人体内正常水液而言，还包括唾液、胃液、肠液等机体需要的分泌物，其中以清而稀薄的叫"津"，浊而稠厚的叫"液"，同属一体，但习惯上常津液并称而不分。津渗透浸润于肌肤腠理之间，有养肌肉、充润皮肤的作用（如组织间液、淋巴液等）。浊而稠者为液，流行灌注于关节、脑髓、孔窍等处，有润滑关节、滋养脑髓、润养孔窍的作用。皮肤病的发生和发展多与气血失和有关。气血津液辨证是脏腑辨证的一个组成部分，也是对脏腑辨证的补充。儿童皮肤病常见气虚、气滞、血虚、血热、血燥、血瘀、津液不足。

（1）气虚：气虚是脏腑功能不足的表现，常因久病、体弱、饮食失调或消耗性疾病引起。例如湿疹常由脾气虚，运化失职，水湿停滞而发；慢性荨麻疹常由肺气虚，卫外不固，致风邪可乘而致；脱发可因肾气虚，皮毛不固所致。

（2）气滞：气滞是指人体的气机运行受到阻滞，常表现在某一局部或脏腑，临床表现有胸闷、腹胀、皮肤色素变化等，如人工皮炎、皮肤神经痛等。

（3）血虚：由于脾胃虚弱，气血生化不足，或因心气虚不能生血，不能养脏腑及皮毛，导致脏腑和皮毛失其濡养，或七情过度，暗耗阴血等引起，表现为肌肤甲错、皮肤干燥脱屑等。

（4）血热：热郁血分可由外感邪热，亦可由脏腑积热化火所致。表现为皮肤灼热、潮红、肿胀、有出血点等，同时伴见舌质红绛，苔白或黄，脉滑数，如重症药疹、急性泛发性银屑病、红皮病等。

（5）血燥：可由血虚化燥，亦可由热性病或久病耗伤阴血化燥，还可由脾胃虚弱，后天化生障碍所致。表现为皮肤干燥、裂口、脱屑肥厚等，如慢性湿疹、角化性皮肤病等。

（6）血瘀：可由多种原因造成血脉运行不畅引起，如外邪客于血脉，湿热阻络，或气虚、血虚而致。皮肤常表现为肌肤甲错，有形斑块，硬结，舌质多暗红或紫暗，如斑块型银屑病、血管炎等。

（7）津液不足：津液不足则出现口干，舌燥，皮肤枯槁，干瘪，抽搐，如大汗或利尿过多均可出现伤津液，又因津液与血关系密切，所以大量出血会出现伤津液的证候，故有“夺血者无汗，夺汗者无血”及“亡血家忌汗”之称。气与津液之间也是相互滋生、相互作用的，气虚则气不化津而出现津液缺乏，伤津者又可出现气短、无力等气虚的证候，故耗气则津伤，津伤则耗气。

第七章　儿童皮肤病的诊断与检查

儿童皮肤病的诊断如同内科疾病一样，即通过望、闻、问、切四种不同的诊察手段结合现代必要的实验室检查进行综合分析，以做出正确的判断。但儿童皮肤病又具备其自身的特殊性。首先，皮肤病多发生在体表，局部症状比较突出；其次，就诊的患儿一部分是婴幼儿，基本不会言语，另一部分是较大儿童，虽已会说话，但多数也不能正确表述自己的病情，加之就诊时常哭闹烦躁，影响脉象、气息，因此既要注重对局部皮损的望诊和触诊，又要仔细观察患儿的全身情况，只有将两者有机结合起来，才能获得更精确的诊断信息。

第一节　望诊

望诊即通过视觉来观察患儿的皮肤、毛发、指甲、舌质、舌苔等的异常变化，以判断机体的功能和疾病的轻重。

一、望皮肤

检查皮肤时要光线明亮，温度适宜。对泛发性皮肤病，应检查全身的皮肤，还应检查患儿的毛发、指（趾）甲及黏膜。对怀疑为接触性皮炎及寄生虫性皮肤病（如虱病）者还要检查其衣服。

（1）部位：皮肤疾病绝大多数直观可见，且常有一定的好发部位，故注意发病部位往往有助于诊断。如头部常有头癣、脂溢性皮炎、斑秃等病变；下肢易发生过敏性紫癜、结节性红斑、硬红斑等病。

（2）皮损：明确损害的性质，区分是原发疹还是继发疹，是一种损害还是多种损害同时存在。常见有斑疹、丘疹、结节、水疱、鳞屑、痂皮、皲裂等不同表现。①分布与排列：皮损是散发（皮损面积小于体表总面积的50%）还是泛发性（皮损面积大于体表总面积50%）；是对称性还是单纯性；是局限性还是播散性，散在或群集，孤立或融合；是沿神经分布、沿血管分布还是按皮区分布。②数目：单个或多个，少数或多数等。数目多少最好用数字来标明。③大小：用直径是几厘米、几毫米来表示，或用针尖、针头、绿豆、黄豆、核桃及鸡蛋大小等实物来形容。④颜色：不同的皮肤病可呈现不同的颜色。如白癜风表现为白色，雀斑为黄褐色；同一种病在不同阶段，也可表现不同颜色，如结节性红斑早期为红色，晚期可变为黄褐色。⑤形状：不同的皮肤病有不同的形状，有点滴状、圆形、椭圆形、蛎壳形、半月形、地图形等。⑥边缘：不同皮肤病其边缘可不同，有清楚或模糊不清者，有整齐或不规则者。⑦表面：干燥或湿润，光滑或粗糙，高起或凹陷，有无分泌物，呈脐窝、疣状、乳头状、菜花状、蜡样光泽等。⑧鳞屑或痂：油腻、脆、黏着、糠秕样、鱼鳞状、云母片样及叠瓦形等。⑨内容物（指水疱、脓疱、囊肿等）：清澈、浑浊、血液、浆液、黏液、脓、皮脂腺、角化物及异物等。⑩与皮面的关系：高出皮面、低于皮面或与皮面平行。

二、望毛发

常见毛发稀疏、片状脱落、断发，以及毛发不荣、枯槁等。①稀疏可见于无毛症等。②片状脱落可见于斑秃、红斑狼疮等。③断发可见于头癣等。④毛发不荣、枯槁可见于红斑狼疮等。⑤头部红斑以及鳞屑处、皮损处头发呈束发状见于白疕（银屑病）。

三、望甲

常见薄甲、厚甲、甲凹点、甲嵴、甲纵裂、甲缺损、甲萎缩、甲剥离、反甲、无甲、甲胬肉、软甲等。①厚薄：厚甲即甲板变厚，甲下角化过度，多见于先天性厚甲、慢性甲病、甲板外伤等；甲板变薄常与脆甲合并，为营养不良性改变，多见于贫血。②变形：甲板中部凹陷，周围翘起，为匙状甲，可见于扁平苔藓、毛囊角化病等；甲板表面呈点状凹陷如顶针状，常见于银屑病。甲板表面呈筛状，多见于湿疹、斑秃等。甲板有纵嵴、纵沟，多见于末梢循环障碍等疾病。③损伤：甲板纵行裂开，可见于线状苔藓、冻疮。甲板远端部分变薄、缺乏，可见于癣菌感染、脓疱性银屑病。甲萎缩，甲板变薄、变小可见于硬皮病。④剥离：甲中板游离缘逐渐与甲床分离，但不脱落，见于银屑病或手足口病等。此外，感染、外伤、剥脱性皮炎或遗传性大疱性表皮松解症常有整个甲或全部甲缺损现象。

四、望黏膜

除黏膜疾病外，伴有黏膜损害的常见皮肤病有扁平苔藓、多形红斑、红斑狼疮、天疱疮等。

五、望舌

正常儿童应该舌体柔软，活动自如，舌质淡红，舌苔薄白质润。一旦患病舌质和舌苔就会发生相应变化。

（1）望舌体：舌体嫩胖，舌边齿痕明显，多为脾肾阳虚；舌体突然肿大，色泽青紫而暗，见于中毒；舌体肿大，舌色深红，多为心脾积热；舌体胖淡，伴有裂纹，多为气血两虚，阴伤液耗；舌体强硬，多为痰浊阻滞；急性热病中出现舌体短缩，多为热盛风动；伴舌干绛，则为热病伤津；经脉失养而挛缩，也有因厥阴寒极而致舌体缩短者。

（2）望舌苔：正常舌苔由胃气所生。新生儿亦见薄白苔，少数舌红无苔，常于48小时内转为淡红舌，长出白苔。舌苔改变与病邪性质、邪之轻重程度有关。

苔薄白见于皮肤疾病兼有表证者，寒证或脾胃虚寒证亦可见到；苔白腻多为内有痰湿或为寒湿证；黄苔多为邪热蕴结；深黄苔为热邪重；苔黄腻为湿热之象；苔厚腻，为湿邪重；苔黑而干燥，为热极如火之象；苔黑而薄湿润，为阳虚寒极，命门火衰所致；舌上无苔为胃气虚弱或胃阴伤者之象。

六、察指纹

儿童指纹是指虎口至食指内侧桡侧的浅表络脉，通过观察此处脉络的形色变化来了解疾病的发展、转归。婴幼儿在诊病时每因烦躁恐惧而致脉息迟数变化较大，故临床上3岁以内的患儿常用此法来代替脉诊。但实践中又由于影响指纹表现的因素很多，经常出现脉证不符的情况，所以指纹诊察应结合患儿平素的指纹状况以及患病后的其他各种临床表现，全面加以分析辨证，当指纹与证不符时，要“舍纹从证”。

指纹分为风关、气关、命关三关，食指第1节为风关，第2节为气关，第3节为命关。诊察指纹时，应将儿童抱置于光亮处，医者用左手食指、拇指握住儿童食指，用右手拇指在儿童食指桡侧，从命关向风关轻柔推按几次，使指纹显露易查。

正常婴幼儿的指纹多淡紫隐约可见而不超过风关。病理状态下的指络以“浮沉分表里，红紫辨寒热，淡滞定虚实，三关测轻重”为辨证纲要。

【浮沉分表里】脉络浮显易见为病邪在表；指纹沉伏不显为病邪在里。

【红紫辨寒热】纹色鲜红浮露，多为外感表证；纹色紫红，多属里热证；色淡红，多为内有虚寒；纹色青紫，多为瘀热内结；纹色深紫，多为血络郁闭之危重症。

【淡滞定虚实】一般来说指纹色淡，推之流畅，多主气血亏虚；指纹色紫，滞涩难推，多属实邪内滞，如食积、痰湿、瘀热等。

【三关定轻重】纹在风关，示病邪初入，病情尚浅；纹达气关，病情发展，病邪入里；纹进命关，则邪深病重；纹直达指尖，称透关射甲，则病情危重。

第二节　闻诊

闻诊即通过嗅觉与听觉来诊察患儿。

（1）闻声音：皮肤病患儿语声与诊断有关系的是说话语音有“鼻音”，如皮肌炎患儿进行期常有鼻音，系提咽肌肌炎所致。

（2）嗅气味：某些皮肤病可散发出特殊的气味以帮助诊断。如天疱疮、毛囊角化症（严重型）、皮肤恶性肿瘤的溃疡常有恶臭，黄癣患儿头皮有鼠尿臭味，腋臭可嗅到狐臭味，足癣感染有腐臭味等。

第三节 问诊

问诊是医生通过对患儿（或家属）进行有目的的问询来了解疾病情况的一种诊法，问诊是四诊中重要的一环。

一、问病史

（1）主诉：包括皮肤损害的部位、性质、自觉症状与病程。

（2）现病史：①发病的可能原因和诱因。如接触史、饮食或用药史、感染史等。②发病日期。③初起情况及发展情况，如初发损害类型、形态、部位、皮肤损害的发生次序、进展速度和演变情况等。④主观症状，如寒热、痒痛等。⑤病情与季节、气候、饮食、环境、情绪等关系。⑥诊疗情况。

（3）既往史：即与现病有关的既往情况，如有无过敏史、患过何种皮肤病等。

（4）个人史：如卫生习惯、睡眠、性情等。

（5）家族史：家庭成员有无同类遗传性或传染性皮肤病等。

二、问寒热

皮肤病中问寒热是十分重要的。卫气营血辨证中恶寒或恶热等症状表现是判定邪在卫分还是气分的重要依据，也是辨别腑脏虚实的重要条件。以恶寒为例，急性荨麻疹患儿有恶寒，皮损遇冷加重、得热则缓等症状时属表寒证，宜用辛温透表法治疗，反之，慢性荨麻疹患儿表现为脾虚证、肾阳虚证、内寒证等病证时就应采用健脾补气、温肾补阳的治法。寒热症状不显或寒热往来者宜从肝胆少阳经治疗。

三、问饮食

儿童脾常不足，加之饮食不知节制，通常会诱发或加重皮肤病的发生，故针对患儿的问诊，在询问其有无过敏性食物的前提下，要详细问询其在发病前及病中的相关饮食情况。

四、问二便

二便方面，以大便是否秘结有较大诊断意义。许多皮肤病如荨麻疹、湿疹、银屑病、玫瑰痤疮、痤疮等的发生与发展均与大便秘结有一定关系，一旦患儿大便通畅，可使病情减轻或痊愈，所以有大便秘结的皮肤病患儿，给以通调大便，可使病情减轻。大便溏泄常是脾虚不能运化水湿的表现。

五、其他问诊

其他脏器有病对皮肤病也有很大影响，需询问与该皮肤病有关的某系统的疾病。如儿童遗传性皮炎（湿疹或异位皮炎）常伴有哮喘，咳吐泡沫样稀痰，这些患儿往往证属肺胃虚寒，采用加减小青龙汤治疗时既可改善皮肤病的症状，又能治疗呼吸系统疾病。皮肤病与各脏器有密切关系，问诊时应与内科疾病一样重视整体辨证，才能更加准确地对皮肤病进行辨证论治。

第四节　切诊

切诊是医者用手直接检查患儿脉象和体表各部的一种诊断方法。包括切脉和触诊两大部分。

一、脉诊

辨脉象在皮肤病的辨证中具有一定的参考价值。正常儿童的脉象平和，较成人软而稍数，年龄越小，脉跳越快，如按成人的一呼一吸计算，新生儿七八至，1~3 岁六七至，4~7 岁约六至，8~13 岁约五至，大于 14 岁儿童脉象则与成人基本相同，四五至。另外，为脉诊准确，最好在患儿入睡或者安静状态下进行。

儿童病理脉象主要有浮、沉、迟、数、有力、无力六种基本脉象。浮脉主表证，浮而有力为表实，浮而无力为表虚；沉脉见于里证，沉而有力为里实，沉而无力为里虚；数脉多主热证，数而有力为实热，数而无力为虚热。此外，也可见到其他脉象，如滑脉见于热盛、痰湿、食滞，洪脉见于气分热盛，结脉主气血亏虚或寒凝血滞，代脉多主气血虚衰，弦脉主惊风、腹痛、痰饮积滞等。

二、触诊

（1）寒温：局部皮温降低、触之冰冷者，多由阳气不足，气血运行不畅，无力温养肌肤所致，如硬皮病、冻疮等。若局部触之热甚者多为血热、热毒之象，如丹毒。

（2）干湿：皮肤干燥或肌肤甲错者，多由血燥或血瘀，以致肌肤失养所致；若皮肤潮湿、渗液或糜烂，则为湿邪过盛，泛溢肌肤。

（3）疼痛与麻木：皮损处有压痛者，多为瘀血凝滞，经络阻塞，如结节性红斑等；若触之麻木不仁，多由气血虚弱，邪阻经络而致。

（4）色泽：用手指或玻片压迫红斑，红色消失为血热，压之不褪色者为血瘀。

（5）硬度：硬者触之坚实，无弹性，与皮肤粘连，不可移动，多为瘀血凝滞；软者触之柔软应指，有弹性，与表皮分离，推之活动，多为痰湿阻络。

（6）皮肤按之凹陷：凹陷久不起者为水肿；按之如绵，应手而起者属气肿、虚肿。

第五节　临床检查

一、皮肤划痕试验

用钝器在患儿的前臂屈侧皮肤表面以适当压力划过，视局部可能出现以下三联反应，称为皮肤划痕试验阳性。包括：① 划后 1~15 秒，在划过处出现红色线条，由毛细血管扩张所致。②15~45 秒后，在红色线条两侧出现红晕，此由神经轴索反应引起小动脉扩张所致。③ 划后 1~3 分钟，划过处出现隆起、苍白色风团状线条，可能是组胺、激肽等引起水肿所致。此反应见于皮肤划痕征和某些荨麻疹患儿。

二、尼氏征检查

又称棘层细胞松解现象检查法。有 4 种阳性表现，其检查方法是：① 用手指轻压疱顶，可见到疱液向周围移动。② 牵扯破疱残壁，可将周围表皮进一步剥离。③ 压推水疱间的外观正常的皮肤，也一擦即破，露出糜烂面。④ 稍用力在外观正常皮肤上推擦，表皮即剥离。此征见于天疱疮及葡萄球菌性烫伤样皮肤综合征等。

三、玻片压诊

将玻片或无色透明塑料片适当地压在丘疹、小结节或红斑上，停留 10~20 秒，观察皮损变化。如压之褪色则为炎症性红斑、鲜红斑痣及毛细血管扩张等；压之不褪色则为色素沉着斑、出血斑等；寻常狼疮等结核性皮损可在压力下呈特有的苹果酱色。

第六节　实验室检查

皮肤科最基本的实验室检查有真菌学检查、病理学检查和过敏原检查。

一、真菌检查

浅部真菌病常采用鳞屑、甲屑、毛发和痂等标本。深部真菌的标本可根据情况取各部分泌物和各种穿刺液、活检组织等。采集标本均应注意无菌操作。

（1）直接镜检法：此法主要用于识别皮肤癣菌感染中的菌丝、念珠菌感染中的假菌丝和芽生酵母以及花斑糠疹中的菌丝和芽孢。

标本采取：刮取损害边缘部的新鲜皮屑或干燥的顶部皮屑，把取得的标本放在消毒载玻片保存，以待镜检或培养。

制片：在标本上滴 1~2 滴 10%KOH 溶液，盖上盖玻片，在酒精灯上适度加热（切勿使溶液沸腾），以加速角蛋白溶解。若标本为分泌物，可不加热。最后压迫标本，使其呈云状（若上皮细胞透明度不良，则需重新加热一次）即可镜检。

镜检：先用低倍镜在小光圈下沿标本边缘找寻可疑菌丝，然后用高倍镜观察明显透亮或带浅绿色的区域，有孢子或者菌丝形态的为阳性。

临床意义：若镜检阳性，结合临床可以初步确定真菌存在，但不能确定菌种。如果镜检阴性，也不能除外真菌病的诊断。

（2）荧光检测法：将已取有患者皮损标本的玻璃片放置在水平位置，直接向样本滴 1 滴荧光染色液，其主要组成成分是氢氧化钾（KOH）、氢氧化钠（NaOH）、水溶性荧光增白剂、氯化钠、纯化水。染色液以覆盖或淹没整个样品为准，使染液与样品进行充分的结合，然后盖上盖玻片，吸去多余染液，置于带有 250~400nm 滤镜的荧光显微镜下观察。显现强荧光的细胞组织可高度怀疑为有真菌成分，而且还可以观察到菌体结构，若为弱荧光显现，则可能为细菌或者其他组织荧光。

（3）真菌培养：为了确定菌种，多数霉菌可采用霉菌培养，在无菌条件下将标本接种于葡萄糖蛋白胨琼脂培养基上，一般浅部真菌接种后保持在 25℃，深部霉菌保持在 37℃，1~3 周后即可鉴定。菌种鉴定常根据菌落的肉眼观察形态及显微镜下的形态判断，对某些真菌有时尚须配合其他鉴别方法，如培养基、生化反应、分子生物学方法等确定。

二、过敏原检查

（1）斑贴试验：斑贴是寻找接触过敏性皮炎或职业性接触性皮炎过敏原的一种常用的检查方法，其原理是假定外来致敏物质与皮肤载体物质结合而产生反应。将欲测试的物质配成溶液或膏剂，在患儿前臂的屈侧面涂敷约 1cm×1cm，然后覆盖纱布或玻璃纸，用纱布或胶布固定，同时以基质在对侧同一部位作对照试验，于贴后 24~72 小时观察反应。阳性时轻的有红斑瘙痒，重的有红肿、丘疹及水疱反应。但出现阳性反应时不能完全肯定真实的致敏物，阴性时也不能完全排除，须结合病史全面考虑。

（2）血清过敏原 IgE 检测：即抽取患儿血液，通过酶联免疫法在体外测定特异性免疫球蛋白 E。常规用促凝管静脉采血 3mL，静置 30 分钟后，用离心机以 1000~3000 转 / 分钟的转速离心 10 分钟，分离出血清，用 EP 管分装，置于 −20℃的冰箱储存。检测前将冰冻的样本置于室温（20~25℃）下融化，将其轻柔颠倒混匀。血清特异性 IgE 和食物特异性 IgG 检测均采用酶联免疫法（ELISA）。试验操作严格按照试剂盒说明书进行，并仔细记录试验数据。本方法是国内外公认的变态反应性疾病体外诊断方法，由于安全、简单、方便等特点而被临床广泛应用。

三、病理检查

皮损的病理检查是诊断皮肤病的重要手段之一，且对许多皮肤病的治疗及判断预后也有重要意义。此外，掌握皮肤病理改变也有助于对皮肤病临床症状（皮肤损害）的理解。

【适应证】皮肤肿瘤、可触及的紫癜、持久性的皮炎或水疱，若单从外观形态表现无法确诊，都应该做病理活检，以获得组织病理学诊断。

【皮损选择】应尽量选择充分发育的原发性损害；水疱、脓疱部位浅在，应取早期损害；取材应完整，一般应包括皮下组织及部分邻近损害的正常组织；损害较大，边缘活动的，选择活动边缘部位取材；有数种皮损时应各选一种典型皮损。

【取材】固定取材部位后常规消毒，用 0.5%~1% 的普鲁卡因局部麻醉，切取与皮纹相一致的，（0.3~0.5）cm×（0.5~1）cm 大小的，椭圆形的，深及皮下组织的组织块，立即放入盛有 10% 福尔马林固定液或 75% 乙醇消毒液的小瓶中固定，以做病理切片检查。病理结合临床分析方有比较全面的诊断意义。

四、其他检查

（1）伍德灯检查：伍德灯作为一种辅助皮肤科诊断的检测设备，具有无创、简便、快速的优点。

【原理及操作注意事项】其作用原理是依靠特定波长的激发光使皮损产生不同的荧光表现。检查时，房间须黑暗无光，且需要将伍德灯预热 1 分钟，灯管与皮损之间距离在 10~30cm 为宜。

【适应证】临床上主要用于检测色素异常性疾病、皮肤感染、卟啉代谢异常性疾病等一些肉眼难以确定的皮肤病。

【应用】① 色素性皮肤病：皮损为色素脱失或色素减退时，伍德灯下表现为明亮且境界清楚的蓝白色光斑；色素沉着时则呈现为黑色。② 感染类疾病：假单胞菌属显示绿色荧光；红癣发出珊瑚红色荧光；痤疮丙酸杆菌属常显示黄白色荧光；黄癣呈暗绿色荧光；白癣呈鲜绿色荧光；黑癣不发生荧光。③ 代谢性疾病：如迟发型皮肤卟啉病患者的尿液显示珊瑚色或粉色荧光；先天性红细胞生成性卟啉病患者牙齿和尿液呈粉红色至酒红色荧光；红细胞生成性原卟啉病患者血浆、尿液可见强红色荧光。

（2）皮肤镜检查：皮肤镜又称表皮透光显微镜，是指利用光学放大镜原理，借助偏振和浸润的方法，反映表皮、真皮乳头层颜色和结构的设备。

【特点及作用】皮肤镜作为一种非侵袭性检查手段，具有操作简便、适应证广、安全无创、结果报告及时快速、准确率高等特点，对皮肤肿瘤、色素性皮肤病、炎症性皮肤病、毛发病、甲病等的诊断、鉴别诊断、疗效评定、预后判断等方面均有非常重要的价值，也可在一定程度上减少不必要的活检。

【皮肤镜下颜色与组织病理学的关系】黑色表明位于表皮角质层处；褐色表明位于真皮、表皮交界处；灰色表明位于真皮乳头层；蓝色表明位于真皮深处；黄色是由于角质层缺乏血液和黑色素；红色代表血管。皮脂腺分化的区域，白色是由于色素脱失，纤维化，胶原基质改变或者由囊肿内角质所致。

【皮肤镜图像的采集】病变应位于图像中央；皮损较大时可多次采集；部分区域可进行针对性放大；图像应明亮、清晰，结构显示充分，力量适宜；特殊疾病的图像需采集一定面积的皮周，或对照采集。

第八章　儿童皮肤病常用中医治疗方法

第一节　内治法

皮肤病虽然大多表现于体表，但其往往是内脏病变在皮肤黏膜上的反应，所以内治疗法在皮肤病的治疗中占有很重要的地位。中医治疗儿童皮肤病和其他疾病一样，都是以辨证论治作为临床诊治疾病的基本法则，但由于儿童在生理、病因、病理、病种上与成人有所区别，因此在药物选择、给药剂量、给药途径的运用上具有许多特点，需要在审明病因、分析病机、辨清证候之后，针对性地采取一定的治疗方法。正如程钟龄在《医学心悟·医门八法》中所说："论病之原，以内伤、外感四字括之；论病之情，则以寒、热、虚、实、表、里、阴、阳八字统之；而论治病之方，则又以汗、和、下、消、吐、清、温、补八法尽之。"根据儿童皮肤病特点，可组合成以下常用治法。

一、内治法则

（一）祛风法

1. 疏风散寒

【主治】风寒证。风团颜色淡或白，硬化或萎缩斑块，遇冷加重，舌苔白，脉浮紧，指纹浮红。

【常用方剂】麻黄汤，桂枝汤，荆防败毒散。

【常用药】麻黄，桂枝，细辛，荆芥，防风，苏叶。

2. 疏风清热

【主治】风热证。红色风团，淡红色斑片，丘疹，水疱，鳞屑，瘙痒，好发于身体上部；可伴发热，微恶风寒，口干微渴，舌淡红，苔薄，脉浮数，指纹浮紫。

【常用方剂】银翘散，消风散，宣毒发表汤。

【常用药】金银花，连翘，薄荷，蝉蜕，牛蒡子，菊花，桑叶。

3. 祛风除湿

【主治】风湿证、风湿热证。淡红色风团，红斑，丘疹，水疱，糜烂，渗出，结痂，鳞屑，瘙痒，舌淡红，苔白或黄，脉浮数。

【常用方剂】麻黄连翘赤小豆汤，消风散。

【常用药】荆芥，防风，羌活，麻黄，赤小豆，梓白皮，连翘，苦参，苍术。

4. 疏风固表

【主治】表虚不固证。风团，红斑，丘疹或丘疱疹，少许渗出，皮肤干燥，瘙痒，皮疹反复发作；伴面色㿠白或体虚易感风邪，舌淡，苔白，脉细弱。

【常用方剂】玉屏风散。

【常用药】黄芪，白术，防风，桂枝，细辛，牡蛎，浮小麦，五味子。

5. 疏风解表，泻热清里

【主治】表里俱实证。风团，红斑，丘疹或丘疱疹，水疱，脓疱，糜烂，渗出，结痂，瘀点，瘀斑，或局部红肿热痛；伴发热恶寒，头痛，咽干，大便干，小便黄，舌红，苔黄，脉弦数。

【常用方剂】防风通圣散。

【常用药】荆芥，防风，麻黄，连翘，薄荷，栀子，黄芩，石膏，大黄。

（二）清热法

1. 清热泻火

【主治】实热证。红斑，丘疹，水肿，糜烂，皮损红肿热痒；伴发热，口渴喜冷饮，小便黄，大便干，舌红，苔黄，脉数。

【常用方剂】白虎汤，导赤散，清胃散，六一散。

【常用药】生石膏，知母，栀子，黄连，生地，竹叶，滑石，甘草。

2. 清热解毒

【主治】热毒证。焮热红肿，斑片，脓疱或疖，糜烂，灼热，疼痛，瘙痒；伴身热，口渴，小便黄，大便干，舌红，苔黄，脉数。

【常用方剂】黄连解毒汤，五味消毒饮，泻心汤，普济消毒饮，仙方活命饮。

【常用药】野菊花，金银花，连翘，蒲公英，紫花地丁，败酱草。

3. 清热凉血

【主治】血热证。红斑或紫红斑，水疱，血疱，紫癜，皮肤潮红、灼热，痒或痒痛间作；伴发热心烦，口干，小便短赤，大便干结，舌红绛，苔黄，脉弦数或滑数。

【常用方剂】犀角地黄汤，清营汤，化斑解毒汤，清瘟败毒饮。

【常用药】水牛角，生地黄，牡丹皮，赤芍，紫草根，茜草根，白茅根，生槐花，大青叶。

4. 清气凉营

【主治】毒炽气营证。疹点密布，疹色鲜红或紫暗，甚则色紫如瘀点；伴壮热不解，烦躁口渴，小便短黄，大便秘结，舌红赤，苔黄燥，脉洪数。

【常用方剂】透疹凉解汤，凉营清气汤，清胃解毒汤。

【常用药】水牛角，赤芍，牡丹皮，石膏，黄连，黄芩，紫花地丁，紫草，栀子，升麻。

（三）祛湿法

1. 清热利湿

【主治】湿热证。水肿性红斑，丘疱疹，水疱，糜烂，渗液，结痂，瘙痒或疼痛，皮肤潮湿多汗；伴心烦口渴，尿赤涩痛，舌红，苔黄腻，脉滑数。

【常用方剂】茵陈蒿汤，二妙散，萆薢渗湿汤，龙胆泻肝汤。

【常用药】茵陈，车前子，苦参，萆薢，滑石，地肤子，白鲜皮。

2. 健脾除湿

【主治】脾湿证。皮损，淡红斑，丘疹，水疱，渗液，结痂，鳞屑，瘙痒；伴纳少，腹胀，便溏，或夜间哭闹不安，腹泻，吐乳，舌淡，苔白腻，脉缓，指纹淡。

【常用方剂】小儿化湿汤，参苓白术散，除湿胃苓汤。

【常用药】苍术，白术，厚朴，陈皮，茯苓，泽泻，薏苡仁，党参，扁豆，山药。

3. 清暑化湿

【主治】暑湿证。红色斑片，丘疹，丘疱疹，脓疱或疖，破后糜烂，渗流黄水，干燥结痂，瘙痒；伴心烦，胸闷，口渴，舌质稍红，舌苔淡白或厚腻，脉濡数。

【常用方剂】清暑汤，六一散。

【常用药】藿香，佩兰，荷梗，淡竹叶，紫苏，白蔻仁，滑石，香薷，扁豆。

4. 温阳渗湿

【主治】阳不化气，水湿内停证。丘疹，水疱，滋水清稀，水肿，瘙痒，伴尿少，口干不欲饮，舌苔白腻，脉沉濡。

【常用方剂】五苓散。

【常用药】桂枝，泽泻，白术，猪苓，茯苓，肉桂，麻黄。

（四）润燥法

1. 养血润燥

【主治】血虚风燥证。皮疹色淡，干燥脱屑，肥厚，角化，皲裂，苔藓化，毛发枯槁脱落，爪甲不荣，瘙痒；伴面色㿠白，唇色淡白，舌淡，苔白，脉沉细。

【常用方剂】养血润肤饮，四物汤，当归饮子。

【常用药】生地黄，熟地黄，当归，川芎，白芍，何首乌，鸡血藤。

2. 凉血润燥

【主治】血热风燥证。鲜红色斑片，丘疹，干燥鳞屑，抓痕，血痂，瘙痒；伴口干，心烦，尿赤，便干，舌红，苔薄，脉细数。

【常用方剂】犀角地黄汤，凉血消风散。

【常用药】生地黄，玄参，牡丹皮，赤芍，丹参，白茅根，紫草，生石膏，天花粉。

3. 滋阴润燥

【主治】津伤风燥证。皮肤干燥脱屑，皲裂，抓痕，血痂，苔藓样变，瘙痒；伴口干咽燥，大便干，舌红，苔少，脉细数。

【常用方剂】沙参麦冬汤，养阴清肺汤，增液汤。

【常用药】生地黄，玄参，麦冬，白芍，玉竹，天冬，石斛，沙参。

（五）调理气血法

1. 疏肝理气

【主治】气机郁滞证。风团，斑片，斑块，丘疹，结节，苔藓样变，伴性情急躁，胸闷，舌苔薄白，脉弦或弦细，指纹紫滞。

【常用方剂】逍遥散，柴胡疏肝散。

【常用药】柴胡，白芍，薄荷，香附，枳实，陈皮，厚朴。

2. 理气活血

【主治】气滞血瘀证。白斑，暗红色丘疹，紫斑，色素沉着，苔藓样斑片，刺痛或瘙痒，脱发；伴胁肋胀满，情志不遂，舌质紫暗，脉细涩或有瘀斑、瘀点，指纹沉滞。

【常用方剂】桃红四物汤，血府逐瘀汤，通窍活血汤。

【常用药】桃仁，红花，川芎，赤芍，丹参，鸡血藤，柴胡，香附，郁金。

3. 活血散结

【主治】血瘀凝结证。暗红色或暗紫色斑块，结节，囊肿，增生性瘢痕，疼痛或瘙痒，舌质紫暗。

【常用方剂】大黄䗪虫丸。

【常用药】大黄，夏枯草，桃仁，红花，三棱，莪术，丹参，土贝母。

（六）温阳法

1. 温经通络

【主治】血虚寒厥证、风寒湿痹证。皮损颜色呈苍白、青暗或紫绀，皮肤硬化发凉，硬肿，结节，四肢发凉，肢端麻木疼痛，遇寒加重，舌质淡，苔白，脉沉细。

【常用方剂】当归四逆汤。

【常用药】当归，桂枝，细辛，白芍，路路通，通草，独活，秦艽，羌活。

2. 温阳散寒

【主治】疮疡阴寒证。皮肤溃疡疮面灰暗，脓液清稀，腐肉不易脱落，难收敛，或皮肤硬化；伴畏寒肢冷，小便清长，舌质淡胖，脉沉迟。

【常用方剂】阳和汤。

【常用药】鹿角胶，熟地黄，麻黄，肉桂，干姜，白芥子。

（七）化痰软坚法

【主治】痰核证。丘疹，结节，肿块，囊肿，皮色呈淡黄色、淡褐色，不痛或微痛；可伴胸闷，舌淡暗，苔腻，脉滑。

【常用方剂】海藻玉壶汤，二陈汤。

【常用药】半夏，贝母，陈皮，青皮，茯苓，海藻，昆布，夏枯草。

（八）健脾消食法

【主治】脾虚食积证。风团，红斑，丘疹，瘙痒；伴面色萎黄，神疲肢倦，不思饮食，大便溏或夹不消化食物残渣，夜卧不宁，舌淡，舌苔白腻，脉细滑，指纹淡滞。

【常用方剂】健脾丸，枳术丸等。

【常用药】党参，茯苓，白术，枳实，陈皮，砂仁，炒麦芽，焦山楂，焦六神曲。

（九）补益法

1. 补益气血

【主治】气血两虚证。风团反复发作，瘀点，瘀斑，白斑光亮，疮口溃烂，久不收敛，头发脱落；伴体弱，面色㿠白，心悸失眠，神疲乏力，舌淡，苔少，脉细无力。

【常用方剂】八珍汤，十全大补汤。

【常用药】党参，白术，茯苓，熟地黄，白芍，当归，川芎，黄芪，肉桂。

2. 滋补肝肾

【主治】肝肾阴虚证。皮损颜色淡红，色素脱失斑，头发脱落，白发，毛发干枯，瘙痒；伴头晕，耳鸣，腰膝酸软，舌淡红，苔少，脉细弱。

【常用方剂】六味地黄丸，左归丸，七宝美髯丹。

【常用药】熟地黄，生地黄，山茱萸，山药，茯苓，女贞子，墨旱莲，枸杞子，菟丝子，何首乌。

3. 滋阴降火

【主治】阴虚内热证。皮损色红，头发脱落；伴颧红，潮热盗汗，手足心热，口咽干燥，腰膝酸软，舌红，苔少，脉细数。

【常用方剂】知柏地黄丸。

【常用药】知母，黄柏，生、熟地黄，玄参，山茱萸，天冬，麦冬，青蒿，牡丹皮，地骨皮。

4. 温补脾肾

【主治】脾肾阳虚证。皮肤硬化，萎缩，白发，脱发，瘙痒；伴形寒肢冷，精神不振，舌淡，苔白，脉沉细。

【常用方剂】金匮肾气丸，右归丸，附子理中丸。

【常用药】肉桂，附子，菟丝子，杜仲，熟地黄，山药，党参，黄芪，白术，茯苓。

二、用药原则

1. 服用方法

① 新病、急病服药次数要多，1 日内汤药可服 4~5 次；慢性病 1 日内汤药服 2 次即可；危重患儿根据病情变化可随煎随服，1 日可煎服 2 剂中药。② 儿童喂服中药不能急于求成，尤其乳幼儿，可以少量多次服用。乳幼儿若抗拒服药，则必须固定头手，用小匙将药液放到舌根部，使之自然吞下，切勿捏鼻，以防呛入气管。③ 可加矫味剂如适量白糖、冰糖等矫正药物的味道，减轻苦味。

2. 用药剂量

要综合考虑儿童的年龄、体质、病情轻重、药性峻缓等因素，恰当使用药物剂量。同时，儿童用药时间较短，中病即止，服药时多有浪费，故儿童中药用量与成人比较，绝对量需少，相对量则较大。儿童中药投药量可按成人比例折算，一般新生儿用成人量的 1/6，婴儿用成人量的 1/3，幼儿用成人量的 1/3~1/2，幼童用成人量的 1/2~2/3，学龄儿童用成人量的 2/3 或接近成人用量。

第二节　外治法

外治疗法是指运用药物及手术、物理方法或使用一定的器械，直接施于患儿体表或病变部位以达到治疗目的的一种治疗方法。外治法是与内治法相对而言的治疗方法，是中医学辨证施治的另一种体现，可疏通经络，调和气血，药物经体表吸收以通经贯络发挥药效。大多儿童存在服药难的问题，特别是婴幼儿，给药尤为困难，但其肌肤柔嫩，脏气清灵，又较少有宿疾，应用外治法疗效更佳，也易为家长及儿童接受。为了提高孩子用药的依从性和临床疗效，我们提倡在突出中医特色基础上，给药方法要多样化，积极采取一些便捷、安全、痛苦小、患儿乐于接受的外治方法。

儿童常用外治方法有中药湿敷、中药药浴、灌肠疗法、中药面膜、推拿、针灸等。

一、药物外治疗法

（1）中药湿敷疗法：中药湿敷疗法是用敷料浸吸药液，敷于患处的一种外治疗法。根据药液的温度分为冷湿敷和温湿敷。

【功效】燥湿收敛，清热止痒，祛腐洁肤，消肿止痛。

【适应证】冷湿敷：适用于急性皮肤病，症见皮肤潮红，肿胀，糜烂，渗出明显者，如水痘、新生儿脓疱疮、急性皮炎、急性湿疹、痤疮、带状疱疹、银屑病进行期、丹毒、扁平苔藓等。

温湿敷：适用于亚急性、慢性皮肤病，肥厚、角化性皮损或仍有轻度糜烂、少量渗液者，如痱子、慢性湿疹、结节性痒疹等。

【方法】①冷湿敷：药液温度在10℃左右，将敷料（6~8层消毒纱布或毛巾）置于药液中浸透，稍拧挤至不滴水为度，敷于患处，每次湿敷20~30分钟，每日湿敷次数据病情而定。②温湿敷：药液温度在40℃左右，将敷料（6~8层消毒纱布或毛巾）置于药液中浸透，稍拧挤至不滴水为度，敷于患处，每次湿敷20~30分钟，每日湿敷次数据病情而定。

【注意事项】①儿童宜分次进行湿敷，每次湿敷面积不宜过大，注意保暖，防止感冒。②敷料要紧贴皮损，敷料大小与皮损相当，药液应新鲜配制。

（2）中药药浴疗法：中药药浴疗法是指选用适当的中草药，采用中药煎汤，取浸液进行全身或局部浸泡、洗浴来治疗疾病的一种外治疗法。

【功效】清热解毒，收湿敛疮，开宣腠理，解肌退热，养血润肤。

【适应证】出疹性皮肤病、感染性皮肤病、慢性局限性瘙痒性皮肤病及浸渍、角化、增生、肥厚性皮损等。

【方法】①淋洗法：以药液自上而下淋洗皮疹或创面。适用于各种感染性皮肤病，如脓疱疮、脓疥、脓癣、天疱疮继发感染、趾间糜烂型足癣及继发感染等。②熏洗法：初时利用中药煎煮后产生的蒸汽热熏患处，待药液温度适宜时，再浸洗患处的外治疗法。适用于幼儿急疹、脓疱疮、单纯糠疹、慢性湿疹、银屑病、硬皮病、扁平苔藓、唇炎、荨麻疹等。③浸浴法：以药液浸泡患处或全身的外治疗法。全身药浴适用于新生儿黄疸、水痘、传染性软疣、痱子、湿疹、特应性皮炎、丘疹性荨麻疹等。局部药浴适用于幼儿急疹、汗疱疹、甲沟炎、过敏性紫癜等。

【注意事项】①新生儿脐部未脱落者，用防水肚脐贴贴敷，以保护脐部。②中药药浴以微微出汗为度，不可大汗淋漓，防患儿虚脱。③药浴结束后，用温水冲洗皮肤上的药液，并及时擦干，外涂保湿润肤霜，防皮肤干燥。

（3）中药面膜疗法：中药面膜疗法是将中药粉末或中药提取物与适当的基质均匀混合涂于面部，在皮肤上形成一层膜的覆盖物，从而达到护肤、保湿、清洁及治疗面部皮肤疾病等作用的外治疗法。

【功效】清热解毒，活血化瘀，收敛祛脂，祛斑美白。

【适应证】痤疮、玫瑰痤疮、雀斑、扁平疣、脂溢性皮炎、炎症后色素沉着。

【方法】①用清水将面部皮肤清洗干净。②用热开水将调配好的中药药粉调成糊状，待温度适宜后敷于脸部，加入蜂蜜或精制珍珠粉调和一起使用，效果更佳。③20~30分钟后用清水洗净面部。

【注意事项】①避免日光曝晒。②若出现皮肤发痒、潮红，停用面膜。

（4）中药石膏倒膜：中药石膏倒膜法是将中药制成的霜剂、软膏涂于病变部位，再将熟石膏调成糊状涂于霜、膏之上，借助于石膏在凝固时发散的热量，促进局部皮肤血液循环，增加药物精华的渗透吸收，从而达到消除疾病、美容焕肤目的一种外治疗法。

【功效】清热消疮，活血化瘀，软坚散结，润肤止痒。

【适应证】痤疮（有较多炎症性丘疹、丘疱疹、脓疱）、玫瑰痤疮、扁平疣、炎症后色素沉着、慢性湿疹、结节性痒疹、神经性皮炎。

【方法】① 将中药霜、软膏适量外涂于患处。② 面部疾病，运用摩、推、按、揉、叩、搓、梳等手法进行面部按摩，以油纱条对口、眼、眉毛部位进行保护性遮盖。③ 再用熟石膏粉加入适量黄连粉、白芷粉、当归粉、去疣粉（土贝母、玄明粉等）制成消炎、增白、去疣、活血功效的药粉，每次取 250g，用 40℃温水调成糊状，均匀摊平。④30 分钟后揭膜，用热毛巾擦患处，当晚不再洗浴。

【注意事项】① 石膏涂敷厚度应控制在 0.8~1cm，太厚或太薄都会影响疗效。② 温度过高时移除石膏药膜，防止烫伤。

（5）中药灌肠疗法：中药灌肠疗法是将中药药液经肛门灌入，保留在肠道内，通过肠黏膜吸收达到治疗目的的一种外治疗法。

【功效】清热解毒，软坚散结，活血化瘀，消积导滞，渗利水湿。

【适应证】婴幼儿湿疹、急性荨麻疹、急性丹毒、脓疱性银屑病、神经性皮炎、脂溢性皮炎、药物性皮炎等。

【方法】① 患儿取左侧屈曲卧位，臀部垫高 10~20cm。② 药液温度为 39~41℃。③ 抽吸药液，药量根据年龄、体重、病情选择，一般为 15~20ml。④ 润滑肛管前端，将肛管轻轻插入直肠，新生儿（1~28 天）插入 1~2cm，婴儿（0~1 岁）插入 2.5~4cm，幼儿（1~3 岁）插入 5~7cm，学龄前期（3~6 岁）、学龄期（6~14 岁）及青春期（14~18 岁）插入 7~10cm。患儿因肛门括约肌收缩等原因致肛管难以插入时，可用指腹按摩肛周，待患儿放松后再将肛管缓缓插入。⑤ 缓慢推注药液，滴速为 60~90 滴 / 分钟，将肛管用胶布固定于臀部。⑥ 药液滴完，拔出肛管，保持头低足高位 20 分钟，使灌肠液较好保留。

【注意事项】① 灌肠时，若儿童哭闹、排便等，应拔出肛管，休息片刻，待患儿情绪平稳再行灌肠。② 注意灌肠时药液的温度、流速、压力和药液量，以患儿能耐受为宜。③ 灌肠过程中应随时注意观察患儿的反应，如发现脉速、面色苍白、出汗多、剧烈腹痛、心悸、胸闷时，应立即停止灌肠，及时对症处理。

（6）中药汽疗：中药汽疗又称为中药熏蒸疗法、中药汽浴疗法等，是利用配制好的中草药煎煮后产生的中药药汽进行熏蒸，利于全身皮肤、穴位、孔窍吸收渗透药物，通过皮肤的吸收、渗透、排泄等作用，促进血液循环，扩张毛细血管，通达经络，从而达到镇痛、消炎、杀菌的效果。

【功效】清热解毒，消肿镇痛，祛风止痒，拔毒祛腐。

【适应证】婴儿湿疹、荨麻疹、单纯糠疹、特应性皮炎、痒疹、银屑病、硬皮病、皮肤瘙痒症、神经性皮炎等。

【方法】①局部熏蒸：根据医嘱调配药液，设定治疗温度（37~40℃）和治疗时间（一般20分钟）。熏蒸完毕，不用清水冲洗，擦干皮肤即可。②全身熏蒸：开启熏蒸仪，设定治疗温度（37~40℃）和治疗时间（一般20分钟）；根据医嘱调配药液，加适量水后加盖，接通煎药器和热盘电源；温度显示37℃时调整治疗舱姿势，帮助患者进舱治疗；治疗结束后调整治疗舱姿势，打开舱盖，帮助患者出舱。熏蒸完毕，不需用清水冲洗，擦干皮肤即可。

【注意事项】①儿童熏蒸时间不宜过长，且需家属陪同。②治疗前后应饮用适量白开水以补充丢失水分。

（7）中药封脐疗法：中药封脐疗法指将药物做成适当剂型（如糊、散、丸、膏等）敷于脐部，或在脐部给予某些物理刺激（如艾灸、针刺、热敷、拔罐等）以治疗疾病的一种外治方法。

【功效】疏通经气，调和气血，平衡阴阳。

【适应证】手足口病、痱子、湿疹、扁平疣、脓疱疮、丘疹性荨麻疹、特应性皮炎、过敏性紫癜。

【方法】①根据病情选定方药。②将选定的药物研细末，或作散剂用，或用调和剂调匀作膏剂用。如为新鲜湿润药物，可直接捣如泥状，作膏剂用。③将患者脐部洗净擦干，然后将配制好的药粉或药膏置入脐中，用脐布或纱布垫敷盖固定。

【注意事项】①儿童注意保暖。②儿童脐部皮肤娇嫩，如药物刺激性较强，或隔药灸脐次数较多时，宜在用药或治疗前先在脐部涂一层凡士林。

（8）中药封包疗法：中药封包疗法是在治疗区域用不透气聚乙烯薄膜整夜覆盖在霜剂、软膏或药糊上，以增加局部皮肤对药物的吸收，增强药物疗效的一种外治方法。

【功效】清热解毒，软坚散结，活血化瘀，杀虫止痒。

【适应证】头癣、甲真菌病、神经性皮炎、慢性湿疹、扁平苔藓、斑块型银屑病、结节性痒疹、寻常疣、疖、痈等。

【方法】①协助患儿取合理体位，暴露治疗部位，冬天注意保暖。②药涂于患处，将不透气聚乙烯薄膜覆盖在药上面，用胶带固定。慢性肥厚性皮损封包时间为3~4小时，亚急性炎症性皮炎封包时间为1小时，每日1次。③封包完毕，取下聚乙烯薄膜。

【注意事项】①封包的松紧要适宜。②封包处如见红斑、丘疹、水疱、瘙痒反应时应立即终止封包。

（9）撒药法：撒药法是将中药粉末扑撒于患处的外治疗法。根据中药粉末接触皮损的情况，分为直接法和间接法。

【功效】收湿敛疮，燥湿解毒，散热止痒。

【适应证】① 直接法：急性炎症性皮肤病及溃疡、窦道腐肉未脱者，或为爽身、防护之用，如指（趾）间糜烂型手足癣、带状疱疹、湿疹、脓疱疮、接触性皮炎等。② 间接法：亚急性、慢性皮肤病，如亚急性及慢性湿疹、玫瑰痤疮等。

【方法】① 直接法：用棉球、粉扑、毛笔、纱布蘸药粉或用孔盒、纱布袋装药粉，于皮损上方均匀扑撒。② 间接法：根据治疗需要，先在皮损上涂适当厚度的药膏、药油等，然后再在这些药物上面扑撒药粉。

【注意事项】① 采用直接法时为减轻刺激及增加蘸取药粉的面积，棉球及纱布要经拉扯，使其尽量松软。

② 间接法：a）以保护膏药为目的时，应选用作用缓和的粉剂，如滑石粉等，用力宜轻。b）以治疗亚急性皮肤病为目的时，药膏宜薄，药粉宜厚，特别注意扑药粉时适当用力，以使药粉颗粒进入药膏中，类似糊剂而起一定吸收分泌物的作用。c）以治疗慢性皮肤病为目的时，药膏宜薄，药粉应选用作用较强者。

③ 毛发部位忌用。

（10）涂药法：涂药法是将各种外用药物直接涂于患处的一种外治方法。药物剂型有洗剂、油剂、酊剂、糊剂、膏剂等。

【功效】清凉止痒，祛风杀虫，润肤去痂，软坚散结。

【适应证】广泛，适用于各种急性、亚急性或慢性皮肤病如痱子、新生儿硬肿症、扁平疣、痤疮、斑秃、白癜风、湿疹等。

【方法】清洁皮肤，用棉签、棉球、纱布等蘸取药物均匀涂于患处。皮损面积较大时，可用镊子夹棉球蘸药涂布。洗剂类先将药物充分摇匀后再涂。

【注意事项】① 儿童用药不宜采用浓度高、刺激性强的药物。② 再次用药前，可蘸植物油或药油轻轻擦去皮损表面残存的陈药。

（11）薄贴法：薄贴法指用膏药外贴患部以治疗疾病的一种外治疗法。

【功效】消肿软坚，护肤愈裂，软化角质，促进吸收。

【适应证】局限性、角化性及慢性肥厚性皮损，如跖疣、瘢痕疙瘩、神经性皮炎等；皲裂性皮损，如手足皲裂等；疖肿。

【方法】将膏药根据患处大小进行裁剪，稍加热微融，趁热贴于皮肤。

【注意事项】① 根据患处情况及时更换膏药，如有溃疡、分泌物，则应每天换 1~2 次；慢性皮损可 5 天左右更换 1 次。② 贴膏药后，如出现水疱、糜烂，渗液或剧痒，应及时将膏药取下，按接触性皮炎处理。

（12）热烘疗法：热烘疗法又称吹烘法，指在病变部位涂药或敷用吸透药液的纱块后，再加热烘的一种外治方法。

【功效】活血化瘀，祛风止痒，剥脱坚皮。

【适应证】慢性湿疹、神经性皮炎、瘢痕疙瘩等。

【方法】根据具体病情选用不同的制剂。把药膏涂于患处，或者将浸透药液之纱块敷于患处，然后用电吹风吹（或火烘）患处，每日 1~2 次，每次 15~20 分钟。在吹烘时，如药已干，可再加药。

【注意事项】急性皮肤病禁用。

（13）热熨法：热熨法又称药熨法，指将药物或其他物品加热后，布包熨摩患处或穴位的一种外治疗法。

【功效】温经通络，活血行气，散寒止痛，祛瘀消肿。

【适应证】局限性硬皮病、神经性皮炎、冻疮等。

【方法】把药物研成粗末，炒热或煮热，用布包裹，趁热熨摩患处或穴位上，稍冷即更换。每日 1~2 次，每次 15~20 分钟。

【注意事项】① 身体大血管处、皮肤损伤早期、溃疡、炎症、水疱等禁用。② 腹部包块性质不明，局部无知觉处或反应迟钝者禁用。

二、推拿疗法

儿童推拿疗法，又称儿童按摩疗法，是以中医学阴阳五行、脏腑经络等学说为理论指导，运用特定手法刺激某些穴位或部位，使经络通畅、气血流通，以达到调整脏腑功能、治病保健目的的一种方法。

【功效】疏通经络，通利关节，畅通气血，扶正祛邪，调整脏腑。

【适应证】婴幼儿湿疹、水痘、特应性皮炎、幼儿急疹。

【方法】常用穴位：坎宫、天门、太阳、耳后高骨、迎香、七节骨、三关、六腑、天河水等。

基本手法：推法、揉法、按法、摩法、掐法、捏脊法、运法、捣法等。推拿技术要领如下。① 手法：持久，有力，均匀，柔和，渗透，轻快，柔和，平稳，着实。② 时间：儿童推拿的速度以每分钟 150~200 次为宜，需要 5~15 分钟。③ 补泻：补→顺上轻缓，泻→逆下重急。④ 介质：滑石粉、水、麻油、凡士林、葱姜汁等。⑤ 顺序：上肢→头面→胸腹、腰背→下肢。⑥ 处方：手法 + 穴位 + 时间（或操作次数），如揉太阳 100 次，捏脊 10 遍，摩腹 2 分钟。

【注意事项】① 施术者应保持两手清洁，并使双手温度适宜，治疗室内要保持一定的温度，不可过凉或过热，空气要新鲜。② 施术者要耐心、细心操作，严格按照要求完成。治疗时要尽量保持患儿安静，在利于手法操作的前提下，应让患儿体位尽可能地保持舒适。③ 皮肤有破损处，如烧伤、烫伤、擦伤、裂伤及疮疖等患儿禁用。

三、针灸疗法

（1）毫针疗法：毫针疗法又称体针疗法，指用毫针刺入人体有关穴位的一种外治疗法。

【功效】疏通经络，调和阴阳，扶正祛邪。

【适应证】水痘、荨麻疹、湿疹、神经性皮炎、瘙痒症、痒疹、痤疮、银屑病、玫瑰痤疮、斑秃、白癜风等。

【方法】①常用穴位：取穴以阿是穴、循经取穴及邻近取穴为主。皮肤病常用穴位有合谷、曲池、血海、风市、肺俞、肾俞、足三里、三阴交、中脘、气海、关元、天枢等。②手法：根据“虚者补之”“实者泻之”的原则，分别施以相关补泻手法。

【注意事项】如发生晕针、折针、断针，应及时做好相应处理。

（2）耳针疗法：耳针疗法指采用短的毫针或皮内针扎在耳部特定部位上，留针或不留针的一种外治疗法。

【功效】疏通经络，调理气血。

【适应证】湿疹、扁平疣、斑秃、荨麻疹、痒疹、银屑病、皮肤瘙痒症、神经性皮炎等。

【方法】①局部常规消毒。②找准穴位（可以压痛点取穴），局部消毒，左手固定耳廓，右手以短毫针垂直刺入，以不刺穿对侧皮肤为宜（或施以捻转进针法），留针30分钟左右，每隔10分钟捻转1次，一般每2天1次，3~6次为1个疗程，也可用皮内针留针3~7天。③常用穴位有肺、神门、内分泌、肾、肾上腺、皮质下、交感、肝等。

【注意事项】耳廓针刺部位有化脓感染或创伤时应尽量避开。

（3）梅花针疗法：梅花针疗法又称七星针、皮肤针疗法，指用梅花针叩刺病变部位或人体浅表穴位以治疗疾病的一种外治疗法。

【功效】活血化瘀，清热泻火，软坚散结。

【适应证】神经性皮炎、慢性湿疹、斑秃、痒疹等。

【方法】①叩刺部位：多为皮损处，或循经取穴。②具体操作：选好治疗部位后，按常规消毒，用弹刺法，以手腕弹力上下叩打，每日1次。③叩刺强度：一般根据皮损情况、患者的体质、年龄和叩刺部位的不同，选择轻、中、重不同强度的叩刺。

【注意事项】皮肤糜烂、溃疡者不宜用，急性传染疾病和有凝血功能障碍者禁用。

（4）艾灸法：艾灸法指用艾绒，或中药粉剂与艾绒混合制成的艾炷或艾条灸患处或穴位，通过灸火和药物共同作用，发生特有的温热和药性刺激，以达到治疗目的的一种外治疗法。

【功效】温经活络，祛风止痒，拔毒泻热。

【适应证】儿童红臀症、湿疹、荨麻疹、冻疮、银屑病、斑秃、白癜风、硬皮病、过敏性紫癜、结节性痒疹等。

【方法】（1）艾炷灸　①直接灸：把艾炷直接置于应灸的皮损或穴位上。儿童常用的是无瘢痕灸，以稍感灼痛为度，施灸后不留有瘢痕。②间接灸：利用隔物

（姜、蒜、盐等）将艾炷和皮肤隔开施灸。

（2）艾条灸：把艾条一端点燃，置于离穴位3~5cm处，以皮肤潮红、不烫伤为度。

（3）温针灸：在体针疗法留针时，用艾绒裹在针柄上燃烧，使热力通过针身到达穴位。

（4）温灸器灸：借助特制温灸器进行施灸。

【注意事项】施灸时防止艾炷脱落，以免烧伤患儿皮肤。

四、其他外治疗法

（1）耳穴压豆：耳穴压豆疗法是用胶布将药豆准确地粘贴于耳穴处，给予适度的揉、按、捏、压，使其产生酸、麻、胀、痛等刺激感应，以达到治疗目的的一种外治疗法。

【功效】通经活络，调节气血，止痒定痛。

【适应证】水痘、寻常疣、痤疮、慢性荨麻疹、湿疹、皮肤瘙痒症、神经性皮炎。

【方法】选定耳穴（根据病情选用内分泌、交感、皮质下、神门、肾上腺、脑点等），用酒精消毒，然后一手托耳廓，另一手用摄子夹持中心粘上药豆（王不留行籽）的小方块胶布（约0.5cm^2），对准穴位紧紧贴压，并轻轻按1~2分钟。每日按压3~5次，隔1~3日换1次。

【注意事项】① 耳廓有皮损者忌用，以防继发感染。② 治疗期间耳部注意防水，以免压豆脱落。

（2）拔罐疗法：拔罐疗法是一种以罐为工具，借助燃火、抽气等方法排出罐中空气，利用负压使之吸附于腧穴或病变部位，造成局部皮肤充血、瘀血现象的一种治疗方法。

【功效】祛风散寒，疏通经络，行气活血，消肿止痛，拔毒泻热。

【适应证】荨麻疹、皮炎、湿疹、银屑病、硬皮病、结节性痒疹、白癜风、痤疮等。

【方法】① 清洁局部皮肤。② 一只手持罐，另一只手拿止血钳夹住95%乙醇棉球，在罐中烧1~2周，迅速退火，立即将罐叩在所选部位。常用的拔罐法如下。a）留罐：又称坐罐，即拔罐后留置10~15分钟。b）闪罐：将罐吸拔于皮肤后，立即取下，再吸再取，如此反复多次，直至皮肤潮红。c）走罐：又称推罐，一般用于肌肉丰富的部位，在罐口吸附部位涂薄层凡士林，火罐吸住皮肤后，扶住罐体，上下左右用力慢慢推动。③ 操作完毕缓慢起罐。

【注意事项】① 本疗法适用于3岁以上儿童。② 拔罐力量应小，刺激不宜过强。③ 一般轮流拔罐，局部瘀血尚未消退时，不应再于原部位重复拔罐。

（3）刮痧疗法：刮痧疗法是在中医经络腧穴理论指导下，使用不同材质和形状的刮痧器械和介质，在体表进行相应的手法刮拭，以防治疾病的中医外治方法。

【功效】宣通气血，发汗解表，疏筋活络，运脾和胃。

【适应证】湿疹、特应性皮炎、荨麻疹、白癜风、神经性皮炎、银屑病、斑秃等。

【方法】① 用消毒棉棒取少许精油或凡士林均匀涂于局部经络或腧穴。② 刮痧板与皮肤呈 45° 角，沿着刮痧部位，按照从上而下、由内而外的顺序进行刮拭。③ 用力要均匀、适中、由轻渐重，刺激量以患儿能耐受为度。

【注意事项】①12 岁以下儿童，其皮肤娇嫩，宜用轻刮法，刮痧时间为饭后 1 小时。② 根据患儿的反应来调整刮拭的轻、重、快、慢等手法。③ 刮痧结束后，不宜立即食用生冷或油腻食物，出痧后 30 分钟内不宜洗冷水澡。

（4）放血疗法：放血疗法是用针具刺破皮损局部、特定穴位、浅表血络，以放出少量血液的一种外治疗法。

【功效】通络止痒，泻热解毒，活血散瘀，镇静止痒。

【适应证】丹毒、痤疮、银屑病、扁平疣、结节性痒疹等。

【方法】常用穴位多为阿是穴（病变处），或循经取穴，如委中、背部俞穴、耳穴、耳背静脉等。具体操作如下：① 常规消毒穴位或局部皮损处。② 点刺时，用一手固定被刺部位，另一手持针，露出针尖 3~5mm，对准所刺部位速刺疾出。③ 点刺后使血液自动流出，或辅以挤压或负压吸引以增加出血量。④ 最后用消毒干棉球按压针孔止血。⑤ 每隔 2~3 天放血 1 次为宜。

【注意事项】① 针刺放血时应注意进针不宜过深或过浅，避开较大的血管。② 有出血倾向的患儿不宜放血。

（5）穴位注射疗法：穴位注射疗法是指将药液注入特定的经络腧穴以达治疗目的的一种外治疗法，此法既具有针刺穴位的作用，又有药物本身的作用，二者协同增强疗效。

【功效】刺激经络，调和气血，调节脏腑。

【适应证】风疹、慢性荨麻疹、湿疹、斑秃、皮肤瘙痒症、银屑病、痤疮、白癜风、寻常疣等。

【方法】局部皮肤常规消毒，根据病情辨证选择穴位和药物，用注射器抽取药液（药物用量一般为常用量的 1/10~1/2），对准穴位快速刺入皮下，得气后，抽无回血时，将药液徐缓注入。无菌棉签压于穴位旁，快速拔出针。每日或隔日 1 次，5~10 次为 1 个疗程。

【注意事项】① 避开神经干，以免损伤神经。② 儿童选穴宜少，药液剂量应酌减。

第三节　中成药治疗

中成药是中医药的重要组成部分，也是中医药治疗疾病的重要手段之一。中成药相对于传统中药煎剂，省去了煎煮过程，减少了服用剂量，消除了特有的异味，易于被患儿接受，尤其适合于服用中药煎剂困难的儿童。

一、内服中成药

（一）临床应用原则

1. 基本原则

（1）必须辨证用药：中成药是在中医理论的指导下加工制作而成，须在中医理论的指导下应用。使用者应根据中医理论，辨别、分析疾病的证候，针对证候确定具体的治则治法，选用适宜的中成药。无论针对中医疾病还是西医疾病，均应加以中医辨证，根据辨证选用相应的中成药，或将中医辨病与辨证结合，或将西医辨病与中医辨证结合，但不能仅根据西医诊断选用中成药。

（2）选择适宜的剂型：应根据患者的病证、体质特点、病情轻重缓急及各种剂型的特点选择适宜的剂型。

（3）确定恰当的剂量：凡有明确使用剂量规定的中成药应慎重超剂量使用。凡有使用剂量范围的中成药，应先取偏小值。儿童应酌情减量。

（4）优选给药途径：能口服给药的，不采用注射给药。

2. 联合用药原则

为提高中成药的疗效，常常采取联合用药的方式，既可以中药之间联合应用，又可以中西医药物联合应用。

（1）中成药的联合应用：当病情复杂，一种中成药不能满足病情需要时，可以联合中药汤剂或多种中成药联合运用。应用时要注意以下原则：① 多种中成药的联合应用，应遵循药效互补原则和增效减毒原则。功能相同或基本相同的中成药原则上不宜叠加使用。② 药性峻烈的或含毒性成分的药物应避免重复使用。③ 合并用药时，应注意不同中成药间的药物配伍禁忌（如十八反、十九畏），避免药物重复后过量。

（2）中成药与西药的联合应用：针对具体疾病制定用药方案时，应分别根据中西药物的使用目的确定给药剂量、给药时间、给药途径。在应用时要注意：① 中成药与西药如无明确禁忌，可以联合应用，给药途径相同的，应分开使用。② 避免副作用相似的中西药联合使用，避免有不良相互作用的中西药联合使用。

3. 儿童使用中成药的原则

儿童使用中成药应注意生理特殊性，根据不同年龄阶段儿童的生理特点，选择恰当的药物和用药方法，儿童中成药的用药剂量必须兼顾有效性和安全性。

（1）儿童使用中成药应遵循治疗及时、审慎选药、处方精准、药量适度、顾护脾胃的原则。

（2）宜优先选用儿童专用中成药，一般情况下儿童专用中成药的说明书都列有与儿童年龄或体重相应的用药剂量，应根据推荐剂量选择相应的药量。

（3）非儿童专用中成药应结合具体病情，在保证有效性和安全性的前提下，根据儿童的年龄与体重选择相应的用药剂量。一般情况下，3 岁以内服 1/4 成人量，3~5 岁的可服 1/3 成人量，5~10 岁的可服 1/2 成人量，10 岁以上与成人量相差不大即可。

（4）含有较大毒副作用成分的中成药，或者含有对儿童有特殊毒副作用成分的中成药，应充分衡量其风险与收益，除没有其他治疗药物或方法而必须使用外，其他情况下不应使用。

（5）儿童患者使用中成药的种类不宜多，应尽量采取口服或外用途径给药，慎重使用中药注射剂。

（6）根据治疗效果，应尽量缩短儿童用药疗程，及时减量或停药。

（二）中成药的分类

儿童皮肤病中成药按功效分为以下几类。

1. 解表剂

解表剂是以麻黄、桂枝、荆芥、防风、桑叶、菊花、柴胡、薄荷、豆豉等药物为主组成，具有发汗、解肌、透疹等作用，主要用于治疗表证的中成药。解表剂分为辛温解表剂、辛凉解表剂、扶正解表剂三类。

（1）辛温解表剂

【功用】疏散风寒，发汗解表。

【主治】外感风寒所致的皮肤病。症见疮疡局部肿痛酸楚，皮色不变，或皮肤出现急性泛发性皮损，皮疹色白，或皮肤麻木，兼有恶寒发热，头项强痛，口不渴，无汗或汗出而仍发热，恶风寒，舌苔薄白，脉浮紧。

【适应证】寒冷型荨麻疹、皮肤瘙痒症等。

【常用中成药】九味羌活颗粒，感冒清热颗粒。

（2）辛凉解表剂

【功用】辛凉透表，清热解毒。

【主治】外感风热所致的皮肤病。症见疮疡局部焮红肿痛，或皮肤出现急性泛发性皮损，皮疹色红，瘙痒，伴发热，微恶风寒，头痛，口渴，咽痛，舌尖红，苔薄白或兼微黄，脉浮数。

【适应证】麻疹、水痘、风疹、幼儿急疹、白色糠疹、猩红热、荨麻疹、过敏性紫癜、头面部丹毒、药物性皮炎等。

【常用中成药】小儿感冒颗粒，银翘解毒颗粒，柴胡口服液。

（3）扶正解表剂

【功用】益气固表，祛风散寒。

【主治】使用于表证而兼正气虚弱者。症见风团，红斑，丘疹或丘疱疹，少许渗出，皮肤干燥，瘙痒，伴面色㿠白或体虚易感风邪，舌淡，苔白，脉细。

【适应证】慢性荨麻疹、扁平疣、湿疹、玫瑰糠疹、硬皮病等。

【常用中成药】玉屏风颗粒。

2. 清热剂

清热剂是以金银花、连翘、板蓝根、大青叶、黄芩、黄连、黄柏、栀子、牡丹皮、桑白皮等药物为主组成，具有清热泻火、凉血解毒等作用，主要用于治疗里热证的中成药。皮肤科常用的清热剂包括清热解毒剂、清肺胃热剂和清肝胆湿热剂。

（1）清热解毒剂

【功用】清热泻火，凉血解毒。

【主治】血热内蕴，外感毒邪所致的皮肤病。症见皮肤痒痛，红斑，粉刺，丘疹，丘疱疹，水疱，脓疱，疮疡肿毒，周边红晕，灼热疼痛，伴壮热烦渴，大便干燥，小便黄赤，舌红，苔黄，脉象弦数。

【适应证】痱子、金葡菌性烫伤样皮肤综合征、手足口病、幼年型类天疱疮、银屑病、过敏性紫癜、虫咬皮炎、药物性皮炎、丹毒、接触性皮炎、寻常痤疮、疖等。

【常用中成药】清热解毒口服液，复方珍珠暗疮片，清瘟解毒丸，荷叶丸，牛黄解毒片，连翘败毒丸，克银丸，清开灵口服液，板蓝根颗粒，双黄连口服液。

（2）清肺胃热剂

【功用】清泻肺胃实热，解表泻火。

【主治】肺胃蕴热，上蒸面部所致的皮肤病。症见鼻部和面部生有红斑，丘疹，或粉刺，脓疱，囊肿，结节，瘙痒或痛，可伴发热口渴，便干溲赤，舌红，苔黄，脉数。

【适应证】寻常型痤疮、玫瑰痤疮、单纯疱疹、面部脂溢性皮炎、颜面丹毒等。

【常用中成药】清肺抑火丸，栀子金花丸，金花消痤丸。

（3）清肝胆湿热剂

【功用】清泻肝胆湿热或实火。

【主治】肝胆湿热或实火循经上蒸、下注所致的皮肤病。症见红斑，丘疹，或水疱，大疱，散在或集簇成攒，疱壁坚实或松弛，疱液澄清或浑浊，搔破湿烂，基底鲜红，可伴瘙痒或痛，发热口渴，大便不调，小便黄赤，舌红，苔黄腻，脉滑数。

【适应证】湿疹、尿布皮炎、带状疱疹、痤疮、接触性皮炎等。

【常用中成药】龙胆泻肝颗粒，泻青丸。

3. 祛湿剂

祛湿剂以羌活、独活、秦艽、防风、防己、桑枝、茯苓、泽泻等药物为主组成，具有化湿利水、通淋泄浊的作用，主要用于治疗水湿为主的皮肤病。皮肤科常用的祛湿剂包括燥湿和胃剂、清热祛湿剂、温化水湿剂。

（1）燥湿和胃剂

【功用】燥湿运脾，行气和胃。

【主治】湿浊内阻，脾胃失和所致的皮肤病。症见水疱渗出糜烂，肿胀，肥厚，病程迁延，伴有脘腹痞满，呕吐泄泻，食少体倦，舌质红，苔腻，脉数。

【适应证】湿疹、接触性皮炎、结节性痒疹等。

【常用中成药】藿香正气口服液，香砂养胃颗粒。

（2）清热祛湿剂

【功用】清热解毒，利水渗湿。

【主治】外感湿邪或湿热内郁或湿热下注所致的皮肤病。症见皮损多见红斑，水疱，滋水淋漓，或有糜烂，结痂，瘙痒难忍，伴口苦而腻，舌质红，苔黄腻，脉滑数。

【适应证】痱子、过敏性紫癜、湿疹、单纯疱疹、接触性皮炎等。

【常用中成药】二妙丸，四妙丸，苦参片。

（3）温化水湿剂

【功用】利水渗湿，温阳化气。

【主治】阳不化气，水湿内停所致的皮肤病。症见发病较缓，皮色不变或正常，滋水清稀，伴面色苍白，畏寒肢冷，舌淡，脉迟。

【适应证】湿疹、荨麻疹、疱病等。

【常用中成药】五苓散，纯阳正气丸。

4. 治风剂

治风剂以川芎、防风、羌活、荆芥、白芷、羚羊角、钩藤、石决明、天麻等药物为主组成，具有疏散外风或平息内风等作用，主要用于治疗由风引起的皮肤病。皮肤科常用的祛风剂包括祛风散寒剂、祛风除湿剂、祛风清热剂。

（1）祛风散寒剂

【功用】祛风散寒。

【主治】风寒引起的皮肤病。症见荨麻疹，遇风受凉后发作或加重，风团颜色淡红或苍白，伴鼻塞咽痒，口不渴，舌淡，苔薄白，脉浮紧。

【适应证】荨麻疹、瘙痒症等。

【常用中成药】辛芩颗粒，荆防颗粒，桂枝颗粒。

（2）祛风除湿剂

【功用】祛风除湿。

【主治】风湿之邪郁滞肌肤引起的皮肤病。症见全身起风团，红斑，丘疹，渗液，或全身无明显原发皮损，有明显瘙痒症状，伴头目如蒙，口淡不渴，舌淡，苔白润，脉濡。

【适应证】荨麻疹、湿疹、瘙痒症等。

【常用中成药】肤痒颗粒，皮敏消胶囊。

（3）祛风清热剂

【功用】祛风清热。

【主治】风热困阻肌肤所致的皮肤病。症见红色风团，红斑，丘疹，瘙痒，伴发热，口渴，小便黄，大便干，舌红，苔黄或黄腻，脉浮数或弦数。

【适应证】丘疹性荨麻疹、荨麻疹、湿疹、银屑病、玫瑰糠疹、结节性痒疹等。

【常用中成药】荆肤止痒颗粒，消风止痒颗粒。

5. 治燥剂

治燥剂以桑叶、杏仁、沙参、麦冬、生地黄、熟地黄、玄参等药物为主组成，具有轻宣外燥或滋阴润燥等作用，主要用于治疗以燥为主的皮肤病。皮肤科常用的治燥剂为滋阴润燥剂。

【功用】养阴清肺，增液生津。

【主治】阴伤引起的皮肤病。症见皮疹渐消，热势下降，皮肤干燥脱屑，唇干口燥，舌质红，少津，脉细数。

【适应证】猩红热、麻疹、幼儿急疹等。

【常用中成药】生脉饮口服液，养阴清肺颗粒。

6. 理气剂

理气剂以枳实、陈皮、厚朴、乌药等药物为主组成，具有行气、降气作用，治疗气滞或气逆的皮肤病。理气剂分为行气剂和降气剂，在皮肤科常用的中成药主要是行气剂。

【功用】行气解郁，散结止痛。

【主治】气机郁滞所致的皮肤病。症见风团，斑片，斑块，丘疹，结节，肿物或囊肿，苔藓样变，脱发，伴嗳气，胸闷，舌苔薄白，脉弦。

【适应证】慢性荨麻疹、斑秃、白癜风、痤疮、神经性皮炎、疖疮等。

【常用中成药】柴胡舒肝丸。

7. 理血剂

理血剂以桃仁、红花、川芎、赤芍、乳香、没药、三七、水蛭、血余炭、藕节等药物为主组成，具有活血祛瘀、止血作用，主要用于治疗各类瘀血或出血的皮肤病。理血剂主要分为活血祛瘀剂和止血剂。

（1）活血祛瘀剂

【功用】活血祛瘀，通络散结止痛。

【主治】血行不畅或瘀血内阻所引起的皮肤病。症见皮疹见白斑、紫红斑，溃疡，结节，浸润斑块，苔藓样变，或局部疼痛、肿胀，常伴唇暗，舌质暗红，有瘀点、瘀斑，脉涩或弦紧。

【适应证】痤疮、玫瑰痤疮、脱发、过敏性紫癜、结节性红斑、瘢痕疙瘩、疖、痈等。

【常用中成药】血府逐瘀颗粒，丹参酮胶囊。

（2）止血剂

【功用】凉血止血，散瘀止血，收敛止血。

【主治】血热妄行所致出血证或风热湿毒损伤血络引起的皮肤病。症见红斑，瘀点，瘀斑，溃疡出血，局部疼痛、肿胀等，舌红绛，脉数。

【适应证】过敏性紫癜、疮疡肿毒等。

【常用中成药】景天三七糖浆，裸花紫珠片。

8. 和解剂

和解剂以柴胡、黄芩、青蒿、白芍、半夏等药物为主组成，具有和解少阳、调和脏腑功能，主要用于治疗邪在少阳，脏腑功能失调的皮肤病。皮肤科常用的和解剂包括和解少阳剂、调和肝脾剂。

（1）和解少阳剂

【功用】和解少阳。

【主治】邪在少阳的皮肤病。症见皮肤瘙痒，风团，红斑，丘疹，丘疱疹，水疱，脓疱，鳞屑，粉刺，脱发，伴口苦咽干，舌苔薄白，脉弦。

【适应证】痤疮、斑秃、神经性皮炎、荨麻疹、湿疹等。

【常用中成药】小柴胡颗粒。

（2）调和肝脾剂

【功用】疏肝健脾，调和肝脾。

【主治】肝脾不和的皮肤病。症见白斑，脱发，苔藓样斑片，瘙痒，伴胸胁胀闷，烦躁易怒，舌苔薄白，脉弦细。

【适应证】荨麻疹、白癜风、斑秃、神经性皮炎等。

【常用中成药】逍遥丸，丹栀逍遥丸。

9. 表里双解剂

表里双解剂以解表药与治里药为主组成，具有表里双解的作用，主要用于治疗表里同病的皮肤病。皮肤科常用的表里双解剂为解表攻里剂。

【功用】解表清热，通里攻下。

【主治】内有蕴热，外受风邪所致表里俱实的皮肤病。症见风团，红斑，丘疹或丘疱疹，水疱，脓疱，瘀点，瘀斑，周边红晕，触之灼热瘙痒或疼痛，可伴发热恶寒，头痛咽干，大便干结，小便黄，舌红，苔黄，脉弦数。

【适应证】川崎病、荨麻疹、湿疹、特应性皮炎、过敏性紫癜、瘙痒症、玫瑰糠疹、风疹、痤疮、虫咬皮炎、药疹、单纯疱疹、疖病等。

【常用中成药】防风通圣颗粒。

10. 补益剂

补益剂以人参、黄芪、黄精、玉竹、当归、熟地黄、女贞子等药物为主组成，具有补养人体气、血、阴、阳等作用，主要用于治疗各种虚证的皮肤病。皮肤科补益剂主要包括补气剂、补血剂、气血双补剂、补阴剂、阴阳双补剂。

（1）补气剂

【功用】益气健脾。

【主治】脾虚湿盛所致的皮肤病。症见皮肤瘙痒，风团，红斑，丘疹，或疮疡肿毒日久，肉芽色暗淡不鲜，脓水清稀，新肌难生，伴纳少，腹胀，便溏，舌淡，苔白腻，脉濡细。

【适应证】湿疹、特应性皮炎、小棘苔藓、丹毒、脓疱疮等。

【常用中成药】启脾口服液，参苓白术颗粒，人参健脾丸。

（2）补血剂

【功用】养血润燥。

【主治】血虚风燥所致的皮肤病。症见皮肤瘙痒日久，皮疹淡红，鳞屑，疮疡肿毒日久，色暗，指（趾）甲增厚不平，伴面色不华，头晕心悸，唇甲色淡，头发稀疏，舌淡，苔薄白，脉细。

【适应证】角化性湿疹、鱼鳞病、小棘苔藓、光泽苔藓、斑秃、甲营养不良等。

【常用中成药】四物合剂，养血生发胶囊，当归饮子丸，润燥止痒胶囊。

（3）气血双补剂

【功用】益气养血。

【主治】气血两虚所致的皮肤病。症见风团反复发作，瘀点，瘀斑，白斑光亮，疮口溃烂，久不收敛，头发脱落，患者平素体弱，面色苍白，心悸失眠，神疲乏力，舌淡，苔白，脉细。

【适应证】荨麻疹、斑秃、白癜风、冻疮、过敏性紫癜、血管炎等。

【常用中成药】八珍颗粒，十全大补颗粒，人参养荣丸。

（4）补阴剂

【功用】滋阴降火，补肾养肝。

【主治】阴虚火旺，肝肾不足所致的皮肤病。症见白斑，脱发，皮肤瘙痒，伴颧红，手足心热，盗汗，舌红少苔，脉细数。

【适应证】斑秃、脂溢性脱发、白癜风、痤疮等。

【常用中成药】六味地黄颗粒，知柏地黄颗粒，七宝美髯丸。

（5）阴阳双补剂

【功用】滋阴填精，益气壮阳。

【主治】阴阳两虚、肝肾不足所致的皮肤病。症见白发，脱发，脚软无力，畏寒肢冷，舌淡，苔薄白，脉细弱。

【适应证】白发、脱发、斑秃等。

【常用中成药】金匮肾气丸。

11. 消导化积剂

消导化积剂以山楂、神曲、谷芽、麦芽、鸡内金、莱菔子等药物为主组成，具有消食健脾、化积导滞的作用，主要用于治疗食积停滞的皮肤病。皮肤科常用的消导化积剂为健脾消食剂。

【功用】消食健脾，化积导滞。

【主治】脾虚夹积证。风团，红斑，丘疹，瘙痒，症见面色萎黄，困倦乏力，不思饮食，大便溏或夹杂食物残渣，夜卧不宁，唇舌色淡，舌苔白腻，脉沉细。

【适应证】湿疹、荨麻疹、白色糠疹、营养障碍性皮肤病等。

【常用中成药】小儿香橘丸。

二、外用中成药

1. 外用中成药的特点

外用中成药是应用于体表的中成药，是中医外治法的一部分，具有明显的特点和优势。① 作用直接，起效迅速：药物直接施于局部组织，在病变处发挥作用充分、直接，解除局部症状，如缓解瘙痒、消退局部皮损等，奏效迅捷。② 减少药物的毒副作用：外治药物直接作用于局部，所需药量远远小于内用药的剂量，在患处形成较高的药物浓度，血药浓度甚微，减少了药物的毒副作用。③ 联合应用，提高疗效：外用中成药有不同的剂型及使用方法，多种方法可以联合使用，灵活变化，有利于提高临床疗效。

2. 外用中成药的剂型

外用中成药的剂型主要包括散剂、水剂、洗剂、油剂、酊剂、醋剂、软膏、糊剂、硬膏、熏药、药捻、纱条剂、栓剂、涂膜剂、气雾剂、药饼、线剂、药巾等。

3. 外用中成药的使用原则

（1）根据病情阶段用药：皮肤炎症在急性阶段，若仅有红斑、丘疹、水疱而无渗液，宜用洗剂、粉剂、乳剂；若有大量渗液或明显红肿，则以溶液湿敷为宜。皮肤炎症在亚急性阶段，渗液与糜烂很少，红肿减轻，有鳞屑和结痂，则以油剂为宜。皮肤炎症在慢性阶段，有浸润肥厚，角化过度时，则用软膏为主。

（2）用药宜先温和后强烈：先用性质比较温和的药物，尤其是儿童不宜采用浓度高、刺激性强的药物。面部、阴部皮肤慎用刺激性强的药物。

（3）用药浓度宜先低后高：先用低浓度制剂，根据病情需要再提高浓度。一般急性皮肤病用药宜温和安抚，顽固性慢性皮损可用浓度较高或刺激性较强的药物。

（4）注意清除陈药：再次用药前，应清除皮损表面残存的陈药。

4. 外用中成药的分类

（1）溶液：溶液，又称水剂、洗药，是指将单味或复方药物溶于水或放在水中煎煮后滤过所得的药液。

【功用】清洁，止痒，消肿，收敛，清热解毒。

【适应证】急性皮肤病及瘙痒性皮肤病。

【常用中成药】参柏洗液，儿肤康搽剂，除湿止痒洗液，皮肤康洗液，甘霖洗剂，川百止痒洗剂，方黄柏液涂剂，肤净康洗剂。

（2）粉剂：粉剂，又名散剂，是将单味药或复方药物研成极细粉末的制剂，用时直接掺布于病变部位，或掺布于膏药或油膏上。

【功用】保护，吸收，蒸发，干燥，止痒。

【适应证】无渗出的急性或亚急性的皮肤病，溃疡，窦道腐肉未脱者。

【常用中成药】痱子粉，如意金黄散，青黛散。

（3）洗剂：洗剂，又名水粉剂、混悬剂、震荡剂、悬垂剂，是水和粉剂混合在一起的制剂，久置后一些不溶于水的药粉沉淀于水底，使用时需振荡摇匀。

【功用】清凉止痒，保护，干燥。

【适应证】无渗出的急性或亚急性皮肤病。

【常用中成药】炉甘石洗剂。

（4）酊剂：酊剂，又名药酒，是将药物浸泡于75%乙醇或白酒中，密封7~30天后，滤去药渣制成的酒浸剂。

【功用】清凉止痒，解毒杀虫，散瘀止痛，活血通络。

【适应证】慢性瘙痒性皮肤病，皮肤浅部真菌病，慢性或亚急性轻度浅层皮肤炎症，毛发性疾病，色素减退性皮肤病。

【常用中成药】复方卡力孜然酊，复方芙蓉叶酊，云南白药酊，复方土槿皮酊。

（5）油剂：油剂，又名药油，是将药物浸泡在植物油中，煎炸后去渣得到的制剂，或用含油的药物直接榨取、干馏等制成药油。

【功用】润泽保护，清洁去痂，收敛生肌。

【适应证】亚急性皮肤病有少量糜烂渗出、结痂、溃疡的皮损。

【常见中成药】风油精，复方紫草油，甘草油。

（6）软膏：中药的软膏制剂指将药材提取物或药材细粉与适宜基质混合制成的半固体外用制剂，其常用基质分为油脂性、水溶性和乳剂基质。

【功用】保护疮面，润滑皮肤，清除痂皮，软化角质，促进吸收。

【适应证】一切慢性皮肤病具有结痂、鳞屑、皲裂、结节、苔藓样变等皮损。

【常见中成药】玫芦消痤膏，复方片仔癀软膏，青鹏软膏，羌月乳膏，丹皮酚软膏，除湿止痒软膏，复方蛇脂软膏。

第四节 饮食疗法

皮肤疾病与饮食有密切关系，《黄帝内经》记载了许多重要的养生原则和方法，其中食养是养生保健最重要、最基本的方法。在皮肤病的治疗过程中，注意饮食保健，能预防皮肤病的发生。

皮肤病的饮食疗法是在中医理论的指导下，结合皮肤病的辨证特点，选用合理的食物或食疗方用膳，以达到治愈和预防疾病的目的。

1. 儿童皮肤病饮食疗法的原则

儿童皮肤病的治疗，在选择饮食疗法时，遵循以下几项原则。

（1）辨证与辨病相结合：皮肤病的病因各不相同，它们可分别由细菌、真菌、病毒、物理性、神经性等原因引起，因此，治疗皮肤病时，首先要明确疾病的病因，然后选择针对病因的有效治疗方法以期彻底根除病因，这也是治愈皮肤病、减少复发的重要因素。此外，中医强调治病的整体观，虽然大多数皮肤病的病变均表现在体表，但其发生及转归与机体阴阳平衡、气血盛衰和脏腑功能等密切相关，因此，对皮肤病的治疗应着眼于整体进行辨证施治，即“治外必本诸内”，只有通过辨证施治，才能明确病变之表里、寒热、虚实和阴阳，合理给予食疗方。

（2）食疗辅助药治：中医学认为，食物与中药一样，具有咸、酸、苦、甘、辛五味和寒、热、温、凉四气，有治病和防病的功效。饮食疗法应用方便，营养丰富，是药物治疗的辅助方法，对慢性皮肤病反复发作的患儿有较大的应用价值。二者结合能起到扬长补短、增强疗效和减少复发的作用。

（3）“四因”制宜，灵活选食：中医食疗的特色强调“因人、因地、因季节和因兼病而宜”。饮食疗法应根据患儿的病情、饮食爱好、食物种类、所处地域、季节及合并病等具体情况，采用与其相应的个性化调理方案，选用不同的食物，动态把握饮食对患儿的影响。儿童气血未充，脏腑娇嫩，食疗时宜慎投峻剂，忌用乱补，食物量宜偏少。春季由寒转暖，阳气上升，食疗时可酌加祛风散寒之剂；夏季炎热多汗，食疗时应注意生津消暑；秋天气候干燥，食疗时应注意润燥；冬季天气寒冷，食疗时应注意散寒温脉。

2. 儿童皮肤病饮食疗法的适应证

（1）瘙痒性皮肤病：神经性皮炎、皮肤瘙痒症。

（2）变态反应性皮肤病：湿疹、接触性皮炎、荨麻疹。

（3）红斑鳞屑性皮肤病：银屑病。

（4）色素障碍性皮肤病：白癜风、雀斑。

（5）皮肤附属器疾病：痤疮、斑秃、脂溢性脱发、少年白发、玫瑰痤疮。

（6）真菌性皮肤病：头癣、体癣。

（7）病毒性皮肤病：水痘、麻疹、扁平疣、寻常疣、带状疱疹。

（8）细菌感染性皮肤病：脓疱疮、疖与疖病、痈、毛囊炎、丹毒。

（9）物理性皮肤病：痱子、冻疮。

（10）动物性皮肤病：疥疮。

3. 儿童皮肤病常见证的饮食疗法

（1）风证饮食疗法：风邪为患，常见肌肤瘙痒，发无定处，忽隐忽现，兼热邪者皮损色赤，叠起粟疹或风团，红肿高凸。宜进清淡偏凉素食，如白菜、菠菜、油菜、藕、黄瓜、丝瓜、茄子等蔬菜，或兼少许瘦猪肉、鸭肉等。兼寒邪者皮损色淡，瘙痒时作，遇寒尤甚，可选用性温味辛之品，如茴香、雪里蕻、生姜、胡椒及禽畜水产等。兼湿邪者皮损常伴水疱、瘙痒，可选用具有淡渗之功的冬瓜、芹菜、茭白、番茄、黄瓜、莴苣、荠菜及少许瘦猪肉，鲜果以梨、柚、西瓜、荸荠、猕猴桃等为佳。兼燥邪者皮肤肥厚枯燥，瘙痒脱屑，宜食具有滋阴养血之功的银耳、菠菜、南瓜、胡萝卜及牛肉、瘦肉、海参、牡蛎等，鲜果以桃、香蕉、龙眼、荔枝、桑椹、椰子为佳。

（2）湿证饮食疗法：湿邪为患，轻则起水疱，重则浸淫成片，湿热相合，上蒸下注则皮损色红，津水黄黏，浸渍湿烂，瘙痒。宜食淡渗利湿之品如冬瓜、绿豆芽、黄豆芽、山药、蘑菇、茭白，豆类中的扁豆、绿豆、黄豆等，鲜果中以西瓜、梨、柚为佳。若湿邪久羁，阴伤湿恋，则皮损肥厚，纹理粗糙，干燥瘙痒，可选甘寒养阴之品，如菠菜、荠菜、胡萝卜、番茄、银耳、洋芋、海参、瘦猪肉、猪胃、鸭肉等，水果以桃、荔枝、葡萄、椰子、桑椹等为佳。

（3）火热证饮食疗法：火热为患，走窜肌肤，肿胀，灼热疼痛。宜进清淡素食，如冬瓜、白菜、绿豆芽、苦瓜、黄瓜、苋菜、藕、莴苣，鲜果以西瓜、梨、柚、橙、枇杷、山楂为佳。

（4）燥证饮食疗法：燥邪为患，毛发枯槁，肌肤干燥，叠起鳞屑，甚则皲裂。可选用酸甘养阴之物，如番茄、茄子、菠菜、藕、荠菜、银耳、牡蛎、鸭肉、猪肉等，鲜果可选用甘蔗、荸荠、椰子、无花果、香蕉、桑椹、葡萄、芸果、猕猴桃、枣等。

第五节 心理治疗

心理治疗是以心理学理论体系为指导，以良好的医患关系为桥梁，应用心理学的方法影响和改变人的感受、认知、情绪和行为，调整个体与环境之间的平衡，从而达到治疗目的的。

一、皮肤病患儿存在的心理问题

由于皮肤覆盖在体表，是看得见、摸得着的器官，稍有一点改变会引起人们的注意。同时，皮肤是表现人体美最重要的组成部分，皮肤外观的改变很容易引发患儿的心理变化，特别是面部的皮肤病，从婴儿患的婴儿湿疹、血管瘤、色素痣，到青春期的痤疮、雀斑、扁平疣等，都会在不同的年龄层次、文化层次、疾病层次的患儿身上产生不同的心理变化，甚至影响学习。皮肤病患儿可能出现的心理问题主要有如下几个方面。

（1）对所患皮肤病产生恐惧心理：患儿因缺乏有关皮肤病方面的常识而产生恐惧心理，误认为慢性反复发作的寻常型银屑病、慢性荨麻疹等是“不治之症”，产生恐惧心理；包括银屑病在内的很多皮肤病，中医都认为与血分有关，患儿常常将“血分”与血液混淆，怀疑患有血液病，甚至看作是血癌，产生恐惧心理。

（2）对所患皮肤病产生焦虑心理：患儿对突然发生的急性皮炎和泛发性湿疹、急性荨麻疹等因剧烈瘙痒而烦躁不安；对慢性反复发作的寻常型银屑病、慢性荨麻疹等因多次治疗难以彻底治愈而焦虑和抑郁；对严重的皮肤病如儿童疱病、红斑狼疮、皮肌炎等由于长期大量服用糖皮质激素担心其产生副作用而焦虑不安；对一些治疗比较困难的脓疱型及关节型银屑病、毛发红糠疹等也易产生焦虑心理。

（3）对所患皮肤病产生自卑心理：由于皮肤覆盖于体表，皮肤上的疾患容易影响容貌。对于心理素质比较好的患儿来说，一般的外观缺陷能够承受，并不会产生明显的心理问题，但有些皮肤病患儿心理素质差，容易产生自卑心理，自信心降低。如患有白癜风、太田痣、毛周角化病、鱼鳞病、痤疮等的患儿羞于见人。银屑病患儿产生自卑心理的也比较多，常羞于提及所患疾病，惧怕被别人知道而受歧视。

二、儿童皮肤病心理治疗的适用范围

心理治疗的方法很多，每一种疗法都有其最佳适用范围，这里仅列出常用心理疗法的主要适应范围。

（1）产生严重心理问题的皮肤病患儿：急性皮肤病大多具有急、重、危等特点，患儿的恐惧和焦虑情绪最为明显；慢性皮肤病一般具有病程长、病情复杂、见效慢、易反复等特点，患儿极易产生心理问题，包括患儿的情绪、认知、意志、人格发生改变。这些常使病情更加复杂化，影响机体的康复过程，此时，心理治疗应成为综合治疗的一部分，以帮助患儿认识皮肤病的性质，降低心理应激水平，增强治疗信心。

（2）心身性皮肤病患儿：银屑病、斑秃、神经性皮炎、皮肤瘙痒症等心身性皮肤病的共同特点是心理因素在其发病中起主要作用，此时心理治疗起决定性作用，应作为综合治疗的重要部分。

（3）各种与皮肤病有联系的神经症患儿：神经症（如皮肤病疑病症、恐惧症等）主要由心理社会因素引起，此时心理治疗是主要的治疗方法。

（4）有神经质或神经症的儿童患有皮肤病：有神经质或神经症的儿童患有皮

肤病时，其症状较一般患儿重，心理反应也较强烈，往往影响皮肤病的病程及康复过程。因此，在治疗皮肤病的同时，应积极用心理疗法等治疗神经质或神经症。

（5）情绪源性皮肤病患儿：人工皮炎、拔毛癖、咬甲癖、皮肤行为症等原发情绪源性皮肤病，与行为障碍、人格障碍、社会适应不良等有联系，此类患儿要以心理治疗为主。

三、儿童皮肤病心理治疗的适应证

（1）瘙痒性皮肤病：神经性皮炎、皮肤瘙痒症。

（2）变态反应性皮肤病：荨麻疹、湿疹、特应性皮炎、糖皮质激素依赖性皮炎。

（3）红斑鳞屑性皮肤病：银屑病。

（4）色素障碍性皮肤病：白癜风。

（5）皮肤附属器疾病：痤疮、斑秃。

（6）病毒性皮肤病：带状疱疹、扁平疣。

（7）结缔组织病：红斑狼疮、硬皮病、皮肌炎。

（8）大疱性皮肤病：天疱疮。

（9）遗传性皮肤病：鱼鳞病、遗传性大疱性表皮松解症。

四、儿童皮肤病常用的心理疗法

对于皮肤病来说，单纯药物治疗远远不够，必须多维度、多层次、多方面进行综合治疗，心理治疗是防治皮肤病的重要一环。在心理因素起主要作用的心身性皮肤病中，心理治疗起重要作用；在心理因素作为诱因的皮肤病中，心理治疗起辅助作用；在产生神经、精神症状的皮肤病中，心理治疗是综合治疗的一部分。儿童皮肤病常用的心理疗法如下。

（1）支持性心理疗法：支持性心理疗法主要依靠解释、鼓励等完成对患儿的治疗任务。其主要特点是运用医生与患儿之间的良好关系，积极应用医生的知识和关心来支持患儿，使其发挥自己的潜力，度过心理危机。其目的是加强患儿精神活动的防御能力，促使患儿更快、更好地适应环境，最大限度地调动患儿的主动性和积极性，使其态度由消极被动转变为积极主动。

【适应证】荨麻疹、湿疹、特应性皮炎、银屑病、白癜风、痤疮、斑秃、带状疱疹、扁平疣、系统性红斑狼疮、天疱疮、鱼鳞病。

（2）合理情绪疗法：合理情绪疗法认为人们的情绪障碍是由人们的不合理信念所造成的，这种疗法就是要以理性治疗非理性，帮助患儿以合理的思维方式代替不合理的思维方式，以合理的信念代替不合理的信念，从而最大限度地减少不合理的信念给情绪带来的不良影响，帮助患儿减少或消除他们已有的情绪障碍。

【适应证】荨麻疹、湿疹、银屑病、斑秃。

（3）音乐疗法：音乐疗法又叫音乐治疗，它是用音乐特有的生理、心理效应，包括宣泄压抑的感情，调节情绪，使人放松，消退紧张的情绪，通过各种音乐行为，使患儿经历音乐体验，达到消除疾病或增进身心健康目的的一种心理治疗方法。

【适应证】荨麻疹、湿疹、白癜风、斑秃、系统性红斑狼疮、系统性硬皮病、皮肌炎、天疱疮。

（4）疏导疗法：疏导疗法又称心理疏泄法，针对患儿的不同病症和病情，以准确、鲜明、生动、灵活、亲切的语言，分析疾病产生的根源和形成过程、疾病的本质和特点，激励、鼓舞患儿增强同疾病做斗争的勇气和信心，促进患儿自身心理病理转化，减轻、缓解、消除症状，从而达到治疗和预防疾病目的，促进身心健康的一种中医心理治疗方法。

【适应证】荨麻疹、湿疹、特应性皮炎、银屑病、白癜风、痤疮、斑秃、带状疱疹、系统性红斑狼疮、系统性硬皮病、皮肌炎、天疱疮、鱼鳞病、遗传性大疱性表皮松解症。

（5）行为疗法：行为疗法又称行为治疗，是通过建立新的条件反射行为，以改变、矫正不良行为的一类心理治疗方法。包括指导患儿起居规律，避免过度疲劳，增强体质；使患儿保持情绪稳定，避免精神紧张；饮食宜忌，合理膳食，平衡营养；避免患儿使用不良行为如搔抓、揪、掐等止痒；应尽可能地去除过敏原；尽量避免一切外来刺激，减少发病的诱发因素；积极治疗原发病等。

【适应证】荨麻疹、湿疹、特应性皮炎、银屑病、白癜风、痤疮、斑秃、带状疱疹、扁平疣、系统性红斑狼疮、系统性硬皮病、皮肌炎、天疱疮、鱼鳞病、遗传性大疱性表皮松解症。

第九章　儿童皮肤病的预防

儿童皮肤娇嫩，发育不完善，汗腺、皮脂腺分泌少，易干燥，接触变应原反应性低，容易受到细菌、病毒感染以及外来刺激的侵害，外用药的系统吸收比成人多，因此普及有关儿童皮肤病的防治知识极为重要，要做到早期发现、早期诊断及早期治疗。做好预防工作，可以减少儿童皮肤病的发生和流行。

（1）保持皮肤清洁：保持皮肤清洁卫生，皮肤要经常清洗，针对不同肤质选用不同的清洁产品，褶皱部位要保持干燥，勤换衣物，勤剪指甲，勤晒被褥，尤其是穿戴纸尿裤的婴幼儿。夏天沐浴擦干后可用婴儿爽身粉涂抹皮肤，尤其是皱褶部位，这样可以有效地吸湿，同时减少摩擦，从而预防痱子和尿布疹的发生；秋冬季节常用润肤剂涂抹皮肤，减少皮肤干燥皲裂。青春期的儿童皮脂分泌旺盛，要加强皮肤的清洁，清除皮肤表面的灰尘、皮脂、微生物等污垢，并去除老化的角质，但注意不要过分清洁，以免造成水分流失。已患有痤疮的患儿避免用手挤压患处，以免继发感染使局部炎症加重，严重者可导致颅内感染。

（2）切断传染源：传染性皮肤病要及时、彻底地治疗，切断传染源，做好消毒、隔离工作，防止广泛流行传播。婴幼儿皮肤抵御能力弱，尽量避免去公共浴池、游泳池，避免共用毛巾、碗筷等。注意卫生，饭前、便后要洗手。一旦在学校、幼儿园、托儿所等公共生活区发现传染病（如脓疱疮、水痘等）患者，应及时隔离治疗。患者的衣服、被褥、毛巾、用具、玩具等应严格消毒，防止疾病扩散。

（3）去除病因：过敏性皮肤病的患儿要避免再次接触致敏物质。皮肤不宜过度清洁，并少用含皂碱的清洁产品，以免皮肤水分流失。清洁皮肤时，水温不宜太高，沐浴后则以润肤乳滋润皮肤。衣物以不刺激的棉质为佳，并以宽松、透气为原则，天气炎热要有凉爽的环境，以不流汗为原则。如因冷热刺激而引起过敏者，发作期应避寒或避热。避免食用鱼虾、海鲜、牛羊肉、韭菜、葱、蒜、芒果等容易致敏的食物。

（4）注意护肤：注意护肤，避免搔抓，当患儿出现皮肤瘙痒时可以轻拍或转移注意力，以免搔抓后继发感染；勿用肥皂及热水烫洗；避免外用刺激性药物，以免病情加重，可以使用修复或滋润皮肤的药物或护肤产品；避免摩擦，衣裤过小、过紧、布质过硬会刺激、摩擦皮肤出现皮肤病或使原有的皮肤病加重。婴幼儿防止因瘙痒抓破皮肤，可用软布包裹双手，但要密切观察，防止线头缠绕手指。如果发生感染而发烧，要及时去医院诊治。

（5）适应气候变化：无论在平时生活中，还是已经患有皮肤病后，都要注意适应自然界气候的变化，随时增减衣物，以预防疾病的发生或变剧。夏季炎热，婴幼儿新陈代谢旺盛，出汗多，排汗功能未完善，容易患痱子，注意室内通风降温，避免过热、过湿，穿舒适面料衣服，保持皮肤干燥。春夏季紫外线比较强，婴幼儿皮肤对紫外线的抵御能力较弱，容易发生皮肤晒伤，外出应穿浅色衣服，撑伞，或涂抹刺激性小的防晒霜。另外，春夏蚊虫滋生，儿童皮肤娇嫩，容易引起蚊虫叮咬，尽量少去花草树木多的地方活动，若要外出可使用防蚊液，建议喷于衣物上，避免直接接触儿童皮肤。秋冬季气候干燥，沐浴后要用温和的润肤剂护肤。冬季寒冷，外出要注意保暖，防止冻疮，经常患冻疮的部位要涂抹防冻护肤用品，还可以在冬季来临之前用紫外线照射患过冻疮的部位，一般每隔 10~20 日 1 次，可以预防冻疮复发。

（6）饮食宜忌：增强营养，均衡饮食，婴儿建议母乳喂养，儿童及青少年要加强体育锻炼，提高机体防御功能，防止皮肤病的发生。患有过敏性疾病的患者应尽量避免食用辛辣及荤腥发物，患有冻疮的患者冬季忌食寒凉食物，多吃温补性食物，提高机体的御寒能力。为婴儿添加辅食时宜从 1 种、小量开始，以后逐渐增加，经 3~10 日后再添加第 2 种食物，这样可以减少食物过敏，也容易辨别是哪种食物过敏。

（7）注意诱发因素和潜在疾病：注意诱发因素和潜在疾病，上呼吸道感染、腹泻、病毒性感染等疾病是很多皮肤病的诱发因素或加重因素，对此类疾病患儿，家长应及时带其就医处理。在皮肤病的急性感染期应尽量避免接种疫苗。

（8）防止皮肤烫伤：防止皮肤烫伤等意外发生，烫伤重在预防，热水瓶及汤锅要放在儿童够不到的地方；刚出锅的饭菜避免孩子接触；喂食时多加小心；洗澡水调温应先冷后热。一旦烫伤，应急措施最好是“冷疗法”，用自来水或冰水冲洗或浸泡半个小时或更长时间再去医院，不能用纱布包扎，否则会加重病情。

（9）避免先天性皮肤病：建议育龄期夫妇做好产前检查，尤其是患有家族性皮肤病的夫妇，避免先天性皮肤病患儿出生。血管瘤是婴幼儿时期的常见病，不同的血管瘤治疗方法不同，出生后 3 个月是治疗血管瘤的黄金期，如需治疗，越早越好，如无须治疗，也应遵循医嘱，定期复诊。

（10）加强宣传教育：加强宣传教育，对常见的儿童皮肤病要提高家长的认知水平，减少皮肤病的发生。

第十章　儿童皮肤病的护理

一、儿童皮肤的护理

皮肤是人体最大的器官，是身体最外面的屏障，健康的皮肤可以保护机体免受外界的刺激，防止有害细菌的入侵，因此对皮肤进行护理显得尤为重要。皮肤护理主要包含清洁和保护两方面内容，二者必须达到平衡才能实现皮肤的最终健康。不同年龄段儿童由于其皮肤结构和功能的独特性，护理方法也不尽相同，现分述如下。

1. 新生儿（出生后 1 个月）皮肤的护理

（1）皮肤清洁：由于新生儿表皮嫩，血管丰富，防御功能差，并有生理性脱皮，必须注意皮肤清洁卫生，防止皮肤感染。婴儿出生后 3~5 天即可用温水洗澡，以每周 2 次为宜，洗后用软纱布吸干并更换棉质衣服，尤其是皮肤褶皱处如颈部、腋下等要保持干燥。头部痂皮可用无泪配方的洗发精清洗，如有油垢痂皮，可用棉花蘸消毒植物油多次外涂，涂后 1~2 天用梳子轻轻梳起痂皮，并用温水清洗。

（2）保湿润肤：新生儿皮脂腺不发达，皮肤干燥，但也不必擦任何油脂。扑粉有安抚吸水作用，用于皮肤褶皱区能预防擦烂，但粉质宜单纯，以滑石粉等较宜，勿加药物。

（3）脐部护理：脐带未脱前是一个伤口，稍不注意就会引起全身感染。要保持脐带纱布的无菌和干燥，注意不要使尿布和尿湿的上衣污染脐部，每日消毒周围局部皮肤，更换无菌脐带纱布。

2. 婴幼儿（1 个月 ~3 岁）皮肤的护理

（1）洗浴：①1 岁以内的小婴儿以每周 2 次为宜，稍大婴儿可适当增加洗澡频率。② 水温在 34~36℃为好，时间不超过 10 分钟。③ 选用添加了保湿成分的弱酸性或中性沐浴液，避免用力摩擦。④ 新生儿或小婴儿可以直接用清洁身体的沐浴液洗头。⑤ 较大婴幼儿可选用上述温和、刺激小的洗发液。

（2）润肤：婴幼儿皮肤屏障功能尚未成熟，容易干燥，所以沐浴后应外用润肤剂以加强皮肤屏障功能。① 润肤剂最好在浴后 5 分钟内使用，一般选用不含香料、染料、酒精和易致敏防腐剂的润肤剂。② 润肤剂的剂型根据婴幼儿皮肤干燥程度、季节、地域和环境温湿度等选择，一般秋冬季可选润肤膏，而春夏季则选择润肤霜和润肤乳。

（3）防晒：婴幼儿皮肤对紫外线的抵御能力较弱，容易发生皮肤晒伤、晒黑甚至光老化，因此婴幼儿的皮肤护理常规中防晒是重要一环，具体措施如下。① 尽量避免每日上午 10 点至下午 2 点之间外出。② 外出时应戴帽子、打伞，进行物理遮盖，穿浅色棉布衣以减少紫外线吸收。③6个月后可规律使用针对婴幼儿皮肤特质设计的防晒剂，这类防晒剂应具有高保护性、高安全性、低刺激性等特点。

3. 儿童（3岁~18岁）皮肤的护理

儿童期的皮肤常规护理基本与婴幼儿期相似，但随着宝宝长大，进入青春期后的青少年由于性激素分泌增加，皮脂腺分泌旺盛，开始出现痤疮、毛囊炎等皮肤病。因此，这个年龄段的皮肤护理主要是加强皮肤的清洁、控油、保湿、防晒。

（1）常规护理：①洗澡频率为隔日1次或每日1次，水温可以更低，保持在32~34℃，选用不含皂基、更接近皮肤自身pH值的沐浴露和洗发香波。②选用低敏性润肤剂，每天至少1次，要适量涂抹，不宜厚重或过油，以免堵塞毛孔或汗孔，引发毛囊炎、痱子、痤疮等。③注意防晒。

（2）青春期皮肤护理：①皮肤清洁：可选用中性、缓和的弱碱性且具有保湿作用的清洁剂，用30℃左右的温水清洗，洗脸次数不可过多。②控油保湿：清洁皮肤后，选用收敛性化妆水或去油抗痘爽肤水。③防晒：青少年户外活动多、运动量大，因此应挑选SPF大于30、PA大于++的防晒剂，每2~4小时使用1次，剂型可为乳剂或油剂。

二、常见儿童皮肤病的护理

（1）尿布皮炎：婴幼儿臀部皮肤娇嫩，护理不当可造成尿布皮炎，严重者可导致皮肤破损甚至感染。皮肤长时间接触尿液和粪便是导致尿布皮炎的主要危险因素，尿布包裹会加剧局部皮肤潮湿，导致皮肤pH升高。在大便后可使用含有润肤露的婴儿沐浴液清洗臀部，必要时使用护臀霜，包裹尿布时注意松紧适宜。

（2）痱子：婴幼儿汗腺发育不充分，加上神经调节功能差，在出汗多时易出现小汗管破裂，汗液外溢，出现痱子和继发感染性小脓疱。室内应保持通风凉爽，温度及湿度不宜过高；洗澡水温适中，洗后可用爽身粉；夏天应着宽松衣物，尽量选择吸水、透气性好的棉质面料，并经常换洗；儿童应勤剪指甲，避免因瘙痒抓挠皮肤后引起感染。

（3）冻疮：加强体育锻炼，促进血液循环，提高机体对寒冷的适应能力。遇寒时注意保暖，防止潮湿，穿宽松保暖的衣物，避免鞋袜、裤子过紧。冬季户外工作应定时活动，不宜保持静止时间过长。

（4）病毒性皮肤病：麻疹、风疹、水痘、手足口病等有传染性，患儿应做好隔离，餐具、洗漱用品要专用，接触过的各种器具应清洗、消毒。患儿外出检查时需戴口罩避免疾病的传播。麻疹患儿结膜充血，分泌物多，畏光，应避免强烈光线刺激患儿眼睛，保持室内光线柔和，如眼睛分泌物多，应及时用生理盐水清洗眼部，可给予抗生素滴眼液预防感染。如体温超过39℃时可用小量的退热剂，以免发生惊厥。

（5）特应性皮炎：居住环境凉爽、通风、清洁，减少屋尘螨的吸入。冬季室内干燥，则适当提高屋内湿度。尽量选择棉质、柔软、宽松、透气的衣物，特应性皮炎患儿穿着衣物的厚度可比正常人群略薄。皮肤要注意清洁护理，温水淋浴，沐浴时间不宜过长，浴后应外涂合适的润肤剂，有助于保护皮肤屏障功能。秋冬季可选择油性基质的润肤膏，而春夏季则选择润肤乳。

（6）水疱、大疱性疾病：保持床单平整、清洁、干燥，及时更换，对有皮肤大疱或糜烂的患儿，进行体位变化动作要轻柔，避免擦破皮肤。皮损为大疱时，可先用碘伏消毒后，再用注射器抽吸疱液，并保护疱壁，预防感染。破溃的大疱及其所致的大片剥脱面，应剪除坏死的表皮，清除分泌物，尽量保留附着在剥脱面上未坏死的表皮。如剥脱面积大，可分批湿敷，然后用凡士林纱布覆盖保护创面。

（7）痤疮：青春期皮脂分泌旺盛，需要做好皮肤清洁，应选择弱碱性香皂等温和的皮肤清洁剂。避免使用油性的化妆品、防晒霜或遮瑕霜，比较适合的保湿剂为凝胶或乳剂。要少吃甜食、奶制品和辛辣刺激食物。作息规律，避免熬夜。适当避免日光曝晒，可减少炎症消退后的色素沉着，优先选择撑伞、戴帽等物理防晒。避免挤压痤疮，可防止局部感染加重和形成更明显的瘢痕。

各论

第十一章　新生儿皮肤病

第一节　新生儿黄疸

新生儿黄疸是指新生儿时期（出生 28 天内）由于胆红素代谢异常引起血中胆红素水平升高，出现以皮肤、黏膜及巩膜黄染为特征的病症，是新生儿最常见的疾病之一。本病有生理性黄疸和病理性黄疸之分。生理性黄疸是指单纯因胆红素代谢特点引起的暂时性黄疸，在出生后 2~3 天出现，4~6 天达到高峰，7~10 天消退，早产儿持续时间较长，除有轻微食欲不振外，无其他临床症状。若出生后 24 小时即出现黄疸，每日血清胆红素升高超过 0.5mg/dl 或每小时＞ 0.55mg/dl，黄疸持续时间长，足月儿＞ 2 周，早产儿＞ 4 周仍不退，甚至继续加深加重，或消退后重复出现，或生后 1 周至数周内才开始出现黄疸，均为病理性黄疸。新生儿黄疸属于中医胎黄的范畴，因产生与胎禀有关，故称“胎黄”或“胎疸”。

一、病因病机

中医认为新生儿黄疸与先天禀赋或者在出生时感受湿热、寒湿之邪有关。发病机制为湿热阻滞、寒湿阻滞或者气血瘀阻导致肝失疏泄，胆汁外溢皮肤进而发黄，病位在脾胃和肝胆。

（1）湿热郁蒸：由于孕母素体湿盛，遗于胎儿，或胎产之时婴儿感受湿热邪毒，湿热郁蒸，肝失疏泄，胆汁外溢而致发黄。热为阳邪，故黄色鲜明如橘皮，属于阳黄。热毒炽盛，黄疸可迅速加深。若湿热化火，邪陷厥阴，则出现神昏、抽搐之胎黄动风变证。若正气不支，气阳虚衰，可成胎黄虚脱变证。

（2）寒湿阻滞：新生儿先天禀赋不足，脾阳虚弱，湿浊内生，或生后为湿邪所侵，湿从寒化，寒湿阻滞，肝失疏泄，胆汁外溢而致发黄。寒为阴邪，故黄色晦暗如烟熏，属于阴黄。

（3）气滞血瘀：部分新生儿禀赋不足，脉络阻滞，或湿热、寒湿蕴结肝经日久，气血郁阻，可致气滞血瘀而发黄。此因气机不畅，肝胆疏泄失常，络脉瘀积而致，故黄色晦明，伴腹部胀满，右胁下结成痞块，简称瘀黄。

此外，尚有新生儿因先天缺陷，胆道闭锁，胆液不能从肠道疏泄，横溢肌肤而发黄者。

二、临床诊断

1. 诊断要点

（1）黄疸出现早（出生 24 小时内），发展快，黄色明显，也可消退后再次出现，或黄疸出现迟，持续不退，日渐加重。肝脾可见肿大，精神倦怠，不欲吮乳，大便或呈灰白色。

（2）血清胆红素、黄疸指数显著升高。

（3）尿胆红素阳性，尿胆原试验阳性或阴性。

（4）母子血型测定，可检测因 ABO 或 Rh 血型不合引起的溶血性黄疸。

（5）肝功能可正常。

（6）肝炎综合征应做肝炎相关抗原抗体系统检查。

2. 鉴别诊断

本病主要区别生理性黄疸和病理性黄疸。

（1）生理性黄疸：足月儿大多在生后第 2~3 天出现黄疸，4~5 天达高峰，5~7 天消退，最迟不超过 2 周，早产儿黄疸多于生后 3~5 天出现，5~7 天达高峰，7~9 天消退，最长可延迟到 3~4 周，每日血清胆红素升高＜ 85μmol/L（0.5mg/dl），足月儿血清胆红素＜ 221μmol/L，早产儿血清胆红素＜ 257μmol/L。在此期间，新生儿一般情况良好，除有轻微食欲不振外无其他症状。

（2）病理性黄疸：黄疸出现早（出生后 24 小时以内）、发展快（血清总胆红素每天升高＞ 85umol/L）、程度重（足月儿总胆红素＞ 221umol/L，早产儿总胆红素＞ 257umol/L）、消退迟（超过 2~3 周）或黄疸退而复现。足月儿总胆红素＞ 342μmol/L 可引起胆红素脑病（核黄疸），损害中枢神经系统，遗留后遗症。病理性黄疸鉴别如下：① 黄疸伴贫血，网织红细胞升高，为溶血性黄疸。② 黄疸伴有中毒症状，如精神萎靡、不哭、体温不升或有波动，多为败血症。③ 黄疸伴有消化道症状，血清胆红素有波动，多考虑新生儿肝炎。④ 母乳性黄疸多在生后 3~8 天出现，1~3 周达高峰，6~12 周消退，停喂母乳 3~5 天黄疸明显减轻或消退有助于诊断。⑤ 黄疸伴肝脏进行性肿大，大便灰白，黄疸逐渐加深，多为胆道闭锁。

三、治疗

（一）内治疗法

1. 辨证论治

生理性黄疸能自行消退，无须治疗，未能确认者也可给茵陈单味药煎服。病理性黄疸以利湿退黄为基本治疗法则。根据阳黄与阴黄的不同，分别治以清热利湿退黄和温中化湿退黄，气滞血瘀证则以行气化瘀消积为主。由于初生儿脾胃薄弱，故治疗过程中尚须顾护后天脾胃之气，不可过用苦寒之剂，以防苦寒败胃，克伐正气。分证论治如下。

（1）湿热蕴结证

【临床表现】面目皮肤发黄，色泽鲜明如橘，哭声响亮，不欲吮乳，口渴唇干，或有发热，大便秘结，小便深黄，舌质红，苔黄腻。

【治法】清热利湿退黄。

【方药】茵陈蒿汤合犀角地黄汤加减。常用药物如茵陈、大黄、栀子、犀角（现以水牛角代替）、生地黄、芍药、牡丹皮等。

（2）寒湿阻滞证

【临床表现】面目皮肤发黄，色泽晦暗，持久不退，精神萎靡，四肢欠温，纳呆，大便溏薄、色灰白，小便短少，舌质淡，苔白腻。

【治法】温中化湿退黄。

【方药】茵陈理中汤加减。常用药物如茵陈、干姜、白术、党参、甘草、薏苡仁、茯苓等。

（3）气滞血瘀证

【临床表现】面目皮肤发黄，颜色逐渐加深，晦暗无华，右胁下痞块质硬，肚腹膨胀，青筋显露或见瘀斑，衄血，唇色暗红，舌质紫暗。

【治法】行气化瘀消积。

【方药】抵当汤加减。常用药物如大黄、桃仁、水蛭、虻虫等。大便干结者，加大黄通腑；皮肤瘀斑、便血者，加牡丹皮、仙鹤草活血止血；腹胀者，加木香、香橼皮理气；胁下癥块质硬者，加水蛭、三七活血化瘀。

2. 中成药

（1）茵栀黄口服液：清热解毒，利湿退黄，适用于肝胆湿热郁蒸证。症见面目悉黄，胸胁胀痛，恶心呕吐，小便黄赤。

（2）紫雪丹或者紫雪散：清热开窍，止痉安神，适用于热入心包，热动肝风证。症见高热烦躁，神昏谵语，惊风抽搐，斑疹吐衄，尿赤便秘。用于重症黄疸。

（二）外治疗法

（1）滴肠疗法：茵陈10g，栀子4g，大黄3g，黄芩4g，薏苡仁10g，郁金4g。水煎2次，浓缩过滤成25ml，每日1剂，直肠滴注，连用7日。用于湿热蕴结证。

（2）推拿疗法：胆红素脑病后遗症见肢体瘫痪、肌肉萎缩者可用推拿疗法，每日或隔日1次。方法：在瘫痪肢体上以㨰法来回㨰5~10分钟，按揉松弛关节3~5分钟，局部可用搓法搓热，并在相应的脊柱部位搓㨰5~10分钟。

（3）针灸疗法：胆红素脑病后遗症患儿可配合行针刺疗法，每日1次，以补法为主，捻转提插后不留针。3个月为1个疗程。取穴如下：①百会，风池，四神聪，通里。用于智力低下。②哑门，廉泉，涌泉，神门。用于语言障碍。③肩髃，曲池，外关，合谷。用于上肢瘫痪。④环跳，足三里，解溪，昆仑。用于下肢瘫痪。⑤手三里，支正。用于肘关节拘急。⑥合谷透后溪。用于指关节屈伸不利。⑦大椎，间使，手三里，阳陵泉。用于手足抽动。

四、预防调护

（1）妊娠期注意饮食卫生，忌酒和辛热之品。不可滥用药物。

（2）有肝炎病史的妇女应在治愈后再妊娠，如妊娠后发现患有肝炎应及时治疗。既往所生新生儿有重度黄疸和贫血或有死胎史的孕妇及其丈夫均应作 ABO 和 Rh 血型检查，测定血中抗体及其动态变化。这类孕妇可服用中药预防胎黄。

（3）避免新生儿口腔黏膜、脐部、臀部和皮肤损伤，防止感染。

（4）新生儿应注意保暖，尽早开奶，促进胎粪排出。

（5）婴儿出生后密切观察皮肤颜色的变化，及时了解黄疸的出现时间及消退时间。

（6）注意观察患儿的全身证候，如有无精神萎靡、嗜睡、吸吮困难、惊惕不安、两目直视、四肢强直或抽搐，及早发现重症患儿并及时治疗。

第二节　新生儿脓疱疮

新生儿脓疱疮又称新生儿大疱性脓疱病，为新生儿常见的一种以大疱为主的急性传染性、化脓性皮肤病，发病急剧，传染性强。本病大多由金黄色葡萄球菌或溶血性链球菌感染所致，好发于臂部、四肢、手足、颜面等部。早产儿、营养不良的新生儿更易感染。新生儿脓疱疮，中医称之为“香瓣疮”，又称“王烂疮”。王通“旺”，意思是说疮如火旺那样烂开蔓延。

一、病因病机

其病原菌大多数为噬菌体Ⅱ组 71 型或 80、81 型金黄色葡萄球菌，少数由链球菌（A 族）或两种细菌混合感染所致。常通过皮肤感染、带菌的医护人员和产妇或家属，或消毒清洗不彻底的尿布、被单等接触传染。夏秋季节，气候炎热，湿热交蒸，暑湿热邪客于肌表，以致气机不畅，疏泄障碍，熏蒸皮肤而成。若新生儿机体虚弱，肌肤娇嫩，腠理不固，汗多湿重，暑邪湿毒侵袭，则更易发病，且可相互传染。反复发作者，邪毒久羁，可造成脾气虚弱。

二、临床诊断

1. 诊断要点

本病多发于夏秋季节，新生儿尤为多见，有传染性。好发于头面、四肢等暴露部位，也可蔓延全身。皮损初起为红斑，或为水疱，约黄豆至豌豆大小，经 1~2

天后，水疱变为脓疱，界限分明，四周有轻度红晕，疱壁极薄，内含透明液体，逐渐变浑浊。脓疱较大者，疱内脓液形成半月状坠积性脓疱。疱壁破裂后显出湿润而潮红的糜烂疮面，干燥后结成脓痂，痂皮逐渐脱落而愈，愈后不留瘢痕。脓液流溢之处又常引起新的脓疱发生。皮损处自觉瘙痒，破后形成糜烂时疼痛，常可引起附近臖核的肿痛。一般无全身症状，重者可有发热、口渴等全身症状。病程长短不一，少数可延至数月，入冬后病情减轻或痊愈。重者易并发如败血症、肺炎、急性肾炎等，甚至危及生命。

实验室检查：脓疱液涂片可见中性粒细胞及革兰阳性球菌。

组织病理：表皮角质层下有水疱，疱内大量球菌及中性粒细胞，疱底棘层海绵水肿和很多中性粒细胞渗入，真皮上部非特异性炎症改变。

2. 鉴别诊断

（1）水痘：多在冬、春季流行，全身症状明显，皮疹以大小不等发亮的水疱为主，疱大者可见脐凹，红斑、疱疹、结痂等各种不同皮损可同时存在。

（2）脓窝疮：常因虱病、疥疮、湿疹、虫咬性皮炎等继发感染而成，脓疱壁较厚，破后疱陷成窝，结成厚痂。

（3）遗传性大疱性表皮松解症：皮损为清亮水疱，在皮肤受压部位或摩擦后发生，常有家族史。

（4）新生儿剥脱性皮炎：可能是新生儿脓疱疮的严重类型，常发生于1~5岁的婴幼儿，皮损特点为全身泛发性弥漫性潮红，在红斑基础上出现松弛性大疱，其上表皮起皱，并伴大片表皮剥脱。

（5）婴儿头部念珠菌病的脓疱型：疱内容物较黏稠，真菌检查有菌丝、假菌丝或孢子。

三、治疗

（一）内治疗法

1. 辨证论治

本病治疗以清暑利湿为主。实证以祛邪为主，虚证以健脾为主。分证论治如下。

（1）暑湿热蕴证

【临床表现】皮疹多而脓疱密集，色黄，四周有红晕，破后糜烂面鲜红，并伴淋巴结肿大或发热，多有口干、便干、小便黄等。舌红，苔黄腻，脉濡数或滑数。

【治法】清暑利湿解毒。

【方药】清暑汤加减。常用药物如连翘、天花粉、赤芍、金银花、甘草、滑石、车前子、泽泻、淡竹叶、马齿苋、藿香等。壮热者加黄连、黄芩、山栀；面目浮肿者加桑白皮、猪苓、金钱草。

（2）脾虚湿滞证

【临床表现】皮疹少而脓疱稀疏，色淡黄或淡白，四周红晕不显，破后糜烂面淡红，多有食少，面白无华，大便溏薄，舌淡，苔薄微腻，脉濡细。

【治法】健脾渗湿。

【方药】参苓白术散加减。常用药物如白扁豆、人参、白术、白茯苓、炙甘草、山药、莲子肉、桔梗、薏苡仁、砂仁、冬瓜仁、广藿香等。

（二）外治疗法

局部治疗原则：解毒，收敛，燥湿。

（1）药物外治：青黛散或煅蚕豆荚灰外扑，或用麻油调搽，每天 2~3 次；颠倒散洗剂外搽，每天 4~5 次；局部糜烂者用青黛散油外涂；痂皮多者选用 5% 硫黄软膏外敷。

（2）中药塌渍：脓液多者选用马齿苋、蒲公英、野菊花、千里光等适量煎水湿敷或外洗；脓液少者用三黄洗剂外搽，每天 3~4 次。

（三）西医治疗

轻症可局部治疗，有结痂和渗出者可涂抗生素软膏，如莫匹罗星软膏或夫西地酸乳膏。涂药前最好用生理盐水或流动清水清洗。

重症者宜全身应用抗生素，一般选用青霉素、头孢菌素或红霉素，必要时根据细菌培养及药敏试验及早选用有效抗生素；或静脉滴注免疫球蛋白，配合局部应用中药外洗方，洗后擦干，再外涂抗生素软膏。

四、预防调护

（1）盆浴时应掌握好水的温度，不宜过热，防止烫伤。操作时动作轻柔，注意保温，防止着凉。

（2）乳母喂哺婴儿前，要用肥皂洗手，温水清洗乳房，养成良好的卫生习惯。饮食应清淡，忌辛辣，少食动物脂肪，避免母体生热从乳汁移热给婴儿。

（3）患儿衣服要宽大、柔软，材质为棉布，应勤洗、勤换。患儿每次大便后应清洗臀部，包被宜宽松，避免过紧、过热。

（4）保持室内按时通风换气、阳光充足、室温适当，让婴儿感受到清爽，避免室内憋闷、潮湿。

（5）为防止交叉感染，病室应消毒，患儿宜隔离治疗，其卧具、衣物、用具均需消毒。护理患儿的医务人员及家属接触患儿前后洗手。

第三节　新生儿粟丘疹

粟丘疹又名白色痤疮或白色苔藓，为一种起源于表皮或其附属器上皮的良性肿物或潴留性囊肿。可发生于任何年龄、性别，也见于新生儿。外伤后引起的粟丘疹发生于擦伤、搔抓部位或面部炎症性发疹以后。常见于皮肤外卟啉病或大疱性表皮松解症的损害中，也可发生于带状疱疹的水疱后，部分患者有遗传因素。

一、病因病机

可分为原发性和继发性2型。原发性：从新生儿开始发生，原因不明，可能由未发育的皮脂形成，可自然消退。继发性：常在炎症后出现，可能与汗管受损有关。可在阳光照射后、擦伤后、二度烧伤后、带状疱疹后、大疱性表皮松解症后、迟发型皮肤外卟啉症后、大疱性扁平苔藓后、疱疹样皮炎后、天疱疮后、类天疱疮后和X线照射后等情况下发病，继发性损害多分布在原有皮损的周围。有些患者有遗传因素。

二、临床诊断

1. 诊断要点

（1）损害呈乳白色或黄色，针头至米粒大的坚实丘疹，顶尖圆，上覆以极薄表皮。

（2）继发性损害多分布于原有皮损周围，可持续数年，自然脱落，无瘢痕形成。

（3）个别损害可有钙盐沉积，硬如软骨，损害增大时呈暗黄色。

（4）多见于面部，尤其是眼睑、颊及额部。成年人也可发生于生殖器，婴儿通常限于眼睑及颞部。

2. 鉴别诊断

（1）汗管瘤：汗管瘤好发于青年女性，常有家族史。多发生在双下眼睑，皮损为扁平状，和正常皮肤颜色一样，或呈淡黄色、褐色。直径为1~3mm，质地坚实，可群集但不融合，常对称分布，不能挤压出角质样内容物。但是汗管瘤常合并粟丘疹样皮损，称为粟丘疹样汗管瘤。

（2）扁平疣：又称青年扁平疣，为青少年常见的病毒性赘生物，其发病与紫外线诱导局部免疫抑制有关，损害好发于颜面、手背等曝光部位。皮损为扁平丘疹，表面光滑，或略粗糙，质地中等，为浅褐色或正常皮肤色，数目可较多，群集，可因搔抓引起自身接种而呈线状排列。

（3）粉刺：多发于青春期，分布于皮脂分泌旺盛的区域，可有开口或者没有开口，较小的没有开口的粉刺形态上可类似于粟丘疹。粉刺可以自行消退，或者用粉刺针挤出。如果持续发展可能会发生炎症，出现痤疮皮疹。

三、治疗

一般在出生后几周内自行消失，不需要治疗。不要在宝宝的粟粒疹上抹任何油或药膏，不建议挤压，可能会引起感染或者留下瘢痕。如果进行局部治疗，主要以 75% 乙醇或者 0.1% 新洁尔灭进行消毒，可以使用针挑破丘疹表面的皮肤，之后再挑出白色的颗粒即可，治疗之后还要注意患病部位的卫生情况。此外可以选择冷冻、电灼治疗。

四、预防调护

（1）少食高脂肪食物：母乳喂养，建议母亲减少高脂肪食物摄入，忌食肥肉、奶油等脂肪含量高的食物。

（2）忌辛辣腥发之品：如海鲜、牛羊肉、狗肉等。

（3）忌含糖量高的食物：如冰淇淋、巧克力、碳酸饮料等。

（4）出生后 2~3 周症状会自然消失，无须特别治疗与护理。需要特别注意的是，勿挤压患儿皮损处或给患儿涂抹膏药，以免损伤患儿的皮肤引起敏感或感染。

第四节　新生儿中毒性红斑

新生儿中毒性红斑又称新生儿荨麻疹、新生儿过敏性红斑、新生儿红斑，为新生儿常见疾病，是一种病因不明，发生在出生后 2 周内（多数在出生后 3~4 天），以红斑、风团、丘疹和脓疱（或水疱）为特征的短暂性皮肤病。约半数足月儿发病，早产儿和低体重儿罕见。

一、病因病机

病因不明，本病的显著特点是皮损内及周围血中嗜酸性粒细胞增多，对此很多学者提出了多种理论。① 变态反应，母体对牛奶或药物的敏感性经胎盘或阴道分泌物转移给胎儿。② 对毛囊内寄生的微生物的一种先天性免疫反应。③ 因母体淋巴细胞转移给胎儿，引起了一种轻型自限性急性移植物抗宿主反应。④ 新生儿皮肤内基质黏度增加，外伤后引起嗜酸性粒细胞炎症反应。尽管有很多理论，但病因仍然未明。

二、临床诊断

1. 诊断要点

（1）多数在出生后 4 天内发病，少数出生时即有，最迟约发生于出生后 2 周。

（2）皮损有红斑、丘疹、风团和脓疱。有些可先有弥漫性红斑，随后出现有坚实基底红晕的 1~3mm 淡黄或白色丘疹和脓疱，散在性分布，偶有融合。

（3）除掌跖外可发生于任何部位，但好发于臀、背、肩等受压处，数目或多或少。皮损可在数小时后退去，不久又重新发出，无其他全身症状，经 7~10 天自愈。

2. 鉴别诊断

（1）新生儿脂溢性皮炎：亦是新生儿常见皮疹，特征性皮疹为红斑和油腻性鳞屑，人们常称这种皮疹为“乳痂”，皮疹常见于头皮，亦见于颜面、耳、颈部。

（2）新生儿粟丘疹：由未发育的皮脂腺形成，好发于眼周为主的颜面，亦可见于躯干、四肢、生殖器部位，散在分布，呈白色或黄色坚实丘疹，表面光滑，3~4 周后消退，组织病理显示表皮样囊肿。

（3）新生儿痤疮：见于前额、鼻部、面颊的闭合性或开放性粉刺，炎性丘疹、脓疱也会见到。

（4）葡萄球菌性或链球菌性脓皮病：其疱液细菌培养为阳性。

（5）红痱：主要见于夏季湿热环境，好发于皱褶部位，气候凉爽可自然消退。

三、治疗

轻中度新生儿中毒性红斑无须特殊治疗，注意皮肤清洁，重度新生儿中毒性红斑可外用药物如炉甘石、儿肤康等治疗，本病有自限性，且无严重并发症，无须隔离。

一般来说，局限性、不发展、无融合的红斑无须全身用药，可用碘伏局部涂敷，每日 2~3 次即可。如果红斑呈现扩大趋势，或融合成为大片，可在涂敷碘伏的基础上给予新生儿盐酸异丙嗪粉口服，每次按体重 0.125mg/kg 或体表面积 3.75mg/m^2，每隔 4~6 小时 1 次。一般只须服用 1~2 次即可见效，红斑范围和程度随之减轻，无须多次用药。

四、预防调护

（1）要加强对新生儿的护理，新生儿的衣物须柔软、清洁、舒适。

（2）包被不宜过多，若包被过多可引起新生儿皮肤血管扩张，易促进红斑的发生与发展。

（3）须在医生指导下给予局部处理或全身用药。

第五节　新生儿痤疮

新生儿痤疮又称婴儿痤疮，其发病原因尚不清楚，可能由出生时雄激素分泌增加所致。有家族倾向，发生在 3 个月以内者几乎均为男婴。粉刺可在数月内消退，愈后可留凹陷性瘢痕。

一、病因病机

出生时雄激素分泌增加，皮脂腺发育良好，刺激毛囊引起。个别患儿可伴有性早熟或男性化综合征，可能与内分泌功能有关。

二、临床诊断

1. 诊断要点

（1）发生在 3 个月以内者，几乎均为男婴。

（2）发生在 3 个月 ~2 周岁，男婴略多于女婴。皮损开始为散在性黑头粉刺，少数可发生丘疹和脓疱，偶有结节或囊肿。多发生于两颊，亦可累及额部及颏部。

（3）粉刺可在数周内消退，丘疹和脓疱可于 6 个月内痊愈，愈后可留凹陷性瘢痕。少数可持续 1 年以上消退，并在青春期容易发病。

2. 鉴别诊断

（1）婴儿湿疹：好发于出生后 2~3 个月，表现为面颊、额部、头皮等部位红斑、丘疹、水疱等，伴有剧烈瘙痒，容易复发。

（2）婴儿脂溢性皮炎：好发于出生后 2 周，头面部出现红斑，其上有油腻状鳞屑，面部以眉区、鼻唇沟、耳后为重，瘙痒轻微。

（3）婴儿和儿童期痤疮：常可见粉刺。婴儿痤疮是指出生 4 周后才发生的痤疮，也包括新生儿迁延而来者。儿童期痤疮是指 2 岁以后发病者。

三、治疗

新生儿痤疮受母体激素影响，随着激素消退可自行消退。一般无须治疗，对于炎症明显的皮疹可以选用红霉素软膏。

四、预防调护

饮食宜清淡为主，注意卫生，合理搭配膳食。

第六节　新生儿皮肤硬肿症

新生儿皮肤硬肿症，又名新生儿硬化症，是新生儿由于受寒、早产、感染、窒息等原因引起的病证。临床从局部甚至全身皮肤、皮下脂肪硬化和水肿为特征。本病在寒冷的冬、春季节多见，若由于早产或感染所引起，夏季亦可发病。中医称为硬肿症。

一、病因病机

中医认为初生婴儿为稚阴稚阳之体，尤其是双胎儿、早产儿，先天禀赋不足、阳气虚弱为发病之内因，婴儿出生之后护理、保暖不当，感受寒邪为主要发病之外因，亦有部分患儿由于感受温热之邪而发病。硬肿症病变脏腑在脾、肾。

西医认为新生儿体温调节中枢发育不成熟，新生儿皮下饱和脂肪酸含量高，缺少将饱和脂肪酸变为不饱和脂肪酸的酶，新生儿红细胞相对较多，血液黏滞，易引起皮肤微循环障碍。寒冷使末梢血管收缩，导致一系列生化和生理功能改变。

重症肺炎、脓毒血症、腹泻、窒息及严重的先天性感染、先天性心脏病或畸形等本身导致代谢失衡，抑制神经调节，造成微循环障碍。

二、临床诊断

1. 诊断要点

（1）病史：寒冷季节发病，环境温度过低，分娩时保温不当。早产儿、出生低体重儿、生活能力低下及机体产热少、有窒息、缺氧、产伤、感染性疾病者易患；遇体温不升、反应低下、吮乳差、哭声低弱患儿，须仔细检查皮肤及皮下脂肪，当有硬化或硬肿并能排除新生儿皮下脂肪坏死时，可做出诊断。

（2）临床表现：多发生在出生后1周内新生儿，特别是早产儿，寒冷季节和寒冷地区多见。临床表现为皮肤冷、硬、亮、肿和弥散性血管内凝血，体温多在35℃以下，重症可低于30℃，皮色暗红或蜡黄，严重患儿面色苍白或发绀，哭声低弱。皮肤表现为对称性、非凹陷性水肿及硬化，下肢多见，其次为两颊、上肢及躯干，严重时肢体僵硬，伸屈受限。重度患儿不吃、不哭、不动，体温不升，多器官功能受损甚至衰竭，常合并肺炎、脓毒血症。临床上分轻、中、重三度（见下表1）。

表1　轻、中、重度表现

	评分	体温	腋肛温差	硬肿范围	器官功能
轻	0	≥ 35℃	0	＜ 20%	无明显改变
中	1	＜ 35℃	0 或正值	20%~50%	明显功能低下
重	4	＜ 35℃或＜ 30℃	负值	＞ 50%	功能衰竭

（3）实验室检查：约有2/3的患儿血小板低，代谢性酸中毒；合并弥散性血管内凝血（DIC）则凝血酶原时间可延长，3P试验阳性，纤维蛋白原降低，心电图、脑电图异常。

（4）组织病理：真皮结缔组织增生，皮下脂肪层增厚，脂肪细胞增大和脂肪小叶间结缔组织间隔增宽。脂肪细胞内见针形结晶，无脂肪坏死，无明显炎症细胞浸润。

2. 鉴别诊断

（1）硬皮病：在早期易与硬肿症相混淆，但硬皮病有雷诺现象发作史及萎缩性皮肤改变。另外，硬肿症很少累及手和足，也不出现萎缩、色素沉着和毛细血管扩张，再结合病理改变可以鉴别。

（2）皮肌炎：起病时与硬肿症有时很难区分，但前者有血肌酶升高、肌电图改变及肌肉炎性病理改变等，可与硬肿症鉴别。

（3）新生儿水肿：全身或局部水肿，但不硬，皮肤不红，无体温下降。全身性水肿原因很多，如先天性心脏病、先天性营养不良、先天性脚气病及新生儿溶血病。单纯性水肿多为凹陷性水肿，皮肤苍白、质软，可自行消失。

（4）新生儿皮下坏疽：系化脓性感染，局部皮肤红肿热硬，边缘不清，中央先硬结，后软化，逐渐坏死形成溃疡。多发生在背、骶、臀等受压摩擦部位，常伴全身中毒症状。

三、治疗

（一）内治疗法

1. 辨证论治

硬肿症的治疗原则是益气温阳，活血化瘀，其中阳虚者温补脾肾，寒甚者散寒通阳，血瘀者行气活血。同时配合复温、中药外敷等法，可增强疗效。分证论治如下。

（1）寒凝血涩证

【临床表现】全身欠温，四肢发凉，反应尚可，哭声较低，肌肤硬肿，难以捏起，硬肿多局限于臀、小腿、臂、面颊等部，色暗红，青紫，或红肿如冻伤。指纹紫暗。

【治法】温经散寒，活血通络。

【方药】当归四逆汤加减。常用药物如当归、桂枝、白芍、细辛、甘草、通草、大枣等。

（2）阳气虚衰证

【临床表现】全身冰冷，僵卧少动，反应极差，气息微弱，哭声低怯，吸吮困难，面色苍白，肌肤板硬而肿，范围波及全身，皮肤暗红，尿少或无。唇舌色淡，指纹淡红不显。

【治法】益气温阳，调和气血。

【方药】参附汤加减。常用药物如人参、附子等。

2. 中成药

（1）复方丹参注射液：活血化瘀，降气止痛，适用于各种证型。

（2）盐酸川芎嗪注射液：活血化瘀，适用于各种证型。

（二）外治疗法

（1）中药塌渍：① 生葱、生姜、淡豆豉各 30g。捣碎混匀，酒炒，热敷于局部。适用于寒凝血涩证。② 当归、红花、川芎、赤芍、透骨草各 15g，丁香 9g，川乌、草乌、乳香、没药各 7.5g，肉桂 6g。研末，加羊毛脂 100g、凡士林 900g，拌匀成膏。油膏均匀涂于纱布上，加温后敷于患处。1 日 1 次。适用于阳气虚衰证。

（2）复温疗法：复温是治疗本症的重要措施之一。轻者可放在 26~28℃室温中，置热水袋，使其逐渐复温。重者先置26~28℃室温中，1小时后置28℃暖箱中，每1小时提高箱温1℃，至30~32℃，使皮肤温度达36℃左右。也可因地制宜，采用其他各种保暖和复温方法，在12~24小时内使体温恢复正常。

（3）针灸疗法：①针刺关元、气海、足三里。针后加灸。②用艾条温灸局部。

（三）西医治疗

（1）注意保暖：供给足够的热量和液体，吸氧，加强监护。

（2）控制感染：根据细菌感染情况给予相应抗生素治疗。

（3）物理治疗：恒温水浴法恒温治疗；除了常规治疗外，还可辅助以蓝光照射治疗。

（4）支持疗法：输液的热量开始每日50kcal/kg，并尽快增至100~120kcal/kg。须严格限制液速和液量。

（5）对症治疗：纠正休克，改善微循环，扩充血容量，纠正酸中毒以及应用多巴胺、酚妥拉明、山莨菪碱等血管活性药物，有弥散性血管内凝血时可使用肝素，首剂1mg/kg，6小时后按0.5~1mg/kg给予，糖皮质激素可用于严重患儿，氢化可的松5~8mg（kg·d）静脉滴注3~5天。

四、预防调护

（1）做好孕期保健，避免早产、窒息、产伤、感染；做好防病宣教工作。

（2）合理保暖，胎儿娩出后要尽快擦干羊水，产房温度不低于24℃。

（3）尽早母乳喂养，补充热量；转运过程中应有足够保暖措施。

（4）产妇有宫内感染或产时有感染高危因素时应及早抗感染治疗，预防新生儿感染。

（5）注意消毒隔离，防止交叉感染，患儿衣被、尿布应清洁柔软干燥，睡卧姿势须勤变换，严防发生并发症。

（6）对吮吸能力差的新生儿，可用滴管滴奶，必要时鼻饲，或静脉点滴葡萄糖注射液、血浆。

第七节　新生儿皮下脂肪坏死

新生儿皮下脂肪坏死为良性病变，多在生后6~10天发病，其特点为皮下脂肪组织出现无痛性结节及斑块，能自行消退，预后良好。

一、病因病机

病因不明，可能与分娩时外伤、受冷、窒息、难产和患儿母亲患糖尿病有关。因有的患儿发生于低温心脏手术后，说明皮下脂肪坏死与寒冷有关。也有可能有潜在的脂肪成分和代谢异常。也有报道与新生儿高钙血症有关。

二、临床诊断

1. 诊断要点

根据临床表现，出生后 1~6 周（通常 2~3 周）出现皮下局限性、深在性硬结，大小不一，结节具有橡皮样硬度，境界清楚，表面光滑，呈淡红色或紫红色，可活动。少数结节有触痛，可相互融合成斑块。豌豆至鸡卵大或更大，单个或多个，主要分布于臂部、四肢近端、上背部、面颊和其他受压部位。经数周或数月后结节变软，常在数月内逐渐消退。小部分可流出油样液体，形成溃疡，愈合后遗留瘢痕，有钙盐沉着。患儿全身情况良好，体温正常，哺乳好，体重增加如正常婴儿。极少数患儿有高钙血症（与 1，25- 二羟基维生素 D 水平升高及肠道钙吸收增加有关）。结合组织病理示小叶性脂膜炎、脂肪细胞变性坏死、脂肪细胞内出现针状结晶可诊断。

2. 鉴别诊断

（1）新生儿冻伤：常见于早产儿，营养较差，初发于足、小腿，可延及全身，有凹陷性水肿。

（2）新生儿硬肿症：多见于早产儿，体温低于正常。皮损硬化呈黄白色，表面光滑如蜡样，压之无凹陷，多对称分布于面颊和四肢。部分无皮肤损害的患儿可经 B 超或 MRI 检查明确诊断。

三、治疗

本病可自行消退，保暖与热浴有助恢复，重症患儿可试用糖皮质激素治疗，但疗效报道不一。本病预后良好，能自然缓解，通常不留瘢痕，但可有皮下脂肪萎缩。

四、预防调护

临产时避免外伤，出生后注意保暖，切勿受凉。孕期注意调控血糖。

第八节　新生儿皮肤颜色改变

约 10% 新生儿出生后发生此良性病症，早产儿更多见。以身体正中为界，身体左半部和右半部皮肤颜色有所不同。这种颜色改变发生突然，患儿精神状态和别的健康新生儿一样，无须治疗，常在数天内自行消失。

一、病因病机

由于控制周围血管张力的丘脑中心相对不成熟，可以出现共济失调以及缺氧表现。

二、临床诊断

1. 诊断要点

（1）初次发病一般在出生后 2~5 天，但也可发生在出生后几个小时之内，或在 2~3 周时。

（2）以身体正中线为界，两侧颜色迥然不同，一侧潮红，另一侧苍白，但不能肯定哪一侧为不正常。颜色改变发生突然，可持续 30 秒 ~20 分钟。其严重程度可不同，轻者面部及生殖器可看不出界限，严重时虽上述部位亦可发生，但唇及舌的界限不清楚。两侧瞳孔等大，呼吸、肌肉张力及对刺激的反应不受影响。

2. 鉴别诊断

（1）胎脂：为刚娩出的新生儿全身覆盖的脂类物质，由表皮脂质和表皮残留物积聚形成，作用是保护皮肤，促进散热，未成熟儿的脂质黏着性强，可能还有防止脱水的作用。另外，新生儿的皮脂腺较旺盛，分泌物氧化后形成脂酸，对皮肤有刺激作用，个别发展为脂溢性皮炎，以头皮最重。如果油痂下有红肿渗水应及时就医。

（2）生理性红斑：发生在上眼睑和枕部的淡红色斑片最常见，常见于出生 1~2 天后，可诊断为橙红色斑；两侧肘窝处可有境界不鲜明的红斑，多由压迫、绑缚引起，上肢自由活动后可消退，以上两种情况均无须处理。

（3）新生儿中毒性红斑：全身弥散分布小点状红斑，不高起皮面，淡红色斑块呈离心性增大、边缘高起皮面的环状红斑等，一般持续数天消退，均无须处理。

三、治疗

此种发作常在几天之内自行停止，无须治疗。

四、预防调护

无特殊处理。

第九节　新生儿暂时性萎缩性回状红斑

新生儿暂时性萎缩性回状红斑是指新生儿出现病因不明的、伴有萎缩的红斑性皮肤病。本病很少见，1975 年由 Gianotti 首先报道，我国自 1983 年后仅有少数病例报告。

患儿出生后不久皮肤出现红斑，分布于头、面、躯干、股部。红斑呈圆形、椭圆形，中央萎缩，呈淡白色凹陷，边缘有轻度炎性红晕，直径为 1.2~2.0mm，可微隆起，呈环状。大部分红斑经 6~7 个月可自行消退，至 3 岁时皮疹可全部消退，不痒，且无全身不适。

一、病因病机

病因和发病机制尚不明确，可能与感染、药物、免疫等有关。

二、临床诊断

1. 诊断要点

（1）在新生儿时期出现典型的萎缩性红斑，可自行消退，多发于头面部、躯干部、四肢等皮肤，无全身症状。

（2）组织病理学检查显示表皮萎缩，可见真皮浅层水肿，皮疹边缘部胶原纤维束间有单核细胞浸润。

（3）免疫荧光检查显示真皮与表皮交界处及真皮上部血管周围有 IgG、C3、C4 沉着等特征性改变，可做出诊断。

2. 鉴别诊断

（1）离心性环状红斑：在数日内离心性扩大成环状，反复发作，无萎缩性改变。

（2）风湿性环状红斑：呈环状，数小时消退，反复发作，伴有风湿热的其他症状。

（3）新生儿中毒性红斑：皮疹非单一红斑，尚有红斑、丘疹、风团及脓疱，多为一过性，10 天内（3~5 天）即可自行消退，无萎缩性改变。

三、治疗

本病预后良好，可自愈，无须特殊治疗，必要时对症处理。损害广泛者可试用氨苯砜或小剂量糖皮质激素治疗。

无确切的治疗方法，一般可以自行消退，患儿家属应避免带有紧张情绪。

四、预防调护

（1）关心和安慰患儿家属，了解心理状况，耐心解答疑问，以减少其紧张、焦虑情绪。

（2）保持患儿皮肤清洁干燥，可用清水冲洗皮肤，避免接触刺激性物质。

第十节　新生儿水肿

水肿是新生儿期常见的症状之一，其突出表现是体重增加，系由体液在组织间隙内积聚过多，致使全身或局部发生肿胀。出生时已有全身性水肿称胎儿水肿，并常伴浆膜腔积液。出生后各种原因所致的水肿称新生儿水肿，多见于四肢、腰背、颜面和会阴部，尤以会阴部明显。

一、病因病机

中医病因病机：中医认为本病病因包括外因和内因，外因为感受风邪、水湿或疮毒入侵，内因主要是禀赋不足，久病劳倦，肺、脾、肾三脏功能失调，病位主要在肺、肾。病机关键为外邪诱发肺、脾、肾功能失调，气化失常，水液内停，泛溢肌肤。其病机可概括为“其标在肺，其制在脾，其本在肾”。

西医病因及发病机制：病因不明，可能与寒冷、心血管疾患、感染、黄疸、甲状腺功能不全等因素有关。

二、临床诊断

1. 诊断要点

出生数日内发病，皮肤肿胀、发硬，压诊有凹陷，肿胀局部温度降低，呈苍白色或青紫色，初起见于背部、肩部、小腿伸侧，以后可累及全身。水肿以下半身显著，外阴部、手掌、足跖均可发生。患儿体温低，哭声低微，呼吸不规则，可伴有循环不良、四肢运动障碍、腹泻、昏迷死亡。病情轻者可以恢复，恢复时排泄多量的水分，皮肤松弛、皱缩。

2. 鉴别诊断

（1）新生儿硬化症：少见的严重新生儿皮下脂肪疾病，常见于早产儿或者虚弱胎儿，发生于产后第 1 周或者稍后，开始于颊部、小腿背面、臀部，皮肤变硬、干燥、黄白色，呈蜡样光泽，指压无凹陷，并迅速扩展，发展至全身，整个身体呈半冻状态，常合并其他疾病如肺炎、腹泻、黄疸、出血、败血症等，于数日死亡。

（2）特纳综合征（Turner 综合征）：常出生时即有，为发生于女婴手背和足背的坚实性非凹陷性水肿，出生时低体重，颈部皮肤有松弛的褶皱。

（3）原发性淋巴水肿：发生于新生儿，出生时即有水肿存在，首先发生于腿部，尤其小腿，发展缓慢，有家族史。

三、治疗

针对水肿病因进行治疗。如果体温低，注意保暖，防止体温散失，低温时注意复温，温度缓慢上升，防止突然死亡。给予足够热量，保持水、电解质平衡，少量多次母乳喂养，必要时进行鼻饲。选用抗生素预防继发感染，及时处理并发症。

四、预防调护

注意保温，加强护理，增加营养和维生素。

第十一节　新生儿红斑狼疮

新生儿红斑狼疮是一种由母体自身抗体（主要为Ro/SSA，La/SSB抗体）通过胎盘进入胎儿体内产生的获得性被动性自身免疫病。临床以一过性皮肤损害和（或）先天性心脏传导阻滞为主要表现。

一、病因病机

主要由母亲将体内抗体经胎盘传递给胎儿。

二、临床诊断

1. 诊断要点

（1）主要临床表现为皮肤环形红斑和先天性心脏传导阻滞。

（2）皮损有自限性，基本在出生后6个月内自行消退，心脏病变则持续存在。皮肤皮疹多出现于生后数天至数周，也有出生后即出现皮疹的，典型皮疹为多发性红斑，环形，大小不等，皮损主要分布在暴露部位，如头面部，也可以出现于躯干和四肢。皮疹多于生后6个月内自行消退而不留痕迹，少数皮疹消退后遗留色素沉着或者出现皮肤萎缩。

（3）先天性心脏传导阻滞表现为Ⅰ度传导阻滞，少数表现为Ⅱ、Ⅲ度传导阻滞。

（4）实验室检查新生儿SSA、SSB抗体阳性，与母亲自身抗体阳性相同，是诊断新生儿红斑狼疮的血清学诊断标志。

2. 鉴别诊断

本病如出生时即发现，需要与先天性梅毒进行鉴别；出生后数周发病者，需与花斑癣、玫瑰糠疹等进行鉴别。

（1）先天性梅毒：由梅毒螺旋体在母体经由胎盘进入胎儿血液循环引起。临床表现为暗红色斑疹、斑丘疹或者脓疱，皮疹好发于手掌、口唇、肛门、外阴等处，表现为二期梅毒疹或者扁平湿疣，表面脱屑或者潮湿。

（2）花斑癣：分布于胸部、背部、腋下、上臂等处的色素减退或色素沉着斑片，散在或融合，上有糠秕状脱屑，真菌检查可见菌丝或圆形孢子。

（3）玫瑰糠疹：躯干或四肢的红色圈状、游离缘向内的糠状鳞屑性斑片，有母斑，皮疹长轴与皮纹平行。

三、治疗

（一）外治疗法

推拿按摩：①用滑石粉推双手大鱼际，力道轻柔，每日20次。②腹部按揉，顺时针、逆时针方向各10次。

（二）西医治疗

（1）对于只有皮肤损害的患儿，一般只须避光防护，皮损可自行消退，无须口服或外用皮质类固醇激素类药物。如皮疹明显可以外用中效、低效皮质类固醇激素类药物。

（2）对于合并心脏传导阻滞或全血细胞减少的患儿，可应用小剂量皮质类固醇激素类药物进行治疗。

（3）严重的心脏传导阻滞（如Ⅲ度传导阻滞）可能危及生命，应及早植入心脏起搏器，避免出现猝死。

四、预防调护

（1）孕期定期做产检，定期到风湿免疫科门诊复查。

（2）患儿发病期间应减少紫外线的照射。

（3）天气寒冷的季节应当给患儿做好保暖，尽量避免外出。

（4）家长须留意患儿的卫生，勤更换、清洗衣物，保持室内的清洁。

第十二章 病毒性皮肤病

第一节 单纯疱疹

单纯疱疹由单纯疱疹病毒（HSV）感染引起。中医称为热疮，表现为发热后或高热过程中在皮肤黏膜交界处所发生的急性疱疹性皮肤病，可因感冒、消化不良、劳累或者机械刺激而诱发。人类是HSV唯一的自然宿主。其临床特点是皮损为成群的水疱，有的相互融合，多在1周后痊愈，易于复发。《圣济总录》说："热疮本于热盛，风气因而乘之，故特谓之热疮。"

一、病因病机

单纯疱疹由外感风温热毒，邪气阻于肺胃二经，肺胃热盛，蕴蒸皮肤而生；由肝经湿热下注，阻于阴部而成疮；因反复发作，热邪伤津，阴虚内热所致。

HSV是双链DNA病毒，根据抗原性质不同分为HSV-Ⅰ型和HSV-Ⅱ型，原发性单纯疱疹病毒主要发生于5岁以内的幼儿，通过接吻或者其他生活密切接触感染，少数出现疼痛性疱疹性龈口炎。原发感染消退后，病毒可以长期潜伏于局部感觉神经节内，当机体的细胞免疫功能暂时低下时，处于潜伏状态的病毒再次被激活，沿神经纤维移行至皮肤黏膜交界处，在上皮细胞中复制、繁殖，导致疾病复发。

二、临床诊断

1. 诊断要点

（1）好发于皮肤黏膜交界处，常见于口角、唇缘、鼻孔周围、面颊及外阴等部位。

（2）皮损初起为红斑，灼热而瘙痒，继而形成针头大小簇集成群的水疱，内含透明浆液，破裂后露出糜烂面，逐渐干燥，结痂脱落而愈，留有轻微色素沉着。病程1~2周，易反复发作。

（3）一般无全身不适感。发病前患处皮肤有发紧、烧灼、痒痛感。

（4）发于眼部者，常有刺痒、疼痛、怕冷、发热等风热毒盛的症状；发于口角唇缘或口腔黏膜者，可引起颌下或颈部臀核肿痛；发于外阴者，水疱易糜烂染毒，可伴有发热、便干、溲赤、尿频、尿痛、苔黄、脉数等湿热下注的症状。

（5）反复发作多年不愈者常有咽干、口渴、舌红、脉数等阴虚内热的症状。

2. 临床分型

（1）疱疹性齿龈口腔炎：又称为疱疹性龈口炎，本型较常见，大多由HSV-Ⅰ感染所致，多见于1~5岁儿童，好发于口腔、牙龈、舌、软腭、咽部等，皮损初起为红斑，灼热而瘙痒，继而形成针头大小簇集成群的水疱。

（2）新生儿单纯疱疹：70%患儿由HSV-Ⅱ所致，多经产道感染。一般出生后5~7天发病，表现为皮肤（尤其头皮）、口腔黏膜、结膜出现水疱、糜烂，严重者可伴有发热、呼吸困难、黄疸、肝脾大、意识障碍等。可分为皮肤-眼-口腔局限型、中枢神经系统型和播散型，后两型病情凶险。

（3）疱疹性湿疹：又名Kaposi水痘样疹，常发生于特应性皮炎的婴幼儿，表现为特应性皮炎的皮损处突然发生的簇集脐窝状水疱或脓疱。病情严重者可泛发全身，并伴有发热等全身症状。

（4）接种性单纯疱疹：皮损限于接触部位，表现为群集性水疱。发生于手指者，表现为位置较深的疼痛性水疱，称疱疹性瘭疽。

3. 鉴别诊断

（1）蛇串疮：皮损为多个成群的水疱，多沿神经走向排列成带状，疱群间有正常皮肤间隔，刺痛明显，愈后多不再发。

（2）黄水疮：好发于夏季，多见于头面部及四肢暴露部位，皮损多表现为红斑基础上蜜黄色脓痂，糜烂面，有自体接种和接触传染的特点。疱液可培养出细菌。

三、治疗

（一）内治疗法

本病以清热解毒养阴为主要治法。初发以清热解毒治之；反复发作者扶正与祛邪并治。分证论治如下。

（1）肺胃热盛证

【临床表现】群集小疱，灼热刺痒，轻度周身不适，心烦郁闷，大便干，小便黄，舌红，苔黄，脉弦数。

【治法】疏风清热。

【方药】辛夷清肺汤合竹叶石膏汤加减。常用药物如辛夷、生甘草、石膏、知母、栀子、黄芩、枇杷叶、升麻、百合、麦冬、竹叶、人参、半夏、粳米等。

（2）湿热下注证

【临床表现】疱疹发于外阴，灼热痒痛，水疱易破糜烂，可伴有发热，尿赤，尿频，尿痛，舌红，苔黄，脉数。

【治法】清热利湿。

【方药】龙胆泻肝汤加减。常用药物如龙胆草、黄芩、栀子、泽泻、木通、车前子、当归、柴胡、生甘草、生地黄、板蓝根、紫草、延胡索等。

（3）阴虚内热证

【临床表现】间歇发作，反复不愈，伴口干唇燥，午后微热，舌红，苔薄，脉细数。

【治法】养阴清热。

【方药】增液汤加减。常用药物如玄参、麦冬、生地黄、板蓝根、马齿苋、紫草、石斛、生薏苡仁等。

（二）外治疗法

局部外用药以清热、解毒、燥湿、收敛为主。

（1）药物外治：可用紫金锭磨水外涂，或用金黄散蜂蜜调敷，或青吹口散油膏、黄连膏外涂，每天 2~3 次。

（2）中药外洗：千里光、野菊花、板蓝根、大青叶、苦丁茶、茵陈、生地黄、玄参、生黄柏、生大黄、白矾各 10g。煎汤外洗患处。

（3）针刺疗法：局部消毒，用三棱针或一次性 5 号注射针头放出疱液，局部包扎。

四、预防调护

（1）饮食宜清淡，忌辛辣炙煿、肥甘厚味之品。

（2）多饮水，多吃蔬菜、水果，保持大便通畅。

（3）保持局部整洁，促使干燥结痂，防止继发感染。结痂后宜涂软膏，防其痂壳裂开。

（4）对反复发作者，应避免诱发因素。

第二节 水痘

水痘是儿童常见的发疹性、感染性皮肤病，以轻度发热，伴随皮肤、黏膜分批出现斑丘疹、水疱、结痂为主要特征。《幼幼集成》记载："水痘似正痘，外候面红唇赤，眼光如水，咳嗽，喷嚏，涕唾黏稠，身热二三日而出，明净如水疱。"

本病由水痘－带状疱疹病毒引发，多发于儿童，以学龄前儿童多见，多数人感染后可无明显临床症状，或因症状轻微而被忽视，但也有少数成年人发病症状较儿童为重。本病传染性强，全年均可发病，冬、春两季多见。中医与西医病名一致，均称之为水痘。

一、病因病机

本病的病机为感受水痘时邪，发于皮肤致病。在气候变化、水痘流行期间，儿童机体抵抗力下降时，外邪乘虚侵入，发为水痘。

（1）水痘的主要病位在肺脾两经，病机关键为邪郁肺脾，湿热内蒸，透于肌表。肺主皮毛，开窍于鼻，脾主肌肉，开窍于口，外感水痘时邪由口鼻而入，侵犯肺脾，致肺卫失宣，脾失健运，水痘时邪与内湿相搏，透于肌表，出现发热、流涕、疱疹等邪蕴肺卫的证候，发为水痘。

（2）儿童水痘以轻证居多，时邪只犯肺脾二经，随清透而解。仅少数重症患儿因邪毒炽盛，内犯气营，累及心、肝、肺脏，出现邪陷心肝、邪毒炽盛等变证。

二、临床诊断

1. 诊断要点

（1）起病前2~3周有水痘或带状疱疹接触史。

（2）本病有10~24天潜伏期，以14~16天多见；前驱期为1~2天，主要表现为低热恶寒、咽痛咳嗽、食欲减退等全身症状；出疹期为1~6天，皮疹初起为红色斑丘疹，短时间内可发展为水疱，大小不一，周围红晕，数日后结痂。皮损常先发于躯干，随后向头面、四肢进展，呈向心性、对称性分布。高峰期斑疹、丘疹、水疱、结痂同时存在，愈后一般不留瘢痕。水痘为自限性疾病，约10日自愈，极少复发。

（3）儿童患者全身症状及皮损一般较轻，重症多发生于婴幼儿和免疫功能异常的患者，表现为皮疹稠密，水疱较大，红晕明显，疱浆浑浊，发热，呕吐，烦躁，或见嗜睡，神昏，谵语，惊厥，或见咳嗽频作，喘促。病程可长达数周，易并发继发性皮肤感染、肺炎、脑炎、心肌炎。

（4）先天性水痘：孕母有妊娠期水痘病史，致胎儿先天性畸形、早产、低出生体质量等，或见皮肤瘢痕，智力低下。

（5）出血性水痘：先天性免疫缺陷，或获得性免疫缺陷，或正在接受免疫治疗的儿童二次感染后，表现为全身的泛发性血疱，伴高热及严重的全身症状，预后差。

2. 鉴别诊断

（1）黄水疮：好发于夏季，多见于头面部及四肢暴露部位，皮损多表现为红斑基础上蜜黄色脓痂，糜烂面，有自体接种和接触传染的特点。疱液可培养出细菌。

（2）丘疹样荨麻疹：好发于婴幼儿，多见于四肢暴露部位，初为红色丘疹，继而顶部出现水疱，较硬，不易破损，数日后渐干或轻度结痂，瘙痒剧烈，易反复出现。

（3）手足口病：手足口病是由感受手足口病时邪（柯萨奇病毒A组、B组及肠道病毒71型）引起的急性发疹性传染病，临床以手掌、足跖、臀及口腔疱疹为特征。本病一年四季均可发病，但以夏秋季多见，冬季发病极少。任何年龄均可发病，但以婴幼儿发病率最高，4 岁以内占发病数 85%~95%。本病传染性强，易引起暴发流行。预后一般良好，多在 1 周内痊愈，少数重症患者可因邪毒内窜出现邪毒犯心、邪陷心肝等变证，甚或危及生命。

三、治疗

（一）内治疗法

1. 辨证论治

本病治疗以清热解毒利湿为基本原则。清热宜分清表热、里热，表热宜辛凉宣散，里热宜根据在气、营、血分之不同，分别施以清气泻热、清营透热、凉血解毒等法。祛湿亦根据湿邪在表、在里不同而分别采用芳香化湿、淡渗利湿之法。同时应视热与湿之轻重而治疗有所侧重，目的是使邪热得清，水湿得化，则水痘自除。分证论治如下。

（1）邪伤肺卫证

【临床表现】全身性皮疹，向心性分布，躯干为多，点粒稀疏，疱疹形小，疹色红润，根盘红晕不显，疱浆清亮，此起彼伏，有瘙痒感；伴发热，多为低热，恶风或恶寒，头痛，鼻塞，流涕，喷嚏，咳嗽，纳差，舌质红，苔薄白或薄黄，脉浮数，指纹浮紫。

【治法】疏风清热，利湿解毒。

【方药】银翘散合六一散加减。常用药物如连翘、金银花、苦桔梗、薄荷、竹叶、生甘草、荆芥穗、淡豆豉、牛蒡子、芦根、滑石等。咽喉肿痛者，加板蓝根、蒲公英；皮肤瘙痒甚者，加白鲜皮、地肤子；咳嗽有痰者，加浙贝母、前胡；素体气虚，疹稀色淡，液少皮皱者，加黄芪、薏苡仁。

（2）邪炽气营证

【临床表现】全身性皮疹，分布范围较广，疹点密布，根盘红晕较著，疱疹形大，疹色红赤或紫暗，疱浆浑浊，出血性皮疹，口腔、睑结膜、阴部可见疱疹；壮热，烦躁，口渴欲饮，面赤唇红，目赤，口舌生疮，牙龈肿痛，纳差，大便干结，小便短赤，舌质红绛，苔黄糙而干或苔黄腻，脉滑数，指纹紫滞。

【治法】清气凉营，解毒化湿。

【方药】清瘟败毒饮加减。常用药物如生地黄、川黄连、黄芩、牡丹皮、生石膏、栀子、甘草、竹叶、玄参、犀角（现以水牛角代替）、连翘、赤芍、知母、桔梗等。口舌生疮，大便干结者加大黄、玄明粉、瓜蒌；口干唇燥、津液耗伤者加天花粉、麦冬、芦根；壮热者加水牛角、钩藤。

若毒染痘疹，症见发热，疱浆浑浊，疱疹破溃，脓液外流，皮肤焮红肿痛，疱疹出血，舌质红绛或紫绛，舌苔黄，脉数，指纹紫滞者，治以清热凉血，解毒透脓，方用仙方活命饮加减。

（3）邪陷心肝证

【临床表现】发热，常壮热持续，头痛，呕吐，甚或喷射性呕吐，烦躁不安或狂躁，神志不清，谵语，嗜睡，或昏愦不语，口噤，项强，四肢抽搐，角弓反张；痘疹密布，疹色紫暗，疱浆浑浊，根脚较硬，舌质红绛，苔黄燥或黄厚，脉弦数，指纹紫。

【治法】镇惊息风，清热解毒。

【方药】羚角钩藤汤合清瘟败毒饮加减。常用药物如羚羊角、钩藤、霜桑叶、滁菊花、鲜生地、生白芍、川贝母、淡竹茹、茯神木、生甘草、川黄连、黄芩、牡丹皮、生石膏、栀子、竹叶、玄参、犀角（现以水牛角代替）、连翘、赤芍、知母、桔梗等。壮热不退者，加柴胡、寒水石；抽搐频作者，加羚羊角粉；高热烦躁神昏者，加服安宫牛黄丸。

（4）邪毒闭肺证

【临床表现】发热，常高热不退，咳嗽频作，喉间痰鸣，气急喘促，鼻煽，张口抬肩，口唇紫绀；痘疹密布，疹色紫暗，疱浆浑浊，根脚较硬，舌质红或红绛，苔黄或黄腻，脉滑数或洪数，指纹紫滞。

【治法】清热解毒，开肺定喘。

【方药】麻黄杏仁甘草石膏汤合黄连解毒汤加减。常用药物如麻黄、杏仁、炙甘草、石膏、黄连、黄芩、黄柏、栀子等。热重者，加虎杖、连翘、鱼腥草；咳重痰多者，加前胡、款冬花、桔梗、天竺黄；腹胀便秘者，加生大黄、枳实；喘促而面唇青紫者，加丹参、牡丹皮。

2. 中成药

（1）小儿豉翘清热颗粒：疏风解表，清热导滞，用于邪伤肺卫证。

（2）黄栀花口服液：清肺泻热，用于邪伤肺卫证、邪炽气营证。

（3）羚珠散：清热解毒，通宣理肺，化痰镇惊，用于邪炽气营证、邪陷心肝证。

（二）外治疗法

（1）药物外治：局部可选用炉甘石洗剂外涂，或可配合抗病毒软膏或其他抗生素软膏外用预防感染。若水痘抓破继发感染，可用青黛 30g，煅石膏 50g，滑石 50g，黄柏 15g，冰片 10g，黄连 10g，共研细末，和匀，拌油适量，调搽患处。

（2）中药药浴：① 邪伤肺卫者，用千里光、野菊花、板蓝根、大青叶、紫花地丁、茵陈、生地黄、玄参、黄柏、生大黄、白矾各 30g，加水 1000mL，煎 30 分钟后去渣，取汁再兑温水至 37~40℃温热水泡洗。每日 1 剂，每次 10~15 分钟，每日 1~2 次，1 个疗程为 3 天。② 邪炽气营者，用金银花 40g，连翘 40g，野菊花 30，蛇床子 30g，地肤子 30g，黄柏 20g，千里光 30g，苦参 30g，苍术 30g，板蓝根 30g，贯众 30g。水煎外洗，每日 2 次，1 个疗程为 3 天。③ 各类证型均可用地肤子、苦参、白鲜皮、野菊花、金银花各 30g，荆芥、蝉蜕、赤芍各 10g，加清水煎，复煎，合并两煎液外洗患处，每天洗 2 次，每天 1 剂，7 天为 1 个疗程。

（3）灌肠疗法：可予阿昔洛韦注射液和常用量中药银翘散加减共同灌肠。将阿昔洛韦注射液 5ml 与中药药液混合备用。用 50ml 注射器抽取药液，将注射器接上普通导尿管，在导尿管下端涂以液状石蜡或香油，插入肛门内 6~10cm，缓慢推注药液（1 分钟左右）。推注完毕，让患儿平卧半小时以上，以利吸收，每日 1 次。药液量根据患儿年龄大小和病情轻重而定，一般每次 40~80ml，药液温度以 28~30℃为宜。

（4）耳穴压豆：适用于所有证型。取穴：肺、脾、下屏尖、下脚端、神门、脑。每次选 2~3 穴，局部消毒，在耳穴贴王不留行籽，每日揉按 3 次，每次 3 分钟。

（5）推拿疗法：基本操作为揉小天心 300 次，揉一窝风 200 次，推补肾水 300 次，推清板门 300 次，揉二人上马 200 次，推清天河水 100 次，推补脾土 200~300 次，推上三关 150~200 次（上两穴，手法微用力，稍快）。

【随症加减】高热时，可暂停用推补脾土、推上三关，待体温降到 38℃左右后方可再采用，可使水痘透发迅速；若见水痘透发，则两穴停用。若伴有呕吐，可加逆运内八卦 150 次，推四横纹 20 次，揉合谷 10 次，推捏大椎、委中各 5~7 次。

（6）针刺疗法：适用于所有证型。主穴选取大椎、曲池、合谷、丰隆、三阴交。若痘疹紫暗，加血海以除血分湿热；若邪陷营血，高热神昏，加刺水沟、十宣放血，以清营凉血，清心开窍。

【具体操作】大椎穴采用点刺放血法；曲池、合谷、丰隆、三阴交采用直刺，进针 1 寸。所有穴位进针后均采用捻转法和提插法使之得气，然后施 2 分钟的平补平泻手法，留针 5~10 分钟。

四、预防调护

（1）接种水痘减毒活疫苗，水痘流行期间不去公共场所。

（2）隔离水痘患儿至水痘全部结痂，不少于发病后 2 周，消毒水痘患儿污染的被服、用具及居室，对有接触史的易感儿检疫 3 周。

（3）正在使用大剂量激素、免疫功能受损、恶性病患儿以及接触过患儿的孕妇、患水痘母亲的新生儿在接触水痘 72 小时内每 10kg 体重肌内注射水痘 – 带状疱疹免疫球蛋白 125~625IU。

（4）保持室内空气流通、新鲜，保持皮肤清洁，修剪指甲，防止搔抓，内衣要柔软勤换，以防擦破皮肤。

（5）多饮温开水，饮食宜清淡、易于消化，忌食辛辣刺激性食物。

第三节 带状疱疹

带状疱疹是一种皮肤上出现成簇水疱，多呈带状分布，痛如火燎的急性疱疹性皮肤病。其临床特点是皮肤上出现红斑、水痘或丘疱疹，累累如串珠，排列成带状，沿一侧周围神经分布区出现，局部刺痛或伴臖核肿大。多数患者愈后很少复发，极少数患者可多次发病。

本病好发于成人，儿童较少见，老年人病情尤重。多发于胸胁部，中医称本病为“蛇串疮”“缠腰火丹”“火带疮”“蛇丹”“蜘蛛疮”等。

一、病因病机

带状疱疹由情志内伤，肝气郁结，久而化火，肝经火毒蕴积，夹风邪上窜头面而发；或夹湿邪下注，发于阴部及下肢；火毒炽盛者多发于躯干；年老体弱者，常因血虚肝旺，湿热毒蕴，导致气血凝滞，经络阻塞不通，以致疼痛剧烈，病程迁延。总之，本病初期以湿热火毒为主，后期则以正虚血瘀兼夹湿邪为患。

二、临床诊断

1. 诊断要点

（1）本病好发于春秋季节，以成年患者居多。

（2）发病初期皮损为带状的红色斑丘疹，继而出现粟米至黄豆大小簇集成群的水疱，累累如串珠，聚集一处或数处，排列成带状，疱群之间间隔正常皮肤，疱液初澄明，数日后疱液浑浊化脓，或部分破裂，重者有出血点、血疱或坏死。轻者无皮损，仅有刺痛感，或稍潮红，无典型的水疱。皮损好发于腰肋部、胸部或头面部，多发于身体一侧，常单侧性沿皮神经分布，一般不超过正中线。发于头面部者，尤以发于眼部和耳部者病情较重，疼痛剧烈，伴有附近臖核肿痛，甚至影响视力和听觉。

（3）发病前患部皮肤常有感觉过敏，皮肤灼热刺痛，伴全身不适、疲乏无力、轻度发热等前驱症状，疼痛有的伴随皮疹同时出现，有的疼痛发生 1~3 天后或更长时间才出现皮疹。皮肤刺痛轻重不等，患儿疼痛轻微。年老体弱者疼痛剧烈，常扩大到皮损范围之外，部分中老年患者皮损消退后可遗留顽固性神经痛，常持续数月，甚至更长时间。

（4）病程 2 周左右。

2. 鉴别诊断

（1）热疮：多发生于皮肤黏膜交界处，皮疹为针头到绿豆大小的水疱，常为一群，1 周左右痊愈，但易复发。

（2）漆疮：发病前有明确的接触史，皮损局限于接触部位，与神经分布无关，皮损潮红、肿胀，有水疱，边界清楚，自觉灼热、瘙痒。

三、治疗

（一）内治疗法

1. 辨证论治

本病治疗以清热利湿、行气止痛为主要原则。初期以清热利湿为主；后期以活血通络止痛为主；体虚者，以扶正祛邪与通络止痛并用。分证论治如下。

（1）肝经郁热证

【临床表现】皮损鲜红，灼热刺痛，疱壁紧张；口苦咽干，心烦易怒，大便干燥，小便黄，舌质红，苔薄黄或黄厚，脉弦滑数。

【治法】清泻肝火，解毒止痛。

【方药】龙胆泻肝汤加减。常用药物如龙胆草、黄芩、栀子、泽泻、木通、车前子、当归、柴胡、生甘草、生地黄、紫草、板蓝根、延胡索等。发于头面者，加牛蒡子、野菊花；有血疱者，加水牛角粉、牡丹皮；疼痛明显者，加制乳香、制没药。

（2）脾虚湿蕴证

【临床表现】皮损色淡，疼痛不显，疱壁松弛；口不渴，食少腹胀，大便时溏，舌淡或正常，苔白或白腻，脉沉缓或滑。

【治法】健脾利湿，解毒止痛。

【方药】除湿胃苓汤加减。常用药物如防风、苍术、白术、赤茯苓、陈皮、厚朴、猪苓、山栀、木通、泽泻、滑石、甘草、肉桂、灯心草等。发于下肢者，加牛膝、黄柏；水疱大而多者，加土茯苓、萆薢、车前草。

（3）气滞血瘀证

【临床表现】皮疹减轻或消退后局部疼痛不止，放射到附近部位，痛不可忍，坐卧不安，重者可持续数月或更长时间，舌暗，苔白，脉弦细。

【治法】理气活血，通络止痛。

【方药】柴胡疏肝散合桃红四物汤加减。常用药物如当归、熟地黄、川芎、白芍、桃仁、红花、陈皮、柴胡、香附、枳壳、芍药、甘草等。心烦眠差者，加珍珠母、牡蛎、山栀、酸枣仁；疼痛剧烈者，加延胡索、制乳香、制没药、蜈蚣等。

2. 中成药

板蓝根颗粒：清热解毒，凉血，适用于带状疱疹早期。

（二）外治疗法

（1）药物外治：① 初起用拔毒散调浓茶水外涂或外涂三黄洗剂，每天 3 次；或鲜马齿苋、野菊花叶、玉簪花叶捣烂外敷。② 水疱破后用黄连膏或青黛膏外涂；有坏死者，用海浮散换药。③ 若水疱不破或水疱较大者，可用三棱针或消毒空针刺破，吸尽疱液或使疱液流出，以减轻胀痛、不适感。

（2）针刺疗法：取内关、阳陵泉、足三里。局部周围卧针平刺，留针30分钟，每日1次。疼痛日久者加支沟，或加耳针刺肝区，埋针3天。或取阿是穴强刺激。

（三）西医治疗

（1）抗病毒药物：应及早应用阿昔洛韦2.5mg/kg静脉滴注，每8小时1次，5~7日为1个疗程。此外尚可用阿糖腺苷5~10mg/（kg·d），1次/日，缓慢静滴；也可用阿昔洛韦或伐昔洛韦或万乃洛韦，口服，1个疗程为7~10日。

（2）糖皮质激素：早期使用可减轻疼痛，最好是起病5~7日内应用，连用3~7日。

（3）止痛药物：可选用布洛芬、吲哚美辛、双氯芬酸钠肠溶片（扶他林）等，也可选择阿司匹林。

四、预防调护

（1）发病期间应保持心情舒畅，以免肝郁气滞化火加重病情。

（2）生病期间忌食肥甘厚腻和鱼腥海味之物，饮食宜清淡，多吃蔬菜、水果。

（3）忌用热水烫洗患处，内衣宜柔软宽松，以减少摩擦。

（4）皮损局部保持干燥、清洁，忌用刺激性强的软膏涂敷，以防皮损范围扩大或加重病情。

第四节 麻疹

麻疹是感受麻疹时邪引起的急性出疹性传染病，临床以发热，咳嗽，鼻塞流涕，泪水汪汪，口腔两颊近臼齿处可见麻疹黏膜斑，周身皮肤按序泛发麻粒样大小的红色斑丘疹，疹退时皮肤有糠麸样脱屑和色素沉着斑为特征。本病最早记载于宋代《小儿药证直诀·疮疹候》："面燥腮赤，目胞亦赤，呵欠顿闷，乍凉乍热，咳嗽嚏喷，手足梢冷，夜卧惊悸，多睡，并疮疹证，此天行之病也。"

本病传染性强，易于引起流行，为儿科常见传染病。发病前1~2周常有与麻疹患者接触史。四季均可发病，但好发于冬、春季节。发病过去从6个月至5岁儿童多见，现在大多是8个月以内婴儿和7岁以上学龄儿童，甚至向成人转变。中医病名依据地方不同，称谓不同，如川广叫做麻子，北方称为疹子，浙江名为瘄子，江苏又名痧子。

一、病因病机

麻疹的病因主要为感受麻疹时邪，其主要病位在肺脾。本病在发生、发展过程中往往有顺证与逆证的不同。顺证指人体正气旺盛，正邪交争，正气可以抗邪外出，疾病向愈；逆证指邪毒深重，正不敌邪，发生变证。

二、临床诊断

1. 诊断要点

（1）易感儿童，在流行季节，有麻疹接触史。

（2）疾病初期症见发热，咳嗽，喷嚏，鼻塞流涕，泪水汪汪，畏光羞明，口腔内两颊黏膜近臼齿处可见麻疹黏膜斑；发热经过3~4天后，进入出疹期，热盛疹出，皮疹按序透发，3~4天出齐；皮疹透出周身后身热渐平，皮疹渐退，皮肤留下糠麸样脱屑和色素沉着斑。麻毒深重者，常可在病程中合并邪毒闭肺、邪毒攻喉、邪陷心肝等危重变证。

（3）麻疹皮疹呈暗红色斑丘疹，但皮疹与皮疹之间皮肤颜色正常。邪毒深重者皮疹稠密，融合成片，疹色暗；邪毒内陷者可见皮疹骤没，或疹稀色淡。

2. 鉴别诊断

（1）幼儿急疹：突然高热，但全身症状轻微，身热始退或热退稍后即出现玫瑰红色皮疹，以躯干、腰部、臀部为主，面部及肘、膝关节等处较少。皮疹出现1~2天后即消退，疹退后无脱屑及色素沉着斑。

（2）风疹：发热1天左右，皮肤出现淡红色斑丘疹，初见于头面部，迅速向下蔓延，1天内布满躯干及四肢。出疹2~3天后发热渐退，皮疹逐渐隐没，皮疹消退后无或有少量脱屑，但无色素沉着。无泪水汪汪和麻疹黏膜斑。

（3）丹痧（猩红热）：起病急骤，发热数小时至1天皮肤猩红，伴细小红色丘疹，自颈、腋下、腹股沟开始，2~3天遍布全身，疹退有脱屑而无色素沉着。在出疹时可伴见口周苍白圈、草莓舌。

三、治疗

（一）内治疗法

1. 辨证论治

本病以清凉透疹为基本法则，以“麻不厌透”“麻喜清凉”为原则。顺证有宣透、清解、养阴之序。麻疹的治疗以透疹达邪、清凉解毒为要，但清凉不可过用苦寒，以防伤阳而透邪无力，透疹不可过用辛温，以避温燥伤津。逆证的治疗以透疹、解毒、扶正为基本原则。对于麻疹逆证的重症患儿，还应中西医结合治疗，以提高疗效。本病还可结合其他治法，如中药成药、熏洗法、推拿疗法。分证论治如下。

（1）邪犯肺卫证

【临床表现】发热，2~3日后在口腔两颊近臼齿处可见麻疹黏膜斑，口腔黏膜磨牙处约1mm的数个白色小点，周围红晕。伴恶风，头身痛，鼻塞流涕，咳嗽，双目畏光、红赤，泪水汪汪，咽喉肿痛，精神不振，纳食减少，舌边尖红，苔薄黄，脉浮数，指纹淡紫。

【治法】辛凉透表，清宣肺卫

【方药】宣毒发表汤加减。常用药物如升麻、葛根、荆芥、防风、薄荷、连翘、前胡、牛蒡子、桔梗、甘草等。发热恶寒，鼻流清涕者，加苏叶、荆芥辛温解表；发热烦躁，咽红口干者，加金银花、蝉蜕辛凉解表；咽喉疼痛，乳蛾红肿者，加玄参、射干、马勃利咽消肿；潮热有汗，精神疲倦，恶心呕吐，大便稀溏者，加藿香、佩兰燥湿和中；夜睡不安，尿黄短少者，加淡竹叶、通草清心利水。

（2）肺胃热盛证

【临床表现】发热，3~4 日后于耳后、发际、颈项、头面、胸腹、四肢出现红色斑丘疹，稠密，紫红，伴壮热，烦躁，咽红、肿痛，咳嗽加重，目赤眵多，纳差，口渴欲饮，大便秘结，小便短赤，舌质红绛，苔黄腻，脉洪数，指纹紫。

【治法】清凉解毒，透疹达邪。

【方药】清解透表汤加减。常用药物如金银花、连翘、桑叶、菊花、西河柳、葛根、蝉蜕、牛蒡子、升麻、紫草等。壮热不退，烦躁不安者，加栀子、黄连、石膏清热解毒；皮疹稠密，疹点红赤，紫暗成片者，加牡丹皮、赤芍、丹参凉营解毒；神识昏迷、嗜睡者，加石菖蒲、郁金豁痰开窍；壮热不退，四肢抽搐者，加羚羊角、钩藤清肝息风；低热不退、口干舌绛者，加地黄、淡竹叶、玄参养阴清热；咳嗽气粗，喉间痰鸣者，加桑白皮、杏仁、炙款冬花、浙贝母肃肺化痰；齿衄、鼻衄者，加藕节炭、仙鹤草、白茅根凉血止血；身热不起，皮疹未透，或疹稀色暗者，加黄芪、太子参益气扶正。

（3）肺胃阴虚证

【临床表现】出疹后 3~4 日，皮疹按出疹顺序开始消退，皮肤有糠麸样脱屑和色素沉着，发热减退，神情疲倦，纳食增加，口干少饮，咳嗽减轻，或声音嘶哑，大便干结，舌红少津，苔薄，脉细数，指纹淡紫。

【治法】养阴益气，清解余邪。

【方药】沙参麦冬汤加减。常用药物如南沙参、麦冬、天花粉、玉竹、桑叶、扁豆、甘草等。潮热盗汗，手足心热者，加地骨皮、银柴胡清解虚热；神倦自汗，纳谷不香者，加炒谷芽、炒麦芽、鸡内金养胃助运；大便干结者，加瓜蒌、火麻仁润肠通便。

2. 中成药

（1）双黄连口服液：清热解毒，凉血利咽，适用于邪犯肺卫证、肺胃热盛证。

（2）小儿羚羊散：清热解毒，透疹止咳，适用于邪毒闭肺、邪陷心肝证。

（二）外治疗法

（1）中药塌渍：麻黄 15g，芫荽 15g，浮萍 15g，黄酒 60ml，加水适量，煮沸，让水蒸气满布室内，再用毛巾蘸取温药液，包敷头部、胸背。适用于麻疹出热期、见形期及皮疹透发不畅者。

（2）中药熏洗：西河柳 30g，荆芥穗 15g，樱桃叶 15g，煎汤熏洗。适用于麻疹初热期或见形期、皮疹透发不畅者。

（三）西医疗法

1. 对症治疗

① 体温过高，发热≥ 40℃，可酌情给予少量退热剂。应注意避免急骤退热，尤其是见形期。② 咳嗽、痰黏稠或咳而无力者，采用雾化吸入，加用祛痰药。③ 惊厥或情绪易激惹者，加用镇静剂防止抽搐发生。

2. 合并症治疗

（1）麻疹合并肺炎：麻疹病毒肺炎者，可予抗病毒治疗。继发细菌感染之肺炎选用敏感抗生素。极度烦躁者，需吸氧，并适当应用镇静剂。并发心力衰竭者予以强心剂治疗。

（2）麻疹合并喉炎：剧烈频咳时，可适当应用镇咳祛痰剂。合并细菌性喉炎选用抗生素。喉炎梗阻症状明显者，应用糖皮质激素（如地塞米松、琥珀酸氢化可的松）静脉给药，一般连用 2~3 天。病情严重者，应给予吸氧、超声雾化吸入等措施，并给予镇静剂，如异丙嗪或地西泮。Ⅱ ~ Ⅲ度喉梗阻经上述积极处理仍不能缓解者，应考虑气管切开。

（3）麻疹合并脑炎：抽搐频繁者选用抗惊厥药。应尽量给予利巴韦林静脉滴注及 α－干扰素肌内注射等抗病毒治疗。肾上腺皮质激素的应用对减轻脑水肿和脱髓鞘病变可能是有益的，一般全身用药 3~5 天，同时给解热、止痉、降颅内压等对症处理。

四、预防调护

（1）按计划接种麻疹减毒活疫苗。在流行期间，有麻疹接触史者，可及时注射丙种球蛋白预防麻疹的发病。

（2）麻疹流行期间，不要带小孩去公共场所和流行区域，减少感染机会。

（3）尽早发现麻疹患儿，隔离至出疹后 5 天，合并肺炎延长隔离至出疹后 10 天。一般对接触者宜隔离观察 14 天，已做过免疫接种者观察 4 周。

（4）卧室空气流通，温度、湿度适宜，避免直接吹风受寒和过强阳光刺激。

（5）注意补足水分，饮食宜清淡、易消化，见形期忌油腻辛辣之品，收没期根据食欲增加营养丰富的食物。

（6）保持眼睛、鼻腔、口腔、皮肤的清洁卫生。

（7）对于重症患儿要密切观察病情变化，早期发现合并症。

第五节　风痧

风痧是由感受风痧时邪（风痧病毒）引起的，以轻度发热、咳嗽、全身皮肤出现细沙样玫瑰色斑丘疹、耳后及枕部臖核肿大为特征的急性出疹性传染病。本病又称“隐疹”“风瘀”。《素问·四时刺逆从论篇》记载：“少阴有余病皮痹隐疹，不足病肺痹，滑则病肺风疝，涩则病积溲血。”

风痧多见于1~5岁儿童，四季均可发生，但冬、春季节好发，可造成流行。孕妇在妊娠早期若患有此病，常可影响胚胎的发育，引起流产、死胎，或导致先天性心脏病、白内障、脑发育障碍等，因此，须特别重视防止孕妇感染。

一、病因病机

风痧的病因是感受风痧时邪。主要病位在肺卫。肺属手太阴，主皮毛，开窍于鼻，属卫司表。风痧时邪自口鼻而入，首先犯肺，正邪相争，肺卫失宣，太阴热邪，内窜于营，营主血络，营热则血络受损，外泄于肌肤，发为红疹。

二、临床诊断

1. 诊断要点

（1）本病流行期间，患儿有风痧接触史。

（2）初期类似感冒，发热1天左右皮肤出现淡红色斑丘疹，再1天后皮疹布满全身，出疹1~2天后发热渐退，皮疹逐渐隐没，皮疹消退后可有少量糠麸样皮肤脱屑，但无色素沉着。

（3）一般全身症状较轻，但常伴耳后及枕部臖核肿大、左胁下痞块（脾脏）轻度肿大。

2. 鉴别诊断

药疹：有用药过敏史，表现为弥漫性鲜红色斑或半米粒大至豆大红色斑丘疹，密集对称分布，皮疹形态不一，如麻疹样或猩红热样，无淋巴结肿大。半数以上患儿在停药后2周完全消退。如未及时停药，可能发展成剥脱性，则预后不良。

三、治疗

（一）内治疗法

1. 辨证论治

本病治疗，以疏风清热为基本法则。清热宜分清表热、里热，表热治宜辛凉解表，里热应根据在气、营、血分之不同，分别施以清气泻热、清营透热、凉血解毒，并佐以透疹之法，使疹出邪祛病安。辨病情之轻重，重症须及时清气凉营解毒，偶见邪毒炽盛、内陷心肝者则当清热解毒，开窍息风。分证论治如下。

（1）肺卫风热证

【临床表现】发热恶风，喷嚏流涕，轻微咳嗽，精神疲倦，饮食欠佳，皮疹先起于头面、躯干，随即遍及四肢，分布均匀，疹点稀疏细小，疹色淡红，一般2~3日逐渐消退，肌肤轻度瘙痒，耳后及枕部臖核肿大触痛，舌质偏红，舌苔薄白，或见薄黄，脉象浮数。

【治法】疏风解热透邪。

【方药】银翘散加减。常用药物如金银花、连翘、竹叶、牛蒡子、桔梗、甘草、荆芥、薄荷、豆豉等。耳后、枕部臖核肿胀疼痛者，加蒲公英、夏枯草、玄参以清热解毒散结；咽喉红肿疼痛者，加僵蚕、木蝴蝶、板蓝根清热解毒利咽；皮疹瘙痒不舒者，加蝉蜕、僵蚕祛风止痒；左胁下痞块肿大者，加牡丹皮、郁金疏利少阳。

（2）热入气营证

【临床表现】壮热口渴，烦躁哭闹，疹色鲜红或紫暗，疹点稠密，甚至可见皮疹融合成片或成片皮肤猩红，小便黄赤，大便秘结，舌质红赤，舌苔黄糙，脉象洪数。

【治法】清气凉营解毒。

【方药】透疹凉解汤加减。常用药物如桑叶、薄荷、牛蒡子、蝉蜕、连翘、黄芩、紫花地丁、赤芍、紫草等。口渴多饮者，加天花粉、鲜芦根清热生津；大便干结者，加大黄、玄明粉泻火通便；皮疹稠密，疹色紫暗者，加地黄、牡丹皮、丹参清热凉血。

若本病邪陷心肝，出现高热不退、神昏抽搐等症，治当清热解毒，开窍息风，常用黄连解毒汤合羚角钩藤汤加减。

2. 中成药

（1）双黄连口服液：疏风解表，清热解毒，适用于邪犯肺卫证。

（2）银黄口服液：清热解毒，适用于肺胃风热证。

（3）清开灵口服液：清热解毒凉血，适用于热入气营证。

（4）紫雪丹：清热解毒，开窍安神，适用于高热不退者。

（二）外治疗法

中药药浴：可选用白鲜皮、地肤子、土荆皮、苦参、蛇床子、败酱草煎汤水洗。

（三）西医治疗

（1）以对症和支持治疗为主。早期可予抗病毒治疗，对并发细菌感染者可选用有效抗生素治疗。

（2）先天性风疹患儿可长期携带病毒，影响其生长发育，应早期检测听力、视力，对出现听力、视力损伤者给予特殊教育与治疗，以提高其生活质量。

四、预防调护

（1）保护孕妇，尤其在妊娠早期（妊娠3个月内），应避免其与风疹患者接触。

（2）接种风疹疫苗，对儿童及婚前女子进行接种，具有预防风疹的效果。

（3）儿童有与风疹患者密切接触史者，可口服板蓝根颗粒预防发病。

（4）患儿在出疹期间不宜外出，防止交叉感染。

（5）患儿应注意休息和保暖，避免复感外邪 。多饮开水，少食辛辣刺激之品。对体温较高者可物理降温。

（6）皮肤瘙痒者，不要用手挠抓，防止损伤皮肤导致感染，衣服宜柔软、宽松。

第六节　幼儿急疹

幼儿急疹是外感幼儿急疹时邪（人类疱疹病毒6、7型）引起，临床以急性高热，3~4天后体温骤降，同时全身出现玫瑰红色小丘疹，疹退后无痕迹遗留为特征的一种较轻的急性发疹性传染病。因其皮疹形似麻疹，多发于婴幼儿，故中医学病名为“奶麻”。因其形似麻疹而又与麻疹有别，故又称“假麻”。

本病一年四季均可发生，以冬春发病者居多。好发年龄为6~18个月，6个月以内婴儿少有发病。患儿多能顺利出疹，极少发生合并症，一般预后良好。并发症可见中耳炎、下呼吸道感染、心肌炎、心功能不全等，也有严重合并症的报道，如致死性脑炎或脑病、重度肝功能损害、原发性血小板减少性紫癜等。

一、病因病机

幼儿急疹发病的原因为感受幼儿急疹时邪，属风热时邪范畴。幼儿急疹时邪由口鼻而入，侵袭肺卫，肺卫失宣，郁于肌表，与气血相搏，肺脾母子相传，其主要病变在肺脾。

二、临床诊断

1. 诊断要点

（1）多发生于2岁以下的婴幼儿。

（2）起病急骤，常突然高热，持续3~4天后热退，但全身症状轻微。

（3）身热始退，或热退稍后即出现玫瑰红色皮疹。

（4）皮疹以躯干、腰部、臀部为主，面部及肘膝关节等处较少。皮疹出现1~2天后即消退，疹退后无脱屑及色素沉着斑。

（5）可见枕部、颈部及耳后淋巴结轻度肿大。

2. 鉴别诊断

（1）风疹：风疹好发于学龄期儿童，有接触史（学校及托幼机构内常有小规模流行），出疹前无发热症状，或仅有轻度发热。皮疹稀疏，分布于全身，手足心可有皮疹，个别病例皮疹消退后留色素沉着或脱屑，枕后淋巴结肿大更为明显，发病1周左右可检测到抗风疹病毒IgM抗体。

（2）麻疹：麻疹在出疹前除有高热症状外，还伴有咳嗽、结膜充血、流泪、畏光、鼻塞及流涕等卡他症状；第二磨牙对侧颊黏膜出现蓝白色或紫色小点，周围有红晕，此称为Koplic斑，是麻疹的早期诊断依据。麻疹的皮疹与幼儿急疹相似，但颜色更为鲜艳，为鲜红色或暗红色的斑疹或斑丘疹，皮疹分布全身，可波及手足心，皮疹消退后留色素沉着及脱屑。麻疹出疹时发热更高，而幼儿急疹出疹时热退，依据此点较易鉴别。麻疹皮疹出现后3~4天血液中出现抗麻疹病毒抗体，2~4周后抗体滴度较高。患儿一般未接种过麻疹疫苗，出疹前往往有麻疹患者接触史。

三、治疗

（一）内治疗法

1. 辨证论治

本病治疗以透表散热、疏卫凉营为主。邪郁肌表者，治以疏风清热，宣透邪毒；热退疹出者，治以清热生津，养阴清肺。分证论治如下。

（1）邪郁肌表证

【临床表现】骤发高热，持续3~4天，神情正常或稍有烦躁，面赤，口微渴，饮食减少，或见囟填，偶见四肢抽搐，咽红，舌质偏红，舌苔薄黄，指纹浮紫。

【治法】透表散热。

【方药】银翘散加减。常用药物如金银花、连翘、薄荷、牛蒡子、桑叶、菊花、桔梗、淡竹叶、板蓝根、甘草等。时邪夹寒郁表，发热恶寒，鼻塞流涕者，加苏叶、防风解表散寒；壮热不退，烦躁不安者，加淡豆豉、栀子、蝉蜕解肌退热；囟填或见抽风者，加僵蚕、钩藤、石决明，或加用小儿金丹片以凉肝息风；食欲不振，大便溏薄者，加葛根、扁豆、焦山楂调脾止泻；咽部红肿疼痛，颈及耳后淋巴结肿大明显者，加大青叶、蒲公英、浙贝母、射干利咽消肿。

（2）毒透肌肤证

【临床表现】身热已退，肌肤出现玫瑰红色小丘疹，皮疹始见于躯干部，很快延及全身，经1~2天皮疹消退，肌无痒感；或有口干，纳差，咽红，舌质偏红，苔薄少津，指纹淡紫。

【治法】清热生津。

【方药】养阴清肺汤加减。常用药物如南沙参、麦冬、地黄、玄参、薄荷、连翘、桔梗、牛蒡子、生甘草等。食欲不振者，加鸡内金、炒麦芽健脾开胃；大便干硬者，加火麻仁、瓜蒌子润肠通便；口干、舌苔少津者，加芦根、玉竹养阴生津止渴。

2. 中成药

（1）小儿热速清口服液：清热解毒，适用于邪郁肌表证。

（2）小儿金丹片：清热解毒，祛风化痰，适用于邪郁肌表证兼见抽搐者。

（二）外治疗法

针刺疗法：高热时，用体针刺大椎、曲池、合谷、足三里。施强刺激泻法，持续捻针 3~5 分钟，不留针。

四、预防调护

（1）注意观察，好发年龄儿童如出现烦躁、哭闹、食欲差、咳嗽、恶心时，提示有本病发生可能，此时要查看是否发热或出现皮疹。

（2）在婴幼儿集体场所，如托儿所、幼儿园发现可疑患儿，应隔离观察 7~10 天。隔离患儿至出疹后 5 天。

（3）病室空气流通。

（4）饮食宜清淡，富营养，易消化，多饮水。

（5）持续高热卧床休息，并用物理降温，用冷毛巾敷头部，或用 30%~50% 乙醇擦浴散热，防止惊厥发生。必要时暂用退热剂。

第七节　手足口病

手足口病是由多种肠道病毒引起的一种儿童常见急性发疹性传染病，大多数患者症状轻微，以发热和手、足、口腔等部位的皮疹或疱疹为主要症状。多见于夏秋季节，常见于学龄前儿童，尤以 3 岁以下婴幼儿发病率最高。根据其临床症状，应属于中医学的“时疫”“温病”等范畴。

一、病因病机

手足口病的毒邪致病，一责之于邪气的强盛，二责之于儿童正气的相对不足，故在特定的发病季节，毒邪过于强盛，儿童本身稚阴稚阳，正气相对不足，加之因脾易为湿所困，故湿热邪毒易乘虚入侵，导致人体发病。病机关键为邪侵肺脾，外透肌表。病位主要在肺脾，可涉及心肝。

二、临床诊断

1. 诊断要点

（1）潜伏期：3~7 天。

（2）多见于5岁以下儿童。

（3）发疹前有低热、头痛、食欲减退等前驱症状，症状重者可出现高热。

（4）皮损初为小斑疹，很快发展成为2~4mm大的水疱，疱壁薄，内容澄清，周围绕以红晕。水疱破溃后形成灰白色糜烂面或浅溃疡。皮疹常同时发生于手掌、足跖、口腔及臀部，散在分布，也有患者是不全型表现，口腔黏膜侵犯最普遍，可达90%以上。

（5）临床症状大多轻微，可有轻度痒、触痛或进食痛。

（6）病程约1周，愈后极少复发。

2. 鉴别诊断

（1）水痘：由水痘－带状疱疹病毒所致，以发热和皮肤黏膜分批出现斑丘疹、疱疹、结痂为特征。皮损大多呈向心性分布，以躯干、头面多，疱壁薄，易破溃结痂，其长轴与躯体的纵轴垂直。在同一时期、同一部位，斑丘疹、疱疹、结痂并见。

（2）疱疹性咽峡炎：由柯萨奇病毒A组（2~4型）感染引起。起病较急，常突发高热、咽痛、流涕等上呼吸道感染症状，体检可见软腭、悬雍垂、上腭弓、咽后壁等口腔后部出现灰白色小疱疹，周围红赤，1~2天内疱疹破溃形成溃疡，疼痛明显，伴流涎、拒食、呕吐等，皮疹很少累及颊黏膜、舌、牙龈及口腔以外部位皮肤。

（3）汗疱疹：多见于手足多汗者，无口腔损害及全身症状，水疱较小，多且密集，疱液清澈透明，脱皮较多。

三、治疗

（一）内治疗法

1. 辨证论治

中医以清热解毒祛湿为基本治疗原则。轻症治以宣肺解表，清热化湿；重症应注意分清湿重、热重。如若出现变证，或息风开窍，或温阳扶正，或泻肺逐水，或活血通络，随证治之。疾病后期，宜以益气养阴、扶助正气为主，佐以清热化湿，祛除余邪。分证论治如下。

（1）邪犯肺脾证

【临床表现】发热轻微，或无发热，流涕咳嗽，咽红疼痛，或纳差恶心，呕吐泄泻，1~2天后或同时出现口腔内疱疹，破溃后形成小的溃疡，疼痛流涎，不欲进食。随病情进展，手掌、足跖部出现米粒至豌豆大小斑丘疹，并迅速转为疱疹，分布稀疏，疹色红润，根盘红晕不著，疱液清亮，舌质红，苔黄，脉浮数，为手足口病轻症。

【治法】宣肺解表，清热化湿。

【方药】甘露消毒丹加减。常用药物如滑石、黄芩、茵陈、石菖蒲、川贝母、木通、藿香、连翘、白蔻仁、薄荷、射干等。恶心呕吐者，加苏梗、竹茹和胃降逆；泄泻者，加泽泻、薏苡仁祛湿止泻；高热者，加葛根、柴胡解肌退热；肌肤痒甚者，加蝉蜕、白鲜皮祛风止痒。

（2）湿热毒蕴证

【临床表现】身热持续，热势较高，烦躁口渴，口腔、手足、四肢、臀部疱疹，分布稠密，或成簇出现，疹色紫暗，根盘红晕显著，疱液浑浊，口臭流涎，灼热疼痛，甚或拒食，小便黄赤，大便秘结，舌质红绛，苔黄厚腻或黄燥，脉滑数，为手足口病重症。

【治法】清热凉营，解毒祛湿。

【方药】清瘟败毒饮加减。常用药物如生地黄、川黄连、黄芩、牡丹皮、生石膏、栀子、甘草、竹叶、玄参、犀角（现以水牛角代替）、连翘、赤芍、知母、桔梗等。偏于湿重者，去知母、生地黄，加藿香、滑石、竹叶清热利湿；大便秘结者，加生大黄、玄明粉泻热通便；腹胀满者，加枳实、厚朴理气除胀；瘙痒重者，加白鲜皮、地肤子祛风止痒。

2. 中成药

（1）双黄连口服液：清热解毒，适用于邪犯肺脾证。

（2）黄栀花口服液：清肺泻热，适用于湿热毒蕴证。

（二）外治疗法

（1）药物外治：① 西瓜霜、冰硼散、珠黄散、喉风散，任选 1 种，适量，每日 3 次涂搽口腔患处。② 金黄散、青黛散、紫金锭，任选 1 种，适量麻油调和，每日 2 次敷于手足疱疹处。

（2）中药药浴：金银花 15g，板蓝根 15g，蒲公英 15g，车前草 15g，浮萍 15g，黄柏 10g，水煎，外洗手足疱疹处，适用于手足疱疹重者。

（3）敷脐疗法：将板蓝根、大青叶、蒲公英等清热解毒药物研末，生姜汁调匀，贴敷，胶布固定，日 1 次。

（4）灌肠疗法：多用于本病变证，高热不退，丘疹鲜红者。根据病情辨证，选板蓝根、大青叶、荆芥、薄荷、柴胡等清热药物，煎汤至 100ml，纱布过滤备用，药液与清开灵注射液混匀，温度以皮温为度，用 50ml 注射器抽取药液，通过导尿管注入肛门，术后平躺，日 1 次。

（5）耳穴压豆：王不留行籽按压于肺俞、内分泌、神门、交感等处，按压至有微痛感，3 日 1 次。

（6）推拿疗法：取二人上马、外劳宫、小天心、肝经、肺经、天河水、涌泉，捏脊。取适当体位，操作者握儿童手部，涂润滑剂后，轻柔二人上马 1 分钟，按揉外劳宫 3 分钟，点小天心 300 次，清肺平肝 2 分钟，清天河水 2 分钟，推涌泉 2

分钟，最后儿童取俯卧位，捏脊3~9遍。高热不退者，尚可选取大椎、肺俞、合谷、曲池、十宣放血泻热。

四、预防调护

（1）本病流行期间，勿带孩子去公共场所，发现疑似患者，应及时进行隔离。

（2）注意搞好个人卫生，养成饭前便后洗手的习惯。

（3）加强体育锻炼，增强体质及抵抗力。

（4）注意保持皮肤清洁，对疱疹切勿挠抓，以防溃破感染。

第八节　疣

疣是一种发生于皮肤浅表的良性赘生物，因其皮损形态及发病部位不同而名称各异。如好发于手背、手指、头皮等处者，称千日疮、疣目、枯筋箭或瘊子；发于颜面、手背、前臂等处者，称扁瘊；发于胸背部有脐窝的赘疣，称鼠乳；发于足跖部者，称跖疣；发于颈周围及眼睑部位，呈细软丝状突起者，称丝状疣或线瘊。本病西医亦称疣，一般分为寻常疣、扁平疣、传染性软疣、掌跖疣和丝状疣等，尖锐湿疣归入性传播疾病内讨论。

一、病因病机

多由风热邪毒搏于肌肤而生，或因怒动肝火，肝旺血燥，筋气不荣，肌肤不润所致。跖疣多由局部气血凝滞而成，外伤、摩擦常为其诱因。

二、临床诊断

1. 诊断要点

（1）疣目：本病相当于西医学寻常疣，多发于儿童及青年。最初为一个针头大至绿豆大的疣状赘生物，呈半球形或多角形，突出表面，色灰白或污黄，表面蓬松枯槁，状如花蕊，粗糙而坚硬。以后体积逐渐增大，发展成乳头状赘生物，此为原发性损害，称母瘊。此后由于自身接种，数目增多，有时可呈群集状。好发于手背、手指，也可见于头面部。病程缓慢，有自然消退者。一般无自觉症状，常因搔抓、碰撞、摩擦碰伤出血。

（2）扁瘊：相当于西医学扁平疣。多发于青年男女，故又称青年扁平疣。皮损为表面光滑的扁平丘疹，针头、米粒至黄豆大小，呈淡红色、褐色或正常皮肤颜色。数目很多，散在分布，或簇集成群，有的互相融合，常因搔抓沿表皮剥蚀处形成一串新的损害。好发于颜面和手背。一般无自觉症状，偶有瘙痒感，有时可自行消退，但也可复发。

（3）鼠乳：相当于西医学的传染性软疣，多见于儿童。皮损为半球形丘疹，米粒至黄豆、豌豆大小，中央有脐凹，表面有蜡样光泽，挑破顶端可挤压出白色乳酪样物质。数目不定，数个到数十个不等，呈散在性或簇集性分布，但不相互融合。好发于躯干和面部。有轻度传染性，愈后不留瘢痕，可自行消失。

（4）跖疣：相当于西医学掌跖疣。发生在手掌、足底或指（趾）间。皮损为角化性丘疹，中央稍凹，外周有稍带黄色高起的角质环，除去表面角质后，或见疏松的白色乳头状角质物，掐或挑破后易出血，数目多时可融合成片。有明显的压痛，用手挤压则疼痛加剧。常在外伤部位发生，足部多汗者易生本病。

（5）丝状疣：中年妇女较多见。多发生于颈项或眼睑部位。皮损为单个细软的丝状突起，呈褐色或淡红色，可自行脱落，不久又可长出新的皮损。一般无自觉症状。

2. 鉴别诊断

（1）扁平苔藓：与扁瘊相鉴别。本病多发于四肢伸侧、背部、臀部，皮疹为多角形扁平丘疹，表面有蜡样光泽，多数丘疹可融合成片，呈暗红色，一般瘙痒较重。

（2）鸡眼：与跖疣相鉴别。鸡眼多发生于足底和趾间，损害为圆锥形的角质增生，表面为褐黄色鸡眼样的硬结嵌入皮肉，压痛明显，步履疼痛。

（3）胼胝：与跖疣相鉴别。胼胝也发生于跖部受压迫处，为不整形角化斑片，中厚边薄，范围较大，表面光滑，皮纹清晰，疼痛不甚。

三、治疗

（一）内治疗法

本病以清热解毒散结为主要疗法。扁平疣、疣目宜内外合治，其余疣多以外治为主。分证论治如下。

（1）疣目

① 风热血燥证

【临床表现】疣目结节如豆，坚硬粗糙，大小不一，高出皮肤，色黄或红，舌红，苔薄，脉弦数。

【治法】养血活血，清热解毒。

【方药】治瘊方加减。常用药物如熟地黄、何首乌、杜仲、赤芍、白芍、牛膝、桃仁、红花、赤小豆、白术、板蓝根、夏枯草等。

② 湿热血瘀证

【临床表现】疣目结节疏松，色灰或褐，大小不一，高出皮肤，舌暗红，苔薄，脉细。

【治法】清热化湿，活血化瘀。

【方药】马齿苋合剂加减。常用药物如马齿苋、蜂房、败酱草、紫草、大叶青、薏苡仁等。

（2）扁瘊

① 风热蕴结证

【临床表现】皮疹淡红，数目较多，或微痒，或不痒，病程短，伴口干不欲饮，舌红，苔薄白或薄黄，脉浮数或弦。

【治法】疏风清热，解毒散结。

【方药】马齿苋合剂加减。常用药物如马齿苋、蜂房、败酱草、紫草、大叶青、木贼草、郁金、浙贝母、板蓝根等。

② 热瘀互结证

【临床表现】病程较长，皮疹较硬，大小不一，其色黄褐或暗红，不痒不痛，舌红或暗红，苔薄白，脉沉弦。

【治法】活血化瘀，清热散结。

【方药】桃红四物汤加减。常用药物如当归、熟地黄、川芎、白芍、桃仁、红花、生黄芪、板蓝根、紫草、马齿苋、浙贝母、薏苡仁等。

疣目、皮损少者及鼠乳、掌跖疣、丝状疣均无须内服治疗。

（二）外治疗法

（1）药物外治：各种疣均可选用木贼草、板蓝根、马齿苋、香附、苦参、白鲜皮、薏苡仁等中药，煎汤趁热洗涤患处，每天 2~3 次，可使部分皮疹脱落。

（2）艾灸疗法：疣目较少者，可用艾炷着疣上灸之，每日 1 次，每次 3 壮，至脱落为止。

（3）针刺疗法：用针尖从疣顶部刺入，达到基底部，四周再用针刺以加强刺激，针后挤出少许血液，有效者 3~4 天可萎缩，逐渐脱落。

（4）其他：激光、冷冻、电灼法。

四、预防调护

（1）扁瘊忌搔抓，抓破后损害加重。

（2）疣目应避免摩擦或挤压，以防出血。生于甲下者，疼痛异常，宜早治。

（3）跖疣应避免挤压。

（4）鼠乳应保持局部清洁，抓破后可自身接种，并应避免继发感染。

第九节　传染性软疣

传染性软疣是由传染性软疣病毒感染引起的一种传染性皮肤病，是发生在皮肤浅表的赘生物，主要皮损为半球形丘疹，中央有脐凹，表面有蜡样光泽，呈散在分布，自觉微痒，好发于躯干和面部，多见于儿童。中医称之为“鼠乳”“水瘊”。

一、病因病机

本病多由乳食不当，脾胃受损，脾虚生痰，或肝火妄动，气血不和，复感风热毒邪，搏于肌肤而成。儿童脾常不足，运化失常，易生痰湿，复感风热毒邪，内外相因，经络不畅，致使痰湿热毒凝滞于肌肤而致本病；儿童肝常有余，易生火邪，肝火妄动，气血不和，外感风热之毒阻于肌肤而成。

二、临床诊断

1. 诊断要点

（1）病史：有鼠乳患者接触史。

（2）皮损初起为米粒大的半球形丘疹，境界清楚，后逐渐增大至豌豆大，中心微凹为脐窝，色灰白、乳白、微红或皮色如常。

（3）早期质地坚硬，逐渐变软，表面光滑如涂蜡。皮损数目不定，不相融合，用力挤之可挤出白色乳酪样物质。

（4）可自身接种，有轻度传染性。

（5）一般无自觉症状，少数有瘙痒感。

（6）数月后可自行消退，亦可持续数年不愈。

2. 鉴别诊断

（1）扁平疣：中医名之“扁瘊”，多见于青年男女，好发于颜面部和手背，皮损为表面光滑的扁平丘疹，针头、米粒到黄豆大小，呈淡红色、褐色或正常肤色，数目多，散在分布，或簇集成群，有的相互融合，常因搔抓沿表皮剥蚀处形成一处新的损害，可复发。

（2）汗管瘤：好发于眼睑部位，以及颈部、前胸、腹部等处，为针头至豆大的柔软性丘疹，对称分布，正常肤色，常密集而不融合。

（3）丘疹性荨麻疹：皮损为丘疹、风团，或有水疱，风团呈纺锤状，剧烈瘙痒，抓后可呈坚实丘疹。

三、治疗

（一）内治疗法

本病以清热解毒散结为主要治法。

（1）脾虚痰湿证

【临床表现】表面光滑的丘疹，顶端有脐窝，纳呆，乏力，嗜睡，舌苔白腻，脉滑。

【治法】健脾祛湿，化痰散结。

【方药】二陈汤加减。常用药物如陈皮、半夏、茯苓、甘草、白芥子、香附等。

（2）肝火旺盛证

【临床表现】表面光滑的丘疹，顶端有脐窝，情绪急躁易怒，口干口苦，舌红，苔黄，脉弦数。

【治法】清肝泻火，软坚散结。

【方药】治疣方或马齿苋合剂加减。常用药物如板蓝根、夏枯草、牛蒡子、金银花、连翘、柴胡、马齿苋、败酱草等。

（二）外治疗法

本病以外治为多。

（1）夹疣法：用于疣体数目少者，用消毒夹子夹住疣体快速用力向上拔除，即夹出乳酪样小栓，立即涂上 2.5% 碘酊。

（2）中药外洗：可选用板蓝根、木贼、香附、贯众、白鲜皮、苦参、生薏苡仁煎汤外洗或者外擦。

（3）中药外敷：用鸦胆子仁油点敷疣体。

（4）挑刺法：消毒后，用一次性注射器针头或三棱针刺入传染性软疣的根部，挑破软疣，后把软疣小体清洁干净，再次消毒，一般无须包扎，3 天内患处不要沾水。

（5）放血疗法：用三棱针在双足隐白、大敦及双手少商穴进针，以自然出血为度，5~10 分钟后，擦去血迹，隔日治疗 1 次。

（6）其他：激光、冷冻、电灼法。

四、预防调护

（1）养成良好的卫生习惯，注意避免皮肤外伤破损，避免搔抓，以免自身接种；集体生活中应注意隔离及衣物消毒，勿共用浴巾，避免直接接触感染；提高自身抵抗力，防止毒邪侵袭。

（2）保持局部清洁，避免继发感染。

第十节　传染性单核细胞增多症

传染性单核细胞增多症（IM），又称腺性热，特点为发热、咽痛、淋巴结肿大、脾大、淋巴细胞增多及非典型淋巴细胞，有异嗜性抗体。多发生于儿童及青壮年，可能通过直接接触或飞沫传染。

一、病因病机

本病系 EB 病毒感染所引起。

二、临床诊断

1. 诊断要点

（1）潜伏期：儿童为10天左右，起病缓慢，可有头痛、倦怠等前驱症状。大多有发热，常持续1周左右，重病患者可达2周或更长。

（2）发病几天后出现渗出性咽峡炎，为最常见的症状。

（3）发热2~3天可出现弥漫性扁桃体炎，硬腭、软腭联合部可出现多数小出血点。此症具有特征性。

（4）早期有淋巴结肿大，常为全身性，以颈部淋巴结最为常见，腋下、腹股沟部次之，肿大的淋巴结大多在热退后几周内消失，但偶有持续数月，甚至数年者。

（5）约一半患者有中度脾大。肝脏常易受累。

（6）约1/3患者可在发病后4~6天出现皮疹，常见的眼睑水肿、斑疹或麻疹样发疹主要发生在躯干及上肢，少数亦可发生猩红热样、疱疹样、多形性红斑，以及寒冷性荨麻疹及紫癜。多在几天内消退。

（7）使用抗生素时，皮疹发生率可高达90%，即在使用抗生素7~8天后可出现全身鲜红色麻疹样发疹，偶可并发血小板减少性紫癜、脑膜脑炎、心肌炎或自身溶血性贫血。

2. 鉴别诊断

（1）巨细胞病毒病：巨细胞病毒病的临床表现酷似本病，该病肝、脾肿大是由于病毒对靶器官细胞的作用所致，传染性单核细胞增多症则与淋巴细胞增殖有关。巨细胞病毒病中咽痛和颈淋巴结肿大较少见，血清中无嗜异性凝集素及EB病毒抗体，确诊有赖于病毒分离及特异性抗体测定。

（2）溶血性链球菌感染引起的咽峡炎：传染性单核细胞增多症早期发热，咽峡炎，淋巴结肿大，与链球菌性咽峡炎类似，但溶血性链球菌感染引起的咽峡炎血象中中性粒细胞增多，咽拭子细菌培养可得阳性结果，且青霉素治疗有效。

（3）传染性淋巴细胞增多症：发病年龄以10岁以下为主，可有轻度发热、上呼吸道感染或和胃肠道症状。外周血白细胞总数可升高，分类中以成熟淋巴细胞为主，占60%~90%，异常淋巴细胞并不增高，骨髓象正常，嗜异性凝集反应阴性。

三、治疗

对症治疗：并发脑膜脑炎、心肌炎、自身溶血性贫血或血小板减少性紫癜者，可使用糖皮质激素，有人认为羟氯喹对严重者有效。目前亦有人使用阿昔洛韦治疗EB病毒感染。

四、预防调护

（1）传染性单核细胞增多症流行期间不去公共场所，戴口罩。

（2）保持室内空气流通、新鲜，保持皮肤清洁，修剪指甲，防止搔抓，勤洗手，内衣要柔软勤换，以防擦破皮肤。

（3）多饮温开水，饮食宜清淡、易于消化，忌食辛辣刺激性食物。

第十一节 儿童丘疹性肢端皮炎

儿童丘疹性肢端皮炎，急性发作的位于肢端、面部和臀部的对称性丘疹，主要发生于儿童，又称为Gianotti-Crosti综合征及小儿丘疹性肢端皮炎。

一、病因病机

中医认为外感时邪，风热毒邪侵袭肌肤，与气血相搏，发于肌肤。

Gianotti首先确认本病与乙型肝炎病毒表面抗原（HBsAg）有关，后逐渐发现其他病毒如EB病毒、甲型和丙型肝炎病毒、巨细胞病毒等亦相关，甚至与肺炎支原体、脊髓灰质炎疫苗等等也可能相关。

二、临床诊断

1. 诊断要点

（1）发病年龄：6个月~15岁，以2~6岁居多。

（2）突然发疹，为针头到绿豆大扁平充实性丘疹，呈暗红、紫红或淡褐色。初多发于四肢末端、手背、足背等部，在3~4天内依次向上扩展至股部、臀部及上肢伸侧，最后延伸到面部，躯干多不受累，偶尔可见少数皮损。

（3）皮损多对称分布，呈播散性，互不融合，瘙痒程度不等。

（4）少数患者可有低热、倦怠和全身不适。

（5）乙型肝炎病毒感染有关的儿童丘疹性肢端皮炎：面部、四肢无瘙痒的红斑丘疹或丘疱疹，持续20~25天，不复发；表浅淋巴结反应性肿大；急性无黄疸型肝炎，至少持续2个月，亦可迁延数月或数年；皮疹发生后数月出现血清HBsAg阳性。

2. 鉴别诊断

玫瑰糠疹：好发于躯干及四肢近端，为多数椭圆形小斑片，其长轴沿肋骨及皮纹方向排列，鳞屑细小而薄。

三、治疗

本病无特殊治疗方法，且任何治疗都不能缩短病程，由于本病有自限性，故仅做一般对症处理。

四、预防调护

（1）和儿童丘疹性肢端皮炎患儿吃饭时，碗筷要分开。

（2）保持室内空气流通、新鲜，保持皮肤清洁，修剪指甲，防止搔抓，勤洗手，内衣要柔软、勤换，以防擦破皮肤。

（3）多饮温开水，饮食宜清淡、易于消化，忌食辛辣刺激性食物。

第十二节　川崎病

川崎病又叫黏膜皮肤淋巴结综合征，是一种急性发热性、皮肤黏膜发疹、淋巴结肿大的疾病，累及全身中、小血管，常导致儿童后天性心脏疾病。1961年首先由日本川崎发现，并于1967年首次报道，以后世界其他地方亦有报道。本病好发于儿童，由于本病临床诊断存在难度，且并发症多，因此早期诊断尤为重要。

一、病因病机

中医认为肺胃郁热，外感风热毒邪，内外之邪相搏引发此病或者脏腑虚实不调，脾肺气虚，表卫不固，或阴虚生内热，风热毒邪因而乘之。

西医认为原因不明，曾怀疑为病毒或细菌感染。发病前常有腺病毒、疱疹病毒及埃可病毒的感染，且在患者咽拭子、粪便等发现腺病毒、柯萨奇病毒、埃可病毒及肝炎病毒等，但未分离出特定的病毒。有人认为本病的发生与遗传相关，也有人认为此病与免疫有关。

二、临床诊断

1. 诊断要点

（1）好发于5岁以下婴幼儿，以2岁以下儿童最为多见，亦可发生于成年人。

（2）不明原因发热，临床常以高热（$>39℃$）为最初表现，发热病程持续5天或更长。

（3）双侧眼结膜充血，球结膜尤重，甚至可伴发化脓性结膜炎。

（4）口腔黏膜改变：口唇潮红、皲裂、结痂，口腔及咽部黏膜弥漫性潮红、充血，杨梅舌，通常口腔黏膜无溃疡。

（5）肢端改变：急性期可见手足硬肿、潮红，恢复期可见甲横沟、指（趾）尖端脱屑，部分可先表现为肛周脱屑。

（6）多发性发疹，而无水疱或结痂。

（7）淋巴结肿大。

2. 鉴别诊断

（1）猩红热：高热后2天发疹，为弥漫性细小密集的红斑，皮肤褶皱处皮疹更密集，可见深红色瘀点状线条，四肢末端皮疹较少见，杨梅舌，口周苍白圈，抗生素治疗有效。

（2）中毒性休克综合征：发病年龄大，多见于月经期青年妇女，有低血压（收缩压≤ 12kPa 或 90mmHg）。

（3）小儿结节性多动脉炎：临床上常有长期或间歇性发热，皮疹为红斑、荨麻疹或多形红斑表现，可有高血压、心包渗出、心脏扩大、充血性心力衰竭及肢端坏疽等。

三、治疗

（一）内治疗法

1. 辨证论治

本病治疗标实以清热除湿为主，本虚者注重益气健脾养阴。分证论治如下。

（1）热毒炽盛证

【临床表现】发病急骤，结膜充血伴身热口渴，烦躁不安，便干溲赤，舌质红绛，苔黄，脉滑数。

【治法】清热解毒，凉血利湿。

【方药】清瘟败毒饮加减。常用药物如生地黄、川黄连、黄芩、牡丹皮、生石膏、栀子、甘草、竹叶、玄参、犀角（现以水牛角代替）、连翘、赤芍、知母、桔梗等。水疱渗液多者，加车前子、白茅根；高热者，加羚羊角粉；大便秘结者，加大黄。

（2）心火脾湿证

【临床表现】口腔糜烂，手足肿胀，伴心烦口干，小便短赤，纳呆腹胀，舌质红，苔黄腻，脉濡数。

【治法】清脾除湿，清心凉血。

【方药】清脾除湿饮加减。常用药物如白术、赤茯苓、苍术、黄芩、生地黄、麦冬、栀子、泽泻、甘草、连翘、茵陈、枳壳、竹叶等。口腔糜烂者，加金银花、金莲花、藏青果。

（3）脾虚湿蕴证

【临床表现】倦怠乏力，腹胀便溏，舌淡胖，苔白腻，脉沉缓。

【治法】健脾除湿解毒。

【方药】除湿胃苓汤或参苓白术散加减。常用药物如防风、苍术、白术、赤茯苓、陈皮、厚朴、猪苓、山栀、木通、泽泻、滑石、甘草、肉桂、灯心草、白扁豆、人参、白术、白茯苓、炙甘草、山药、莲子肉、桔梗、薏苡仁、砂仁等。

（4）气阴两伤证

【临床表现】病程较长，口咽干燥，五心烦热，气短懒言，神疲无力，舌质淡红，苔少或花剥，脉沉细数。

【治法】益气养阴，清热解毒。

【方药】解毒养阴汤加减。常用药物如西洋参、南沙参、北沙参、耳环石斛、黑元参、佛手参、生黄芪、干生地黄、紫丹参、金银花、蒲公英、麦冬、玉竹等。瘙痒甚者，加白蒺藜、钩藤、僵蚕。

（二）西医治疗

主要是对症治疗。现多主张用阿司匹林，30~50mg/（kg·d），分 2~3 次口服，热退后减量至 3~5mg/（kg·d），维持 6~8 周，以预防血小板聚集而可能形成的冠状动脉病变。另外，可大量注射丙种球蛋白，按 400mg/(kg·d）一次性给药，5~10 小时内输注完毕。

四、预防调护

（1）勤洗手，勤洗澡，勤换衣。

（2）室内多通风，避免与此类患者接触。

（3）饮食宜清淡。

（4）起居有常。

第十三节　传染性红斑

本病又称第五病，好发于 4~12 岁的儿童，多见于春、夏季节。

一、病因病机

中医认为本病由外感时邪，风热毒相搏而发病。

西医学认为本病为病毒传染，可以检测出细小病毒（Parvovirus B19，PVB19）的 IgM 和 IgG 抗体，有研究发现孕妇感染 PVB19 可以引起流产、死胎和胎儿水肿。

二、临床诊断

1. 诊断要点

（1）发病年龄多在 2~10 岁，潜伏期为 5~15 天，常突然发病。感染第 6~10 天出现病毒血症。

（2）一般无全身症状或仅有微热，有时可有咽痛、呕吐、眼结膜及眼部轻度充血。

（3）首先于双侧面颊部发生玫瑰红色丘疹，迅速融合形成水肿性红斑，蝶形分布，境界清楚，外观呈特征性“拍红性面颊”性红斑，上无鳞屑，局部温度升高，类似丹毒，偶有微痒和烧灼感。

（4）2~4天后在躯干、臀部及四肢出现境界清楚、对称性花边状或网状的斑丘疹，掌跖亦可受侵，肢端皮损可呈出血性，偶尔出现水疱或脓疱。

（5）在颊部和生殖器黏膜上亦可发生暗红色斑疹，皮疹时隐时现，在温度较低的早上皮疹较隐伏，在午后或经风吹或运动后则较明显。

（6）经6~10天皮疹渐渐消退，往往中心部分先消退，呈一红色小环，有时邻近的环可以相互连接呈多环形或轮回状。皮疹消退次序和其出现先后次序相同，消退后不留痕迹。部分患者可有扁桃体肿大。

2. 鉴别诊断

（1）风疹：发热1天左右皮肤出现淡红色斑丘疹，初见于头面部，迅速向下蔓延，1天内布满躯干及四肢。出疹2~3天后发热渐退，皮疹逐渐隐没，皮疹消退后无或有少量脱屑，但无色素沉着，无泪水汪汪和麻疹黏膜斑。

（2）麻疹：出现发热，咳嗽，鼻塞流涕，泪水汪汪，口腔两颊近臼齿处可见麻疹黏膜斑，周身皮肤按序泛发麻粒样大小的红色斑丘疹，疹退时皮肤有糠麸样脱屑和色素沉着斑。

三、治疗

一般本病只须对症治疗，局部可给予炉甘石洗剂以安抚止痒。

PVB19感染合并再生障碍性贫血、结节性多动脉炎时，大剂量丙种球蛋白静脉输注有效。

四、预防调护

（1）儿童患病期间要隔离，直至皮损完全消退为止。

（2）保持室内通风，勤洗手，勤洗澡。

（3）饮食宜清淡，忌辛辣刺激之品。

（4）作息要规律。

第十三章 细菌性皮肤病

第一节 脓疱疮

脓疱疮是一种化脓性传染性皮肤病，其特点是皮肤出现丘疹、水疱、浅在性脓疱和脓痂。本病好发于儿童，有接触传染和自体接种的特性，在托儿所、幼儿园或家庭中传播流行，夏秋季多见。中医称之为“黄水疮”“滴脓疮”。

一、病因病机

夏秋季节，气候炎热，湿热交蒸，暑湿热邪袭于肌表，以致气机不畅，疏泄障碍，熏蒸皮肤而成。若儿童机体虚弱，肌肤娇嫩，腠理不固，汗多湿重，暑邪湿毒侵袭，更易发病，且可相互传染。反复发作者，邪毒久羁，可造成脾气虚弱。

脓疱疮病原菌主要是金黄色葡萄球菌，其次是白色葡萄球菌，少数为溶血性链球菌，也可以是混合感染。引起脓疱疮的葡萄球菌缺乏脂肪分解酶，所以不同于引起深部脓皮病者。

二、临床诊断

1. 诊断要点

本病多发于夏秋季节，儿童尤为多见，有传染性。好发于头面、四肢等暴露部位，也可蔓延全身。根据临床主要症状，可分为以下 2 型。

（1）大疱性脓疱疮：由金黄色葡萄球菌引起，初起为散在水疱，1~2 天后水疱迅速增大，经 1~2 天后水疱由黄色清澈变为脓疱，界限分明，四周有轻度红晕，疱壁极薄。由于体位关系，疱内脓液沉积为脓清及脓渣两层，形成半月状坠积性脓疱，这是本病的特征。疱壁破裂后，显出湿润而潮红的糜烂疮面，流出黄水，干燥后结成脓痂，痂皮逐渐脱落而愈，愈后不留瘢痕。脓液流溢之处常引起新的脓疱发生。

（2）寻常性脓疱疮：亦称接触传染性脓疱疮，系由溶血性链球菌所致，或者与金黄色葡萄球菌混合感染，皮损初起为红斑，其上出现薄壁水疱，迅速转变为脓疱，周围有明显红晕。脓疱破后，渗液干燥结成蜜黄色厚痂，痂不断向四周扩张，与邻近皮损相互融合。皮损处自觉瘙痒，因不断搔抓将细菌接种于其他部位，产生新的皮损。痂皮 1 周左右脱落，一般不留痕迹。严重者可引起附近臀核的肿痛，也可有发热等全身症状。此型好发于颜面、口周、鼻孔周围、耳廓以及四肢暴露部位。

本病病理特点：在角质层和颗粒层之间形成脓疱，内有很多中性粒细胞、纤维蛋白和球菌。球菌多见于细胞外或者中性粒细胞内，偶尔在大疱底部能见到少数棘层松解细胞，由于中性粒细胞溶解蛋白，真皮上部出现炎症反应，表现为血管扩张、充血，血管周围有中性粒细胞及淋巴细胞浸润。

2. 鉴别诊断

（1）水痘：多在冬、春季流行，发热1~2天，全身症状明显。皮疹以大小不等发亮的水疱伴有红晕为主，部分水疱可见脐窝，并可见红色丘疹、丘疱疹、红斑、水疱、结痂等各种不同时期皮损。

（2）深脓疱疮（脓窝疮）：常因虱病、疥疮、湿疹、虫咬性皮炎等继发感染而成。脓疱壁较厚，破后疱陷成窝，结成厚痂。

三、治疗

（一）内治疗法

1. 辨证论治

本病治疗以清暑利湿为主。实证以祛邪为主，虚证以健脾为主。分证论治如下。

（1）暑湿热蕴证

【临床表现】皮疹多而脓疱密集，色黄，四周有红晕，破后糜烂面鲜红，附近伴臖核肿大；或有发热，多有口干、便干、小便黄等，舌红，苔黄腻，脉濡数或滑数。

【治法】清暑利湿解毒。

【方药】清暑汤加减。常用药物如连翘、天花粉、赤芍、金银花、甘草、滑石、车前子、泽泻、淡竹叶、马齿苋、紫花地丁、藿香等。壮热者，加石膏、知母、黄连、黄芩、山栀；面目浮肿者，加桑白皮、猪苓、金钱草。

（2）脾虚湿滞证

【临床表现】皮疹少而脓疱稀疏，疱液色淡黄或淡白，四周红晕不显，破后糜烂面淡红，多有食少，面白无华，大便溏薄，舌淡，苔薄微腻，脉濡细。

【治法】健脾渗湿。

【方药】参苓白术散加减。常用药物如白扁豆、人参、白术、白茯苓、炙甘草、山药、莲子肉、桔梗、薏苡仁、砂仁等。脓疱明显者，加金银花、连翘、藿香。

2. 中成药

（1）牛黄消炎片：清热解毒，消肿止痛，适用于上焦湿热蕴结证。

（2）六神丸：消肿解毒，止痛退热，镇静安神，适用于热极惊风证。

（3）龙胆泻肝丸：清肝胆，利湿热，适用于肝胆湿热证。

（4）参苓白术散：健脾渗湿，适用于黄水疮久治不愈，脾虚湿毒证。

（二）外治疗法

（1）药物外治：① 初起红斑脓液少者，用三黄洗剂加入 5% 九一丹混合摇匀外搽，每天 3~4 次。② 局部无破损时，用颠倒散洗剂外搽，每天 4~5 次。③ 局部糜烂者，用青黛散油外涂。④ 痂皮多者，选用 5% 硫黄软膏或黄连膏外涂。

（2）中药塌渍：脓液多者或已经破溃，选用马齿苋、蒲公英、菊花、千里光等适量煎水湿敷或外洗。

（三）西医治疗

（1）系统治疗：皮损广泛，伴有发热或者淋巴结炎者，或者体弱婴幼儿给予药物敏感试验敏感度高的抗生素。此时早期系统地使用抗生素以控制感染病灶，清除或减少细菌产生的外毒素。

（2）局部治疗：对水疱或者脓疱用消毒针刺破，以无菌棉签吸收疱液，尽量避免疱液沾染正常皮肤。外用聚维酮碘溶液、醋酸氯己定溶液外涂，已经有痂皮者外用莫匹罗星软膏，1 日 3 次。莫匹罗星软膏不适用于破溃处以及黏膜部位。

四、预防调护

（1）病变处禁止水洗，如清洗脓痂，可用 10% 黄柏溶液擦洗。

（2）炎夏季节每天洗澡 1~2 次，浴后扑痱子粉，保持皮肤清洁、干燥。

（3）病变部位应避免搔抓，以免病情加重及引起传播。

（4）幼儿园、托儿所在夏季应对儿童做定期检查，发现患儿应立即隔离治疗，患儿接触过的衣服、物品要进行消毒处理。

第二节　葡萄球菌性烫伤样皮肤综合征

葡萄球菌性烫伤样皮肤综合征（Staphylococcal Scalded Skin Syndrome，SSSS），简称 4S 征，在新生儿出现称为新生儿剥脱性皮炎或者葡萄球菌型中毒性表皮坏死松解症。本病是以全身泛发性红斑、松弛性大疱以及大片表皮剥脱为特征的急性皮肤病。大多发生于 5 岁以下小儿，偶见于成人，称为 Ritter 病。

一、病因病机

致病菌是凝固酶阳性的噬菌体Ⅱ组金黄色葡萄球菌（尤其 71 型），此种菌可产生一种可溶性毒素，即表皮松解毒素，或称剥脱毒素，造成表皮损伤，Ⅰ组或者Ⅲ组某些葡萄球菌也可以产生表皮松解毒素。

二、临床诊断

1. 诊断要点

5 岁以下小儿发病，红斑基础上出现松弛性大疱以及表皮大片剥脱等临床表现，结合细菌培养可以诊断。

多发生于出生后 1~5 周的婴儿。突然发病，先有 1~2 天的发热，初在口周或眼睑四周发生红斑，后迅速蔓延到躯干及四肢近端，甚至泛发全身。在红斑基础上可发生松弛性大疱，1~2 天内口周及眼睑四周渗出结痂，可有大片痂皮脱落，在口周留有放射状皲裂。其他部位的表皮浅层起皱，稍用力摩擦表皮即大片剥脱，露出鲜红、水肿性糜烂面，即 Nikolsky 征（尼氏征）阳性。在糜烂处的边缘表皮松弛卷起，手、足皮肤可呈手套样及短袜样剥脱，以后糜烂处颜色由鲜红逐渐转变为紫红色及暗红色，经过 7~14 天可以痊愈，病情严重者可导致死亡。多数患者除有唇炎、口腔炎及结膜炎外，无其他明显黏膜损害。

一般都有发热、厌食、呕吐、腹泻等全身症状，其合并症可有败血症、蜂窝织炎、肺炎等。

2. 鉴别诊断

（1）新生儿脓疱疮：皮疹以脓疱为主，无表皮棘层松解，即尼氏征阴性。

（2）脱屑性红皮病：多发生于出生后 2~4 个月婴儿，皮疹常开始于头皮和躯干，呈脂溢性皮炎样表现，进而全身皮肤发红，伴有细小灰白色鳞屑。

（3）非金黄色葡萄球菌性大疱性表皮松解萎缩坏死症：大多由药物过敏引起，无家族史，主要发生于成人，皮损像多形性红斑。仅在皮损处出现尼氏征阳性，口腔黏膜常常受累，死亡率较高，组织病理显示表皮全层坏死，表皮下水疱。

三、治疗

（一）内治疗法

1. 辨证论治

本病治疗以清热利湿为主。对于新生儿需要密切观察，病情变化快，及早应用联合治疗。分证论治如下。

（1）湿热内蕴证

【临床表现】发热，多有口干、便干、小便黄等，舌红，苔黄腻，脉濡数或滑数。

【治法】清热利湿解毒。

【方药】五味消毒饮加减。常用药物如金银花、紫花地丁、紫背天葵、野菊花、蒲公英、马齿苋等。若壮热者，加黄连、黄芩、山栀；面目浮肿者，加桑白皮、猪苓、金钱草。

（2）脾虚湿滞证

【临床表现】面色淡黄或淡白，破后糜烂面淡红，多有食少、面白无华、大便溏薄，舌淡，苔薄微腻，脉濡细。

【治法】健脾渗湿。

【方药】参苓白术散加减。常用药物如白扁豆、人参、白术、白茯苓、炙甘草、山药、莲子肉、桔梗、薏苡仁、砂仁等。

（二）外治疗法

外治原则：解毒，收敛，燥湿。原则上使用无刺激性并有收敛、消炎和杀菌作用的药物。

（1）药物治疗：渗液少者，用三黄洗剂加入5%九一丹混合均匀外搽，每天3~4次。或青黛散或煅蚕豆荚灰外扑，或用麻油调搽，每天2~3次。局部糜烂者，用青黛散油外涂。

（2）中药塌渍：破溃处渗液多者，选用马齿苋、蒲公英、野菊花、千里光等适量煎水湿敷或外洗。

（三）西医治疗

首先及早应用抗生素，可以明显改善症状。抗生素的选择最好参照药敏试验结果，对某些耐青霉素菌株可采用半合成耐青霉素酶的新型青霉素或者广谱半合成青霉素。其次注意水、电解质平衡和补充营养。关于皮质类固醇的使用，需要根据病情考虑，在抗生素应用的同时应用皮质类固醇。

四、预防调护

加强护理，护理是否合理直接影响预后。注意保暖，必要时放保温箱。及时清除支气管分泌物，注意眼、口腔护理。

第三节　毛囊炎

本病为单个毛囊细菌感染发生的化脓性炎症。初起为红色丘疹，逐渐演变成丘疹性脓疱，孤立散在，自觉轻度疼痛。成人主要发生于多毛的部位，儿童则好发于头部，其皮疹有时可互相融合，个别愈后留有小片状秃发斑。

一、病因病机

本病病因病机为肺脾二经湿热，并外感湿热毒邪，内外夹攻，气血不行，蕴遏经络，阻塞于毛发肌肤，以致热盛血肉腐败而成脓肿。

二、临床诊断

1. 诊断要点

皮疹好发于项后发际。皮损初起为红色丘疹，中心贯穿毛发，顶端迅速出现脓头，此后变成丘疹性脓疱，周围肉赤红晕，继而干燥结痂，皮疹数目不定，孤立散在，自觉局部灼痛或瘙痒。

2. 鉴别诊断

（1）疖：疖是葡萄球菌所致的深部毛囊炎和毛囊周围的化脓性炎症，故炎症浸润深而大，局部红、肿、热、痛明显，中央有脓栓，易于鉴别。

（2）痈：表面有多个蜂窝状脓栓，局部红肿更为明显，疼痛剧烈，全身症状明显有助于鉴别。

（3）痱疮：亦称假性疖病，是汗腺化脓感染所致，常与红痱同时存在。好发于儿童头皮等处，似疖肿，但无脓栓，浸润较局限，且局部疼痛与周围炎症不如疖明显。

（4）寻常性痤疮：见于青春期，惯发于颜面、上胸背部，有黑头损害。

三、治疗

（一）内治疗法

1. 辨证论治

治疗原则为补虚泻实，实证应根据热、毒、湿、瘀的不同，分别施以清热，利湿，解毒，祛瘀；虚证应补益气血，托毒消肿。分证论治如下。

（1）热毒夹湿证

【临床表现】皮疹为红色丘疹及小脓疱，自觉轻度瘙痒、疼痛，可伴有疲乏不适，口干渴，或见口苦，舌质稍红，苔薄黄或黄腻，脉弦或弦滑。

【治法】清热解毒利湿。

【方药】五味消毒饮合黄连解毒汤加减。常用药物如金银花、紫花地丁、紫背天葵、野菊花、蒲公英、黄芩、黄连、黄柏、栀子等。

（2）血瘀证

【临床表现】皮疹反复发作，迁延日久，疹色暗红，自觉轻度疼痛，可伴烦躁，胸腹痞闷或胀满不适，舌质暗红或紫红，或舌尖边有瘀斑，舌苔少，脉弦涩。

【治法】活血化瘀，清热解毒。

【方药】仙方活命饮加减。常用药物如白芷、贝母、防风、赤芍药、生归尾、甘草节、皂角刺、天花粉、乳香、没药、金银花、陈皮等。

（3）气血两虚证

【临床表现】皮疹反复发作，迁延日久，疹色淡红，可伴有面色发白，气短，纳呆，神疲乏力，舌质淡，苔少，脉细或细弱。

【治法】补益气血，托毒消肿。

【方药】托里消毒散加减。常用药物如人参、川芎、当归、白芍、白术、金银花、茯苓、白芷、皂角刺、甘草、桔梗、黄芪等。

2. 中成药

（1）连翘败毒丸：清热解毒，散风消肿，适用于热毒夹湿证。

（2）点舌丸：清热解毒，消肿止痛，适用于热毒蕴结证。

（二）外治疗法

中药塌渍：马齿苋、黄柏、蒲公英、野菊花、紫花地丁等适量，煎水湿敷或者外洗。

四、预防调护

（1）首先要讲究皮肤的清洁卫生，同时要避免搔抓等刺激，特别是头部，由于毛发多，皮脂腺和汗腺较丰富，排泄物也多，所以更应该保持清洁卫生。

（2）患者平时要尽量少食刺激性食物、海鲜、发物、酒、动物性脂肪，并保持每天大便通畅。

（3）患者要避免物理性刺激。

（4）如果是糖尿病患者应该及时进行治疗，预防毛囊炎的发生。

第四节　疖与疖病

疖是指发生在肌肤毛囊及其附属器的范围较小的急性化脓性疾病。根据病因、证候不同，又可分有头疖、无头疖、蝼蛄疖、疖病等。其特点是肿势局限，色红，灼热，疼痛，易溃，易敛。相当于西医的疖、头皮穿凿性脓肿、疖病等。

一、病因病机

常因内郁湿火，外感风邪，两相搏结，蕴阻肌肤所致；或夏秋季节感受暑湿热毒而生；或因天气闷热，汗出不畅，暑湿热蕴蒸肌肤，引起痱子，复经搔抓，破伤染毒而成。患疖后若处理不当，疮口过小引起脓毒潴留，或搔抓染毒，导致脓毒旁窜，在头顶皮肉较薄处易蔓延、窜空而成蝼蛄疖。若伴消渴、习惯性便秘等慢性疾病，或阴虚内热者，或脾虚便溏者，更易染毒发病，并可反复发作，缠绵难愈。

二、临床诊断

1. 诊断要点

局部皮肤红肿疼痛，可伴有发热、口干、便秘、苔黄、脉数等症状。

（1）有头疖：患处皮肤上有一红色结块，范围小于3cm，灼热疼痛，突起根浅，中心有一脓头，脓出即愈。

（2）无头疖：皮肤上有一红色结块，范围小于3cm，无脓头，表面灼热，触之疼痛，2~3天化脓，溃后多迅速愈合。

（3）蝼蛄疖：多发于儿童头部。临床常见两种类型，一种是坚硬型，疮形肿势虽小，但根脚坚硬，溃破出脓而坚硬不退，疮口愈合后还会复发，常为一处未愈，他处又生；另一种是多发型，疮大如梅李，相联三五枚，溃破脓出而不易愈合，日久头皮窜空，如蝼蛄串穴之状。无论何型，局部皮厚且硬者较重，皮薄成空壳者较轻。若无适当治疗则迁延日久，可损及颅骨，如以探针或药线探之，可触及粗糙的骨质，必待死骨脱出，方能收口。

（4）疖病：好发于项后发际、背部、臀部，几个到几十个，反复发作，缠绵不愈。也可在身体各处散发疖肿，一处将愈，他处续发，或间隔周余、月余再发。患消渴病、习惯性便秘或营养不良者易患本病。

2. 鉴别诊断

（1）痈：常为单发，初起无头，局部顶高色赤，表皮紧张光亮，肿势范围较大，为6~9cm，初起即伴有明显全身症状。

（2）颜面疔疮：初起有粟粒状脓头，根脚较深，状如钉钉，肿势散漫，肿胀范围显著大于疖，出脓时间较晚，而且有脓栓，大多数患者初起即有明显全身症状。

（3）囊肿型痤疮：好发于面颊部和背部，初为坚实丘疹，挤之有白色粉渣样物质，反复挤压形成大小不等的结节，病程较长，30岁以后发病减少。

三、治疗

（一）内治疗法

1. 辨证论治

以清热解毒为主。夏秋发病者须兼清暑化湿，疖病多虚实夹杂，必须扶正固本与清热解毒并施，或兼养阴清热或健脾和胃，应坚持治疗以减少复发。对伴消渴病等慢性病者，必须积极治疗相关疾病。分证论治如下。

（1）热毒蕴结证

【临床表现】好发于项后发际、背部、臀部。轻者疖肿只有1~2个，多则可散发全身，或簇集一处，或此愈彼起，伴发热、口渴、溲赤、便秘，苔黄，脉数。

【治法】清热解毒。

【方药】五味消毒饮合黄连解毒汤加减。常用药物如金银花、紫花地丁、紫背天葵、野菊花、蒲公英、黄芩、黄连、黄柏、栀子等。

（2）暑热浸淫证

【临床表现】发于夏秋季节，以儿童及产妇多见。局部皮肤红肿结块，灼热疼痛，根脚浅在，范围局限，可伴发热、口干、便秘、溲赤等，舌苔薄腻，脉滑数。

【治法】清暑化湿解毒。

【方药】清暑汤加减。常用药物如连翘、天花粉、赤芍、金银花、甘草、滑石、车前子、泽泻、淡竹叶等。疖在头面部，加野菊花、防风；发在身体下部，加黄柏、苍术；热毒内盛者，加黄连、黄柏、山栀；大便秘结者，加生大黄、枳实。

（3）体虚毒恋，阴虚内热证

【临床表现】疖肿常此愈彼起，不断发生，或散发全身各处，或固定一处，疖肿较大，易转变成有头疽，常伴口干唇燥，舌质红，苔薄，脉细数。

【治法】养阴清热解毒。

【方药】仙方活命饮合增液汤加减。常用药物如白芷、贝母、防风、赤芍药、生归尾、甘草节、皂角刺、天花粉、乳香、没药、金银花、陈皮、玄参、麦冬、生地黄等。

（4）体虚毒恋，脾胃虚弱证

【临床表现】疖肿泛发全身各处，成脓、收口时间均较长，脓水稀薄，常伴面色萎黄，神疲乏力，纳少便溏，舌质淡或边有齿痕，苔薄，脉濡。

【治法】健脾和胃，清化湿热。

【方药】五神汤合参苓白术散加减。常用药物如茯苓、车前子、金银花、川牛膝、紫花地丁、白扁豆、人参、白术、白茯苓、炙甘草、山药、莲子肉、桔梗、薏苡仁、砂仁等。

2. 中成药

（1）清解片：用于治疗湿热内盛、里实之大便燥结，排出不畅及痔痈肿痛者。适用于暑热浸淫证。

（2）六应丸或六神丸：解毒，消肿，止痛。用于治疗火毒内盛，乳蛾，喉痹，疖痈疮疡，咽喉炎以及虫咬等。适用于热毒蕴结证。

（二）外治疗法

（1）药物外治：初起小者用三黄洗剂外搽，大者用金黄散或玉露散，以金银花露或菊花露调成糊状敷于患处，或紫金锭水调外敷。脓尽用生肌散、白玉膏收口。

（2）中药塌渍：鲜野菊花叶，蒲公英，芙蓉叶，龙葵，败酱草，丝瓜叶，任取其中一种，洗净捣烂敷于患处，每天1~2次，或水煎每日外洗2次。

（3）手术治疗：成脓者宜切开排脓，蝼蛄疖宜做“十”字形切开，如遇出血，可用棉垫缚扎以压迫止血，若有死骨，待松动时用镊子钳出，使皮肉黏连而愈合。

四、预防调护

（1）注意个人卫生，勤洗澡，勤理发，勤修指甲，勤换衣服。

（2）少食辛辣炙煿助火之物及肥甘厚腻之品，治疗时忌食鱼腥发物，保持大便通畅。

（3）患消渴病等慢性病以及阴虚内热者应及时治疗。体虚者应积极锻炼身体，增强体质。

第五节　猩红热

猩红热是由感受猩红热时邪（A族乙型溶血性链球菌）引起的急性传染病，临床以发热、咽喉肿痛糜烂、肌肤丹痧密布、疹后脱屑脱皮为特征。本病属于中医学"温病"范围，因具有强烈的传染性，故称为"疫痧""疫疹"，又因咽喉肿痛腐烂，皮肤色赤猩红，皮疹细小如沙，故又称"烂喉痧""烂喉丹痧"。

猩红热一年四季都可发生，但以冬、春两季为多。任何年龄都可发病，3~7岁儿童发病率较高。本病治疗及时，一般预后良好，但也有少数病例可并发心悸、水肿、痹证等疾病。临床上常会再次复发。

一、病因病机

猩红热的发病原因为猩红热时邪乘时令不正之气，寒暖失调之时，机体脆弱之机从口鼻侵入人体，蕴于肺胃二经。在本病的发展过程中或恢复期，因邪毒炽盛，余邪热毒流窜，余邪内归，损伤肺脾胃，可能导致心悸、痹证、水肿等证。

二、临床诊断

1. 诊断要点

（1）有猩红热患者接触史。潜伏期通常为2~3天，短者1天，长者5~6天。

（2）临床表现：典型病例的临床表现可分3期。

① 前驱期：一般不超过24小时，少数可达2天。起病急骤，高热，畏寒，咽痛，吞咽时加剧，伴头痛、恶心、呕吐、厌食等症，咽及扁桃体有脓性分泌物。苔白，舌尖和边缘红肿，突出的舌乳头也呈白色，称为"白草莓舌"。

② 出疹期：多在发热24小时内出疹，皮疹最早见于耳后、颈部、上胸部、腋下，然后迅速由上而下波及全身。皮疹特点是全身皮肤弥漫性发红，鸡皮样丘疹，抚摸时似砂纸感，压之褪色。皮疹密集，疹间皮肤红晕，用手指按皮疹，皮疹色褪，暂呈苍白，10余秒后又恢复原状，称"贫血性皮肤划痕"。皮肤皱褶处皮疹密集呈线状排列，可夹有出血点，形成明显的横纹线，称为"帕氏线"。面色潮红，不见皮疹，口唇周围苍白，形成"环口苍白圈"。在皮疹旺盛期，于腹部、手足皮

肤上可见到粟粒状小疱疹。出疹期间持续发热，皮疹遍及全身，体温逐渐下降。

③ 恢复期：皮疹按出疹顺序消退，体温正常，情况好转。皮疹多在 1 周内消退，第 2 周开始蜕皮，先从脸部开始，到躯干，最后四肢，可见大片状脱皮，轻症者脱皮较轻。脱皮后无色素沉着。

2. 鉴别诊断

（1）风疹：为感染风疹病毒所致，冬、春季多发。发热半天到 1 天后出疹，伴咳嗽、流涕，枕部淋巴结肿大，玫瑰色细小斑丘疹自头面至四肢至躯干蔓延，24 小时布满全身，疹退后无色素沉着，无脱屑。

（2）麻疹：起病初期有明显的上呼吸道卡他症状及口腔黏膜斑，发病第 4 天出疹，为红色丘疹，先发于耳后、面部后及躯干、四肢，皮疹可部分融合，皮疹间可见正常皮肤。

（3）水痘：病原体为水痘 – 带状疱疹病毒，冬、春季多发。发热 1 天发疹，皮疹分布呈向心性，分批出现，斑疹、丘疹、疱疹、结痂同时存在，愈后不留瘢痕，多发生于群居幼儿中。

三、治疗

（一）内治疗法

1. 辨证论治

猩红热病期与证候有一定的联系，前驱期属邪侵肺卫证，以发热、恶寒、咽喉肿痛、痧疹隐现为主症，出疹期属毒炽气营证，以壮热口渴、咽喉糜烂白腐、皮疹猩红如丹或紫暗如斑、舌光红为主症；恢复期属疹后阴伤证，以口渴唇燥、皮肤脱屑、舌红少津为主症。

本病治疗以清热解毒、清利咽喉为基本法则。结合邪之所在而辨证论治。病初时邪在表，宜辛凉宣透，清热利咽；出疹期毒在气营，宜清气凉营，泻火解毒；恢复期疹后伤阴，宜养阴生津。若发生心悸、痹证、水肿等病证，则参照有关病证辨证治疗。分证论治如下。

（1）邪侵肺卫证

【临床表现】发热骤起，头痛畏寒，肌肤无汗，咽喉红肿疼痛，常影响吞咽，皮肤潮红，斑疹隐隐，舌质红，苔薄白或薄黄，脉浮数有力。

【治法】辛凉宣透，清热利咽。

【方药】解肌透痧汤加减。常用药物如荆芥、蝉蜕、射干、甘草、葛根、牛蒡子、马勃、桔梗、前胡、连翘、僵蚕、淡豆豉、竹茹、浮萍等。

（2）毒炽气营证

【临床表现】壮热不解，烦躁口渴，咽喉肿痛，伴有糜烂白腐，皮疹密布，色红如丹，甚则色紫如瘀点。皮疹由颈、胸开始，继而弥漫全身，压之褪色，疹后的 1~2 天舌苔黄糙，舌质起红刺，3~4 天后舌苔剥脱，舌面光红起刺，状如草莓，脉数有力。

【治法】清气凉营，泻火解毒。

【方药】凉营清气汤加减。常用药物如连翘、石膏、山栀、竹叶、犀角尖（现以水牛角代替）、生地黄、牡丹皮、赤芍、玄参、薄荷、石斛、芦根、白茅根等。

（3）疹后阴伤证

【临床表现】疹发齐后 1~2 天，身热渐退，咽部糜烂、疼痛减轻，或见低热，唇干口燥，或伴有干咳，食欲不振，舌红少津，苔剥脱，脉细数。约 2 周后可见皮肤脱屑，蜕皮。

【治法】养阴生津，清热润喉。

【方药】沙参麦冬汤加减。常用药物如沙参、玉竹、生甘草、冬桑叶、天花粉、麦冬等。

2. 中成药

（1）三黄片：清热解毒，泻火通便，适用于毒炽气营证。

（2）五福化毒丸：清热解毒，凉血消肿，适用于毒炽气营证。

（3）清热消炎宁：清热解毒，消炎止痛，适用于毒炽气营证。

（二）外治疗法

（1）药物外治：① 珠黄散：取药少许，吹于咽喉。适用于咽喉肿痛。② 锡类散：取药少许，吹于咽喉。适用于咽喉肿痛、溃烂。③10% 鱼肝油软膏：涂于皮肤脱屑处，对于大块的皮屑，可用消毒剪刀修剪，不要撕剥，以免皮肤继发细菌感染。④ 尿素软膏：涂于皮肤脱屑处，对于大块的皮屑，可用消毒剪刀修剪，不要撕剥，以免皮肤继发细菌感染。⑤ 复方硼酸钠溶液：加 1 倍量温开水稀释漱口，清洁口腔。⑥ 薄荷炉甘石洗剂：取适量溶液涂于患处，以消炎止痒。

（2）放血疗法：取少商，商阳，委中或十二井穴。点刺，放鲜血少许，每日 1 次。

（3）针刺疗法：取风池、天柱、合谷、曲池、少商、膈俞、血海、三阴交。针刺，用泻法，1 日 1 次。

四、预防调护

（1）控制传染源：发现猩红热患者应及时隔离，隔离至临床症状消失，咽拭子培养链球菌阴性时解除隔离。对密切接触的易感人员应隔离 7~12 天。

（2）切断传播途径：对患者的分泌物和污染物及时消毒处理，接触患者应戴口罩。流行期间，儿童勿去公共场所。

（3）保护易感儿童：对密切接触患者的易感儿童，可服用蒲地蓝消炎口服液 3 天。

（4）急性期卧床休息，注意起居室空气流通，防止继发感染。

（5）供给充分的营养和水分，饮食宜以清淡易消化流质或半流质为主。

（6）注意皮肤与口腔的清洁卫生，可用淡盐水或一枝黄花煎汤含漱，皮肤瘙痒者不可抓挠，蜕皮时不可撕扯。

第六节　丹毒

丹毒是患部皮肤突然发红成片，色如涂丹的急性感染性疾病。本病发无定处，根据其发病部位的不同又有不同的病名，如生于躯干部者，称内发丹毒；发于头面部者，称抱头火丹；发于小腿足部者，称流火；新生儿多生于臀部，称赤游丹毒。本病的特点是病起突然，恶寒发热，局部皮肤忽然变赤，色如丹涂脂染，焮热肿胀，边界清楚，迅速扩大，数日内可逐渐痊愈，但容易复发。

《诸病源候论·丹毒病诸侯》曰："丹者，人身体忽然焮赤，如涂丹之状，故谓之丹。或发手足，或发腹上，如手掌大，皆风热恶毒所为。重者，亦有疽之类，不急治，则痛不可堪，久乃坏烂。"本病西医也称丹毒。

一、病因病机

素体血分有热，或在肌肤破损处（如鼻腔黏膜、耳道皮肤或头皮等破伤，脚湿气糜烂，毒虫咬伤，臁疮等）有湿热火毒之邪乘隙侵入，郁阻肌肤而发。本病总由血热火毒为患。凡发于头面部者，多挟风热；发于胸腹腰胯部者，多挟肝脾郁火；发于下肢者，多挟湿热；发于新生儿者，多由胎热火毒所致。

二、临床诊断

1. 诊断要点

多发于小腿、颜面部。发病前多有皮肤或黏膜破损史。

发病急骤，初起往往先有恶寒发热、头痛、纳差、便秘溲赤、苔薄白或薄黄、舌质红、脉洪数或滑数等全身症状，继则局部皮肤见小片红斑，迅速蔓延成大片鲜红斑，边界清楚，略高出皮肤表面，压之皮肤红色减退，放手后立即恢复。若因热毒炽盛而显现紫斑时，则压之不褪色。患部皮肤肿胀，表面紧张光亮，摸之灼手，触痛明显。病情严重者，红肿处可伴发紫癜、瘀点、瘀斑、水疱或血疱，偶有化脓或皮肤坏死，缠绵数周者。患处附近臀核可发生肿大疼痛。

抱头火丹如由于鼻部破损引起者，先发于鼻额，再见两眼睑肿胀不能开视。新生儿赤游丹毒，常游走不定，多有皮肤坏死，全身症状严重。

本病若出现红肿斑片由四肢或头面向胸腹蔓延者，属重症。新生儿及年老体弱者，若火毒炽盛易导致毒邪内攻，出现壮热烦躁、神昏谵语、恶心呕吐等全身症状，甚则危及生命。

病程呈急性经过，一般预后良好，小腿丹毒反复发作，可形成象皮肿。新生儿丹毒常有皮肤坏死，全身症状严重。

2. 鉴别诊断

（1）蜂窝织炎：局部弥漫性红肿，但中间明显隆起而色深，四周肿势较轻而色较淡，边界不清，胀痛呈持续性，化脓时跳痛，大多发生坏死、化脓溃烂，一般不会反复发作。

（2）接触性皮炎：有过敏物接触史，皮损以红肿、水疱、丘疹为主，伴焮热、瘙痒，多无疼痛，一般无明显的全身症状。

（3）伤水疮（类丹毒）：有猪骨或鱼虾之刺划破皮肤史，多发于手部，为境界清楚的紫红色斑，红斑范围小，症状轻，一般不发热，无明显全身症状。

三、治疗

（一）内治疗法

1. 辨证论治

治疗以凉血清热、解毒化瘀为主。发于头面者，须兼散风清火；发于胸腹腰胯者，须兼清肝泻脾；发于下肢者，须兼利湿清热。在内治同时结合外敷、熏洗、砭镰等外治法，能提高疗效，缩短疗程，减少复发。若出现毒邪内攻之证，须中西医综合救治。分证论治如下。

（1）风热毒蕴证

【临床表现】发于头面部，皮肤焮红灼热，肿胀疼痛，甚则发生水疱，眼睑肿胀难睁，伴恶寒，发热，头痛，舌质红，苔薄黄，脉浮数。

【治法】疏风清热解毒。

【方药】普济消毒饮加减。常用药物如牛蒡子、黄芩、黄连、甘草、桔梗、板蓝根、马勃、连翘、玄参、升麻、柴胡、陈皮、僵蚕、薄荷等。大便干结者，加生大黄、芒硝；咽痛者，加生地黄、玄参。

（2）肝脾湿火证

【临床表现】发于胸腹腰胯部，皮肤红肿蔓延，摸之灼手，肿胀疼痛，伴口干且苦，舌红，苔黄腻，脉弦滑数。

【治法】清肝泻火利湿。

【方药】柴胡清肝汤或龙胆泻肝汤加减。常用药物如陈皮、柴胡、川芎、香附、枳壳、芍药、甘草、龙胆草、黄芩、栀子、泽泻、木通、车前子、当归、柴胡、生甘草、生地黄等。

（3）湿热毒蕴证

【临床表现】发于下肢，局部红赤肿胀、灼热疼痛，或见水疱、紫斑，甚至结毒化脓或皮肤坏死，或反复发作，可形成象皮肿，伴发热，胃纳不香，舌红，苔黄腻，脉滑数。

【治法】利湿清热解毒。

【方药】五神汤合萆薢渗湿汤加减。常用药物如茯苓、车前子、金银花、川牛膝、紫花地丁、萆薢、薏苡仁、茯苓、黄柏、牡丹皮、泽泻、滑石、通草等。肿胀甚者，或形成象皮肿者，加防己、赤小豆、丝瓜络、鸡血藤等。

（4）胎火蕴毒证

【临床表现】发生于新生儿，多见于臀部，局部红肿灼热，常呈游走性，或伴壮热烦躁，甚则神昏谵语，恶心呕吐。

【治法】凉血清热解毒。

【方药】犀角地黄汤合黄连解毒汤加减。常用药物如犀角（现以水牛角代替）、生地黄、芍药、牡丹皮、黄芩、黄连、黄柏、栀子等。壮热烦躁，甚则神昏谵语者，加服安宫牛黄丸或紫雪丹；舌绛苔光者，加玄参、麦冬、石斛等。

2. 中成药

（1）连翘败毒丸：清热解毒，散风消肿，适用于丹毒风热火毒之轻症者。

（2）三妙丸：清热化湿，适用于丹毒湿热火毒之轻症者。

（3）活血消炎丸：活血解毒，消肿止痛，适用于复发性丹毒象皮肿。

（二）外治疗法

（1）中药湿敷：① 用玉露散或金黄散，以冷开水或鲜丝瓜叶捣汁或金银花露调敷。② 鲜荷花叶、鲜蒲公英、鲜地丁全草、鲜马齿苋、鲜冬青树叶等捣烂湿敷。

（2）砭镰法：患处消毒后，用七星针或三棱针叩刺患部皮肤，放血泻毒。此法只适用于下肢复发性丹毒，禁用于赤游丹毒、抱头火丹患者。

（3）手术治疗：若流火结毒成脓者，可在坏死部位做小切口引流，掺九一丹，外敷红油膏。

四、预防调护

（1）忌挖鼻、搔抓皮肤。若皮肤黏膜有破损，应及时治疗，以免染毒。

（2）患者应卧床休息，多饮水，床边隔离。

（3）流火患者应抬高患肢 30°~40°。

（4）多喝白开水，饮食清淡，少吃油腻、辛辣之品。

（5）因脚湿气导致下肢复发性丹毒患者，应彻底治愈脚湿气，可减少复发。

第七节　蜂窝织炎

蜂窝织炎是病变范围较痈大的急性化脓性疾病。其特点是初起无头，红肿蔓延成片，中央明显，四周较淡，边界不清，灼热疼痛，未予治疗逐渐发展为中央色褐腐溃，周围湿烂，全身症状明显。

在中医文献中常和痈、有头疽共同命名。如《外科启玄》中的“体疽发”“对心发”“莲子发”等虽有发的病名，实质均是有头疽。

一、病因病机

外感风温、湿热，邪毒凝聚肌表，以致气血运行失常而成。情志内伤，恼怒伤肝，思虑伤脾，肝脾郁结，气郁化火；或劳伤虚损，恣欲伤肾，劳伤精气，肾水亏损，相火炽盛；或恣食膏粱厚味，脾胃运化失常，湿热火毒内生，均能导致脏腑蕴毒而发。

本病总由外感风温、湿热，内有脏腑蕴毒，内外邪毒互相搏结，凝聚肌肤，以致营卫不和，气血凝滞，经络阻隔而成。素体虚弱时更易发生，如消渴病患者常易并发本病。若阴虚之体，水亏火炽，则热毒蕴结更甚；若气血虚弱之体，正虚毒滞难化，不能透毒外出，均可使病情加剧，甚至发生疽毒内陷。

二、临床诊断

1. 诊断要点

初起局部呈弥漫性浸润性红肿，境界不清，并有显著的凹陷性水肿，严重者其上可发生水疱、血疱，局部疼痛显著，有恶寒、发热等全身症状。以后组织逐渐溶解软化而出现波动，破溃而成溃疡，经 2 周左右结痂而愈。亦有不破溃者，炎症浸润自然吸收而消退。有局部淋巴管炎及淋巴炎。有时可并发坏疽、转移性脓肿及败血症。常发生于四肢，发生于指、趾的蜂窝织炎称为瘭疽，局部有明显搏动痛及压痛。炎症进一步向深部组织蔓延可波及肌腱及骨，导致筋膜炎、肌炎。

组织病理见真皮及皮下组织有广泛性化脓性炎症改变，有中性粒细胞、淋巴细胞浸润，血管及淋巴管扩张，有时可见血管栓塞。毛囊、皮脂腺、汗腺皆破坏。后期可见由成纤维细胞、组织细胞及巨细胞所形成的肉芽肿。

2. 鉴别诊断

丹毒：为境界清楚的炎症性红斑，病损较轻，浸润较轻。

三、治疗

（一）内治疗法

1. 辨证论治

早期以清热解毒、凉血化瘀为主，破溃后如硬肿不消、排脓不畅，宜扶正脱毒。分证论治如下。

（1）热毒壅滞证

【临床表现】局部红、肿、热、痛，或伴发热恶寒，舌红，苔黄，脉数。

【治法】清热解毒，凉血化瘀。

【方药】五味消毒饮加减。常用药物如金银花、野菊花、蒲公英、紫花地丁、紫背天葵子、黄连、连翘、赤芍、牡丹皮、生地黄、丹参等。

（2）气虚邪恋证

【临床表现】皮损破溃后硬肿不消，排脓不畅，舌淡，苔白，脉细数。

【治法】补益气血，托毒消肿。

【方药】托里消毒散加减。常用药物如人参、川芎、当归、白芍、白术、金银花、茯苓、白芷、皂角刺、甘草、桔梗、黄芪等。

（二）外治疗法

局部热敷，患肢休息，也可用紫外线或超短波物理疗法，当局部形成脓肿后，须施行切开引流。

四、预防调护

（1）及时处理原发病灶。

（2）多喝水，饮食宜清淡。

第十四章　真菌性皮肤病

第一节　头癣

头癣是发生在头皮、毛发的浅部真菌性皮肤病，包括白秃疮（相当于西医白癣）和肥疮（相当于西医黄癣）。白秃疮的特点是头皮上覆有灰白色鳞屑斑片，病发折断脱落，残留的病发根部有灰白色菌鞘，好发于学龄儿童。肥疮的特点是头皮黄痂肥厚，有鼠尿臭味，发枯脱落，不能再生，形成头皮瘢痕，多在儿童期发病。

头癣具有传染性、长期性和广泛性的特征。多由儿童期感染，少数糜烂化脓，常致附近出现臖核肿痛。

一、病因病机

中医认为头癣是由生活中起居不慎，感染真菌，复因风、湿、热邪外袭，郁于腠理，淫于皮肤所致。病发于头皮、毛发，则为白秃疮、肥疮。如表现为发热起疹，瘙痒脱屑者，多为风热盛所致。

头癣主要由直接或者间接接触患者或者患病动物而传染，首先，当头皮由于剃头等原因有外伤时更容易被感染，所以理发是传播途径之一。其次，共用木梳、篦子、洗头毛巾、枕巾、帽子均可引起感染。再者，接触患病的猫狗也可以感染而发病。

我国患病病原菌主要是许兰毛癣菌、铁锈色小孢子菌、犬小孢子菌、紫色毛癣菌及断发癣菌。

二、临床诊断

1. 诊断要点

（1）白秃疮：多见于学龄儿童，男性多于女性。皮损特征为头皮有圆形或椭圆形的覆盖灰白鳞屑的斑片。病损处毛发干枯，常在距头皮 0.2~0.4cm 处折断而显参差不齐。头发易于拔落且不疼痛，病发根部包绕由白色鳞屑形成的菌鞘。自觉瘙痒，发病部位以头顶、枕部居多，但发缘处一般不被累及。青春期可自愈，秃发也能再生，不易留瘢痕。

（2）肥疮：好发于儿童。皮损多从头顶部开始，渐及四周，可累及全头部。初起为红色丘疹，或有脓疱，干后结成黄厚痂皮。痂皮特点为有黄癣痂堆积，癣痂呈蜡黄色，肥厚，富黏性，边缘翘起，中心微凹，上有毛发贯穿，质脆易粉碎，有特殊的鼠尿臭。除去黄痂，其下为鲜红、湿润的糜烂面，病变部位可相互融合，形成大片黄痂。病变区头发干燥，失去光泽，久之毛囊被破坏而成永久性脱发。当病变痊愈后，则在头皮留下萎缩性瘢痕。一般病变四周约 1cm 处头皮不受损。

2. 鉴别诊断

（1）白屑风：与白秃疮鉴别。白屑风多见于青年人，症见病变部位白色鳞屑堆叠，鳞屑梳抓时纷纷脱落，伴有头顶毛发细软、稀疏、脱落而不断发，无传染性。

（2）白疕：与白秃疮鉴别。白疕皮损为较厚的银白色鳞屑性斑片，头发呈束状，刮去鳞屑可见渗血点，无断发现象。

（3）头部湿疮：与肥疮鉴别。头部湿疮有丘疱疹、糜烂、流滋、结痂等多形性损害，瘙痒，一般不脱发，真菌检查呈阴性。

三、治疗

癣病以外治杀虫止痒为主，若皮损广泛，自觉症状较重，或抓破染毒者，则以内治、外治相结合为宜。抗真菌西药治疗有一定优势，可中西药合用。必须彻底治疗。

（一）内治疗法

1. 辨证论治

本病以祛风杀虫止痒为主要治法。主要辨证分型为风湿毒聚证。

风湿毒聚证

【临床表现】皮损泛发，蔓延浸淫，或大部分头皮毛发受累，黄痂堆积，毛发脱而头秃，苔薄白，脉濡。

【治法】祛风除湿，杀虫止痒。

【方药】消风散加减。常用药物如当归、生地黄、防风、蝉蜕、知母、苦参、胡麻、荆芥、苍术、牛蒡子、石膏、甘草、木通等。瘙痒明显者，加地肤子、白鲜皮、威灵仙。

2. 中成药

（1）皮肤病血毒丸：清血解毒，消肿止痒，适用于白秃疮皮肤瘙痒，大便干结者。

（2）百癣夏塔热片：清热解毒，消肿止痒，适用于头癣风湿毒聚证。

（二）外治疗法

（1）药物外治：① 复方土荆皮酊剂：取本品适量，稀释，外擦患处，1 日 3 次。② 外涂一扫光或雄黄膏，或 5% 硫黄膏并配合拔发治疗。③ 雄灰糊溶发法：将雄黄（研成细粉）、生石灰块按 1∶4 比例放入容器内，然后加冷水使成稀糊状，搅拌均匀，放置 24 小时后备用。将头发剪短，均匀涂于头皮部，20 分钟后水洗头发即可脱落。本药为溶发作用，并不破坏毛根，故毛发可再生，可每周应用1次。④雄黄10g，猪苦胆1个。把雄黄研碎末后，用猪胆汁调成糊状，用时将患处洗净敷药糊，每日2~3次。或用鲜苦楝子100g，将鲜苦楝子打碎后放入植物油250g内，文火煎40分钟，取上面浮油，冷却后瓶装备用。用时以干棉签蘸药油外搽患处，每日1次。

（2）中药外洗：取苦参10g，白鲜皮10g，野菊花6g，黄柏10g，薄荷10g，地肤子10g，加水200ml，浸泡20分钟后煎汁100ml，煎后在药液中搅入1个猪胆的胆汁，待水温合适后即可洗头或外洗患处。每日1次。

（3）中药塌渍：取黄柏10g、黄精10g等，加水200ml，浸泡20分钟后煎汁100ml，待水温适中后浸泡纱布条外敷于患处，每日1次。

（4）拔发疗法：治疗前先在头部寻找病区及可疑病区，然后将该区周围1cm处的头发剃光或剪平，以便敷药。每日以明矾水或热水洗头后，即在病区敷药，用油纸盖上，并嘱患者包扎或戴帽子固定。每日换药1次，涂药必须厚些。用药1周，头发较松动，即可用镊子拔出病发，并争取3天内全部拔完。如果头发未松动，更需多敷些药膏，不能间断，一直到病变处头发拔光为止。病区头发拔光后，继续涂原用药膏。此时涂药不宜过厚，每日1次，连续2~4周。如果病区内发现有残余的头发或断发时，应及时彻底拔除。

（5）针灸刺血疗法：选择双侧耳背静脉各三条。配穴：承浆、耳尖、中冲、商阳、少泽、少商、至阴。上述耳背静脉以三棱针点刺放血，挤出10余滴血为佳；承浆留针15分钟，其他配穴点刺出血。可隔3日针1次。

（三）西医治疗

内服药一般单独使用。

（1）灰黄霉素：儿童15~20mg/（kg·d），分3次口服，疗程为6~12周，根据病情轻重确定治疗时间。

（2）伊曲康唑：儿童5mg/（kg·d），疗程为4~6周。灰黄霉素及伊曲康唑为脂溶性，多食油腻食物可促进吸收。

（3）特比萘芬：儿童体重＜20kg者62.5mg/d，体重为20~40kg者125mg/d，疗程为6周。同时每1~2周剃1次头。

四、预防调护

（1）注意家庭卫生，个人贴身的衣物、用具不能混用，并要单独清洗。

（2）患病后应及时治疗，坚持用药。患儿随身物品、用具要彻底消毒，防止反复感染及传染他人。

（3）对于患上头癣的孩子，家长要第一时间带孩子就诊，并听从医嘱治疗、护理。

（4）加强对公共场所，如幼儿园、理发室、浴池、旅店的卫生管理。

（5）要让孩子避免与患癣病的动物直接接触，如猫、狗、兔等，以防影响治疗效果。

第二节 体癣与股癣

体癣是发生在除头皮、手足、阴股部以外的皮肤浅部真菌病，发生于股胯、外阴等处称股癣。本病夏、秋季多见，肥胖、多汗、糖尿病、慢性消耗性疾病、长期应用皮质类固醇激素或免疫抑制剂者为易感人群。中医称体癣称为圆癣、钱癣，因皮疹圆形有匡廓而得名；股癣称为阴癣。《诸病源候论·圆癣候》曰："圆癣之状，作圆文隐起，四畔赤，亦痒痛是也。其里亦生虫。"

一、病因病机

湿热浸渍，蕴于皮肤，久而生虫，或由生活起居不慎，触染虫毒，郁于皮肤而致。湿热虫毒蕴阻，缠绵不去而病情反复发作，迁延不愈。

体癣致病菌有红色毛癣菌、须癣毛癣菌、许兰毛癣菌、紫色毛癣菌、絮状表皮癣菌、铁锈色小孢子菌、石膏样小孢子菌以及犬小孢子菌。体癣主要由接触传染引起，潜伏期为1~3周，可以在人与人之间、人与动物之间以及土壤与人之间传播。

股癣常见致病菌为絮状表皮癣菌、红色毛癣菌和须癣毛癣菌，发病男性多于女性，由于会阴部温暖潮湿，真菌更容易生长。阴囊一般不容易感染真菌，如果受累，需要考虑皮肤念珠菌感染。

二、临床诊断

1. 诊断要点

（1）体癣发于面、颈、躯干、四肢；股癣发于股内侧及臀部。体癣常与手癣、动物接触相关。

（2）皮损初起为红色丘疹、丘疱疹、小水疱，渐扩大成有鳞屑的红色斑片，环状或多环状，鳞屑细薄，边界清楚。皮损不断向外扩展，中央趋于消退，脱屑，色素沉着，边缘有小红丘疹、丘疱疹、小水疱。股癣常与足癣相关。

（3）瘙痒明显。

（4）易反复发作，夏季加重，冬季减轻。

2. 鉴别诊断

（1）湿疮（湿疹）：多对称发病，边界不清楚，无传染性，真菌检查阴性。

（2）风热疮（玫瑰糠疹）：初起的母斑应与体癣鉴别，好发于躯干或四肢近端，为1个淡红色或玫瑰色的圆形斑片，上覆糠秕样鳞屑，真菌检查阴性。

（3）红癣：由细棒状杆菌引起。最多见于腹股沟、阴阜、腋下、乳房下、臀沟等皮肤皱褶部位，皮损为红色、红褐色斑片，境界清楚，可有糠秕样鳞屑。真菌镜检阴性，滤过紫外线灯下见红珊瑚色荧光是与股癣的主要鉴别点。

三、治疗

以外治疗法为主。

（1）药物外治：① 雄黄膏：适用于皮损有糜烂、疼痛者，外涂，每日 2 次。② 癣药水：适用于股癣。取本品稀释后外涂于患处，逐渐增加可接受的药水浓度，每日 2 次。③ 土槿皮 30g，百部 30g，蛇床子 15g，用 50% 乙醇 240ml 浸泡 3 昼夜。适用于体癣，过滤取液外擦，每日 1~2 次。④ 土大黄 60g，50% 乙醇 240ml 浸泡 3 昼夜，适用于体癣，过滤取液外擦，每日 1~2 次。

（2）中药塌渍：苦参、黄柏、地肤子、滑石、甘草各 10g，加水 200ml，浸泡 20 分钟后煎汁 100ml，待水温适中后，浸泡纱布条外敷于患处，适用于皮损糜烂，有渗出者。皮肤糜烂面收敛愈合后可加用百部、土槿皮、明矾各 10g，每日 2 次。

（3）中药外洗：苦参、蛇床子、白鲜皮、百部、黄柏各 10g，加水 200ml，浸泡 20 分钟后煎汁 100ml，兑水 100ml，待水温适宜后外洗患处，每日 1 次。适用于体癣。

（4）针灸疗法

① 取阳陵泉、足三里、悬钟、三阴交，中等强度刺激，留针半小时，每日 1 次，10 次为 1 个疗程，症状好转后改为隔日 1 次。

② 灯火灸：选灯心草或红纸做成纸捻，直径为 0.1~0.2cm，选好体癣局部灸治部位（主要是围绕体癣的外周），并做好标记，灯心草或纸捻沾植物油（菜籽油、麻油，其中尤以桐油为最佳，以不滴油为度），然后点燃，将灯心草或纸捻向标记好的部位缓缓移动，同时使蘸油点火端稍高或呈水平，使火焰大小合适，靠近灸治部位时立即将燃端垂直点触在已标记的部位上（注意勿触之太重或离穴太远，要似触非触，若接若离），此时常可听见“啪、啪”的清脆爆淬声，火亦随之熄灭，有的不灭，则可继续点灸其他部位。

③ 回旋灸：选定熏灸范围（以略大于病变局部外围为度），将艾条燃端先在选定的穴区或患部熏灸测试，至局部有灼热感时，离皮肤表面约 3cm，即在此距离做平行往复回旋施灸，每次灸 20~30 分钟。视病灶范围尚可延长灸治时间，以局部潮红、皮下有麻痒如虫行感为度。适用于体癣。

四、预防调护

（1）注意个人卫生，保持皮肤清洁、干燥。

（2）避免接触患癣病的猫、狗，消除传染源。

（3）坚持用药，巩固治疗，并积极治疗手癣、足癣，对于糖尿病患者以及长期应用糖皮质激素、免疫抑制剂的患者，延长用药时间，防止病情反复。

（4）患者的衣物、用具应煮沸、曝晒消毒，以免反复感染。

第三节 手足癣

手足癣是发生在手部和足部的浅部真菌病，包括手癣和足癣。手癣的特点是手部皮肤干燥、脱屑、皲裂，常继发于脚湿气。足癣的特点是足趾、趾间小水疱，趾间糜烂。夏季潮湿季节多发，足部多汗者、长年穿胶鞋者易患此病。儿童较少见。中医手癣叫鹅掌风，足癣叫脚湿气。足癣的患病率远高于手癣，在湿热地方发病率更高。

一、病因病机

手癣多因外受风湿毒邪侵袭，凝结皮肤，日久血燥生风，肌肤失养所致。足癣多由肺胃二经湿热下注，或久居湿地，水浆浸渍，胶鞋闷气等感染湿毒，郁于足部而发病。迁延不愈，营血耗伤，致血虚风燥，肌肤失养。

手足癣的病原菌主要是红色毛癣菌、须癣毛癣菌、絮状表皮癣菌、玫瑰色毛癣菌。公用洗脚盆、拖鞋为足癣的主要传染源，足癣是手癣的重要传染源。

二、临床诊断

1. 诊断要点

（1）手癣：初发多见于单侧手，日久可延及双手。皮损初起为小水疱，继而脱屑、干燥，日久皮肤肥厚、粗糙、脱屑、皲裂。水疱型表现为散在或成群小水疱，干燥后脱屑。角化脱屑型表现为皮肤肥厚、干燥、脱屑、皲裂。糜烂型见第3及4指间浸渍，覆以白皮，剥脱后露出潮红糜烂面。起水疱时瘙痒，干裂时疼痛。病程慢性，易反复发作。

（2）足癣：初起多发于一侧足部，以后可传播至对侧。皮损亦可分3型。水疱型症见足趾、足缘散在成群小水疱，干燥后脱屑。糜烂型症见趾间糜烂，覆以白皮，常伴恶臭。角化脱屑型见足跟、足缘皮肤干燥、肥厚、脱屑、皲裂，自觉瘙痒，皲裂或继发感染时疼痛。病程慢性，易反复发作，夏季加重，并发细菌感染可以引起丹毒、线状淋巴管炎等。亦可自身传染到手、甲，引起鹅掌风（角化型手癣）、油灰指（趾）甲。

2. 鉴别诊断

（1）手部湿疮（手部湿疹）：与手癣鉴别。常对称发生，有丘疹、糜烂、结痂、脱屑、角化肥厚等多形性损害，瘙痒，无传染性。其中对称性发病及真菌镜检阴性是主要鉴别点。

（2）掌跖角化病：多自幼年发病，手掌有对称的角化和皲裂，无水疱等炎性反应，真菌检查阴性。

（3）足部湿疮（足部湿疹）：与足癣鉴别。一般对称发病，有丘疹、糜烂、流滋、结痂、瘙痒等多形性损害，边界不清楚，真菌检查阴性。

（4）接触性皮炎：与足癣鉴别。足部皮损多发生于接触拖鞋、凉鞋部位，出现红斑、水疱、脱屑，境界清楚，真菌检查阴性。

（5）掌跖脓疱病：双手掌、足对称发生红斑基础上小脓疱，疱干后呈点状结痂、脱屑，瘙痒不明显，真菌检查阴性。

三、治疗

手足癣以外治杀虫止痒为主，若皮损广泛，自觉症状较重，或抓破染毒者，则以内治、外治相结合为宜。必须彻底治疗。

（一）内治疗法

1. 辨证论治

以清热祛湿为主要治法。主要辨证分型为湿毒证。

湿毒证（足癣）

【临床表现】足部密集水疱，趾间糜烂流水，浸淫成片，气味腥臭，瘙痒疼痛，甚则足部红肿，舌质红，苔黄腻，脉滑数。

【治法】清热利湿解毒。

【方药】萆薢渗湿汤合五神汤加减。常用药物如萆薢、薏苡仁、赤茯苓、黄柏、牡丹皮、泽泻、滑石、通草、茯苓、车前子、金银花、川牛膝、紫花地丁等。足部红肿湿烂严重者，加蒲公英、野菊花。

2. 中成药

祛风地黄丸：养血润肤，杀虫止痒，适用于手足癣病程日久者。

（二）外治疗法

（1）药物外治 ① 癣药水：适用于水疱型足癣，稀释本品后外涂于患处，每日 2 次。② 复方土荆皮酊：适用于水疱型足癣，稀释本品后外涂于患处，每日 2 次。③ 脚癣一次净：适用于水疱型足癣，稀释本品后外涂于患处，每日 2 次。

（2）中药浸泡：大风子肉、花椒、皂荚、土槿皮、地骨皮、藿香、鲜凤仙花各 9g。煎汤再加白矾或者米醋，浸泡患处 20~30 分钟。或用雄黄膏外涂，每日 2 次。适用于角化脱屑型手足癣。

（3）中药塌渍：苦参、白鲜皮、黄柏、大黄、土荆皮、半边莲、枯矾各 15g。中药煎汤，用纱布浸泡后外敷糜烂处，次以枯矾粉或者六一散外撒，每日 2 次。适用于糜烂型手足癣。

（4）针灸疗法 ① 选取劳宫、中渚、外关，均采用毫针刺法，中等强度刺激，刺入穴位 0.5~1 寸，留针 30 分钟，施以泻法。每日 1 次，10 次为 1 个疗程，症状好转后改为隔日 1 次，适用于手癣。选取风市、足三里、伏兔、悬钟，采用以上手法治疗，适用于足癣。② 梅花针叩刺疗法：患者取坐位，双手置于操作台上，酒精消毒后，用梅花针叩刺手部患处皮损 10~15 分钟，以局部有轻微点状出血为度。适用于手癣。

（5）穴位注射：选取曲池、外关、阴陵泉、足三里、悬钟穴，抽取维生素 B_1 注射液 2100μg，每次取 2~4 穴，每穴注入 0.5~1ml，隔日 1 次，10 次为 1 个疗程。

四、预防调护

（1）保持手部皮肤润滑、无破伤，可预防手癣发生。

（2）经常保持足部清洁、干燥，夏季尽可能不穿胶鞋，穿透气的布鞋或皮凉鞋。

（3）鞋袜、洗脚盆、毛巾、拖鞋等用具应个人单独使用，不能共用。

（4）患者穿过的鞋袜应烫洗，或在阳光下曝晒消毒。

（5）禁搔抓皮损，防止传染到手部。

（6）患足癣、体癣、甲真菌病者应及时治疗，防止自身传染。

（7）治疗要彻底，一般皮损消退后仍应继续用药一段时间，以防复发。

第四节　甲真菌病

甲真菌病是发生在指（趾）甲的浅部真菌感染性疾病，因甲增厚色灰而俗称“灰指甲”。本病多由手足癣传染引起，从某一甲感染逐渐蔓延到其他甲，也可以由外伤引起局部甲感染。《外科证治全生集・鹅爪风》曰：“即油灰指甲，即日取白凤仙花，捣涂指甲，上下包好，日易一次，涂至灰甲换好而止。”中医称甲真菌病为“油灰指甲”、“鹅爪风”。

一、病因病机

肝血亏虚，爪甲失荣，又因鹅掌风、脚湿气之毒蔓延，郁于甲部，日久甲板增厚。

甲真菌病由皮肤癣菌和非皮肤癣菌感染所致。常见的皮肤癣菌有红色毛癣菌、指（趾）间毛癣菌、断发毛癣菌（常见于儿童）和絮状表皮癣菌，小孢子菌属很少感染甲。根据真菌侵犯甲的部位不同分为 4 型：远端 / 外侧甲下型、白色浅表型、近端甲下型、混合型。接近 90% 的甲真菌病由皮肤癣菌引起，其余的则由酵母菌或者非皮肤癣菌引起。念珠菌属感染是慢性甲沟炎最常见的病因。

二、临床诊断

1. 诊断要点

（1）甲板增厚变色，呈灰褐色、黑色或者白色，浑浊，表面凹凸不平，剪下的指（趾）甲呈细渣样，或甲板变薄，翘起，其下蛀空，或甲板有白点，失去光泽。可伴甲沟炎，始于甲一侧、远端、浅表或者甲根部，逐渐累及其他邻甲，久则累及全部甲。

（2）病甲早期基本没有不适症状。

（3）部分儿童趾甲生长方向发生改变，影响穿鞋和行走，亦有病甲逐渐脱落者。

（4）病程慢性，不治疗可持续终身。

2. 鉴别诊断

（1）甲营养不良：所有指（趾）甲受损，甲板变薄，出现纵嵴或者凹陷，失去光泽，变为松脆，游离端发生裂隙。

（2）银屑病性甲病：甲板上有顶针样凹陷，或甲板增厚、畸形，失去光泽，或与甲床剥离，真菌检查阴性，皮肤上有红斑鳞屑损害。

三、治疗

以外治为主，必要时加用口服药物。

（一）中医外治

（1）搽药法：先用修脚刀的片刀或条刀轻刮，然后涂药，可选 10% 土槿皮酊，或土槿皮百部酊，或 30% 冰醋酸溶液，或 3%~5% 碘酊任意 1 种。

（2）浸泡法：醋泡方、灰指甲浸泡剂、鹅掌风浸泡剂，任选 1 种，每次浸泡 30 分钟，待甲板软化后用修脚刀刮去甲屑，每日 1 次。

（3）布包法：取凤仙花 30g，明矾 9g，或土大黄 3g，凤仙花梗 1 颗，枯矾 6g，捣烂如泥，包敷病甲，每日换 1 次。

（4）贴膏法：选用黑色拔膏棍，将药物加温外贴病甲，3~5 天换 1 次。

（5）拔甲法：采用拔甲膏，贴在患甲处，3~5 天换药，清除病甲后，再外涂上述外用药。

（二）西医治疗

1. 西医内治

（1）特比萘芬：对皮肤癣菌引起的甲癣为首选药物，可采用连续疗法。可用于 2 岁以上的儿童，疗程相对成人短，足趾甲治疗 12 周，手指甲治疗 6 周。剂量为体重＜ 20kg 者 62.5mg/d；20~40kg 者 125mg/d；体重＞ 40kg 者 250mg/d。迄今报道口服特比萘芬最小年龄是 2 岁。

（2）伊曲康唑：儿童慎用，一般用于经其他疗法治疗无效的儿童，可采用连续疗法或冲击疗法。服药剂量为 5mg/（kg · d），采用连续疗法，疗程为 6~12 周。目前倾向于冲击疗法，即 5mg/（kg · d），每月服 1 周，历时 2 个月，趾甲真菌病历时 3 个月。

（3）氟康唑：采用间歇疗法，剂量为3~6mg/kg，每周1次。治疗趾甲真菌病疗程为26周，治疗指甲真菌病疗程为12周。

2. 西医外治

（1）局部治疗：儿童甲生长速度较快，局部药物治疗可取得较好疗效。外用药物可选择5%阿莫罗芬搽剂，也可采用抗真菌药物与尿素联合封包治疗。

5%阿莫罗芬搽剂：有两篇文献报道采用5%阿莫罗芬搽剂各成功治愈1例婴儿和1例幼儿甲真菌病患者。但目前尚缺乏儿童大样本用药资料。

封包疗法：采用1%联苯苄唑乳膏联合40%尿素软膏治疗。治疗分两个阶段，第一阶段采用两药联合封包，24小时清除部分病甲并更换药物，持续15天（若病甲已完全清除则可以进入第二阶段）。第二阶段采用1%联苯苄唑乳膏或酮康唑乳膏，每天1次，连用4周。此法适用于轻度远端侧位甲下型甲真菌病和浅白甲真菌病。

（2）联合治疗：可采取口服药物和局部用药包括化学拔甲的联合方法，以提高疗效，缩短口服药物的疗程。

四、预防调护

（1）积极治疗手足癣、体癣、头癣等真菌感染。

（2）发现病甲及时诊治，坚持用药。

第五节　花斑癣

花斑癣是发生在皮肤浅表角质层的慢性浅部真菌病，在多汗部位易发，常无自觉症状。因多汗而发，又称“汗斑”。好发于多汗体质青年及成年人，儿童较少。冬轻夏重，传染性较弱。《外科证治全书·卷四》曰：“紫白癜风者，俗名汗斑，初起斑点游走成片，久之可蔓延遍身，初无痛痒，久则微痒。由汗衣经晒着体，或带汗行日，暑湿浸滞毛窍所致。”中医称本病为“紫白癜风”。

一、病因病机

（1）汗衣着体，暑湿浸渍，郁滞毛窍而发病。湿性黏滞，缠绵不去而迁延不愈。

（2）花斑癣由马拉色菌属增殖引起，具有嗜脂性，马拉色菌属正常定植于人体皮肤表面，当马拉色菌从圆形的酵母相转化为菌丝相时引起花斑癣疹。转化因素包括环境的高温和高湿度、油性皮肤、多汗、免疫缺陷、营养不良、妊娠和使用糖皮质激素。

二、临床诊断

1. 诊断要点

（1）发于颈项、胸背、腋下等多汗部位。

（2）皮损初期为多发性淡褐色斑片，呈圆形或类圆形，上覆少许糠秕状细碎鳞屑，逐渐转为淡白色斑片。

（3）无自觉症状，或偶有轻度瘙痒。

（4）病程缓慢，常夏发冬愈。

2. 鉴别诊断

（1）白癜风：发无定处，为纯白色的色素脱失斑，其间毛发亦可变白，无季节变化。

（2）风热疮：一般先有较大的母斑，随后躯干部出现多发椭圆形淡红斑，有糠状脱屑，屈侧明显，可逐渐离心性发展至四肢，皮损长轴与皮纹一致。皮损分布、真菌镜检阴性是主要鉴别点。

三、治疗

本病以外治为主，必要时加用口服药物。

（一）中医外治

（1）密陀僧散外用，干扑患处或醋调涂患处。

（2）癣药水、复方土荆皮酊外擦，每日 2~3 次，皮肤薄嫩处需要先稀释药液，根据耐受程度调整用药，皮损消退后继续用药 1~2 周，以防止复发。

（3）百部、蛇床子、硫黄、土槿皮、皂荚煎水后加冰醋酸适量外涂。

（二）内治疗法

1. 西医内治

对面积大、严重而单独局部治疗效果不满意的 12 岁以上儿童可给予口服药物治疗。药物有伊曲康唑（100~200mg/d），氟康唑 1 次顿服（200~300mg），也可联合用 2% 酮康唑洗剂，每周 1 次，或联合应用咪唑类或丙烯胺类抗真菌药制剂。

注意事项：伊曲康唑为脂溶性，牛奶送服或在进食或进餐后即服有利于吸收。该药最常见的不良反应为消化道不适，如长期、大剂量应用应该检测肝功能。

2. 西医外治

先用 2% 酮康唑洗剂或 2.5% 硫化硒香波擦洗皮损后用清水冲洗，再局部外用 1% 布替萘芬、0.25% 酮康唑霜、1% 益康唑、联苯苄唑或 1% 硝酸硫康唑、1% 奥昔康唑、克霉唑霜或酊剂，每日 1~2 次。皮损面积大且单纯外用效果不佳者可口服氟康唑、伊曲康唑等抗真菌药。本病易复发，但再次用药仍有效。

四、预防调护

（1）注意个人卫生，夏季汗出应勤洗澡、更衣，保持皮肤清洁、干燥。

（2）患者的随身物品、用具应煮沸、曝晒消毒，防止反复感染及传染他人。

第六节 癣菌疹

癣菌疹是由于原发真菌感染病灶（头癣、足癣等）释放的真菌抗原经血流带至皮肤，在该处发生抗原－抗体反应所呈现的一种变态反应性损害。

一、临床诊断

1. 诊断要点

临床上基本可以分成3型。

（1）急性播散性癣菌疹：常呈毛囊性、苔藓样或鳞屑性损害。主要分布在躯干，呈针头大的尖或平顶状苔藓样丘疹，常形成环状鳞屑性斑片，原发损害部位可出现小水疱，较少见有麻疹样或猩红热样损害。本型多见于头癣患者，可伴有发热、厌食、全身性淋巴结肿大、脾大以及白细胞增多等。

（2）湿疹样癣菌疹：主要见于足部真菌感染时，可在手掌及指侧有湿疹样反应，损害大多为水疱、丘疱疹，剧痒，有时甚至有压痛，偶有继发细菌感染，局部一般找不到真菌。

（3）结节性红斑、远心性环状红斑、游走性栓塞性脉管炎、丹毒样及荨麻疹样癣菌疹：实际上这些也都是疹样癣菌疹的各种不同表现，只是非水疱性，且不只局限于手掌及指侧。

2. 鉴别诊断

与汗疱疹、结节性红斑、远心性环状红斑、脉管炎、丹毒、荨麻疹等相鉴别，主要根据临床症状，结合实验室和其他辅助检查明确诊断。

二、治疗

癣菌疹以外治法为主，必要时结合内治。

（一）内治疗法

1. 辨证论治

以清热、除湿、凉血为主。辨证分型主要有湿热蕴肤证。

湿热蕴肤证

【临床表现】皮损色红鲜艳，或伴水疱，舌质红，上有黄、白、腻苔，脉数且充实有力。

【治法】清热除湿凉血。

【方药】清热除湿汤加减。常用药物如龙胆草、黄芩、栀子、牡丹皮、连翘、生地黄、泽泻、车前草、生甘草、生石膏、白茅根、大青叶等。

2. 中成药

祛风止痒口服液：清热凉血，祛风止痒，适用于湿热蕴肤证。

（二）外治疗法

外用马齿苋、白鲜皮、地肤子、苦参煎水后冷湿敷，避免局部刺激。或者用炉甘石洗剂、3% 硼酸洗液、5% 醋酸铝溶液湿敷等，配合外用止痒剂如冰黄肤乐软膏、肤痔清软膏或者薄荷洗剂等。活动癣病灶可用地榆、黄柏、侧柏叶和姜黄各 30g，煎水洗，每天 1 次。

（三）西医治疗

（1）对原发病灶（手足癣引起者）应积极进行治疗，但在癣菌疹反应比较剧烈时则应先用较温和的治疗方法，可考虑抗真菌药物如特比萘芬、氟康唑、伊曲康唑等内服，配合外用药物。

（2）全身应用抗组胺类药物，如发热、厌食、全身浅表淋巴结肿大等全身反应较显著时，还应适当加用小剂量、短时间糖皮质激素治疗。

三、预防调护

（1）积极预防和治疗手足癣。

（2）发现出疹及时诊治，坚持用药。

第七节　马拉色菌毛囊炎

马拉色菌毛囊炎是由糠秕马拉色菌和球形马拉色菌的过度生长以及由此引起的炎症（来自酵母菌产物和真菌脂肪酶游离脂肪酸）引起的毛囊性皮肤真菌病，在马拉色菌毛囊炎中只能观察到酵母相马拉色菌，而没有花斑癣的菌丝相。

一、病因病机

汗浸体表，暑湿过盛，郁滞毛窍而发病。

马拉色菌属病原菌是糠秕或球形马拉色菌。马拉色菌是人体皮肤正常菌群之一，在促发因素影响下，在毛囊内大量增殖。其脂肪分解使毛囊的甘油三酯变成游离脂肪酸，刺激毛囊口产生多量脱屑，引起毛囊导管阻塞。马拉色菌的过度繁殖、皮质的潴留、细胞碎片的积聚和游离脂肪酸的刺激，导致阻塞的毛囊扩张，继而破裂，内容物释放入组织而产生炎症。

二、临床诊断

1. 诊断要点

（1）有不同程度的瘙痒，常伴有灼热和刺痛感。运动或洗澡后出汗可加剧瘙痒。

（2）多见于中青年，平均发病年龄在30岁左右。男女均可发病，男性多于女性。

（3）好发于皮脂腺丰富的部位，如背上部、胸前、双肩、颈部，少数见于前臂、小臂和面部，腹部有时亦会发生。

（4）皮损呈弥散性或散在性，多呈对称性。

（5）皮疹为圆顶状毛囊红色小丘疹，间有毛囊性小脓包，可挤出粉末状物，周边有红晕。

（6）本病往往并发花斑癣、面部痤疮。常见于多汗证、油性皮肤、脂溢性皮炎患者。

2. 鉴别诊断

（1）寻常痤疮：好发于头面部、前胸、后背等处，皮疹可以有闭合性粉刺、脓疱、囊肿、结节等多种形态，无瘙痒感，真菌检查阴性，反复发作。

（2）嗜酸性脓疱性毛囊炎：与马拉色菌毛囊炎很相似，好发于男性青壮年，脂溢部位有毛囊性脓疱性丘疹，有瘙痒感，但是血液中嗜酸性粒细胞升高，最高达40%以上，毛囊内脓液含有大量嗜酸性粒细胞和中性粒细胞、单核细胞和上皮细胞。糖皮质激素内服或者外用有效。

三、治疗

（一）内治疗法

1. 辨证论治

本病治疗以清热解毒利湿为原则。辨证分型主要有热毒夹湿证。

热毒夹湿证

【临床表现】皮疹为红色丘疹，好发于前胸、后背，口干渴，或见口苦，舌质红绛，苔薄黄或黄腻，脉弦或弦滑。

【治法】清热解毒利湿。

【方药】五味消毒饮合黄连解毒汤加减。常用药物如金银花、紫花地丁、紫背天葵、野菊花、蒲公英、黄芩、黄连、黄柏、栀子等。

（二）外治疗法

马拉色菌毛囊炎侵犯毛囊，部位较深，外用一般抗真菌药效果较差。含有渗透剂的外用抗真菌药疗效显著，但易反复发作。可用癣湿药水或者土槿皮酊稀释后外用，每天 2 次，连用 2 周以上。

（三）西医治疗

（1）西医内治：对皮损泛发、炎症较重且外用药物治疗效果不好时，可联合口服抗真菌药，主要包括伊曲康唑和氟康唑。

（2）西医外治：2% 酮康唑香波洗澡，每天 1 次，在患部擦至发疱后停留 5 分钟，用清水冲干净。与其他药联合应用可有协同作用。或选择联苯苄唑酊或霜外用。本品含渗透剂氮酮，渗透性高，疗效好。

四、预防调护

（1）合理使用抗生素和糖皮质激素，禁止滥用。

（2）注意个人卫生，保持局部清洁。

（3）室内通风，减少出汗。

（4）保证充足睡眠，适当锻炼身体，提高免疫力。

第八节　念珠菌病

念珠菌病是由念珠菌属（主要是白色念珠菌，其次是热带念珠菌）引起的一种真菌病。

一、病因病机

中医认为本病主要由心脾两经热气郁结，熏蒸于口而发；或病久脾气不足，湿郁化火，熏蒸肌肤，上灼于口，下灼于阴；或湿毒蕴结日久，虚损脾胃，导致胃阴不足，虚火上炎。

念珠菌病的致病菌主要是白色念珠菌，其次是热带念珠菌，抵抗力降低是主要诱因，营养不良、缺铁性贫血、维生素 B 缺乏、低钙血症、血液循环较差、恶性肿瘤、糖尿病等可促进念珠菌感染。长期使用抗生素影响人体微生物的平衡，长期使用糖皮质激素、免疫抑制剂等导致机体抵抗力降低时易感染念珠菌。

温暖、潮湿、接触传染是引起念珠菌病的主要条件。

二、临床诊断

1. 诊断要点

（1）黏膜病变：口腔念珠菌病（鹅口疮）表现为以干酪样白色渗出物为特点的假膜形成和以片状红斑为特点的慢性萎缩，或者伴有舌背侧痛性萎缩性舌炎。外阴念珠菌病有外阴阴道炎表现，如严重瘙痒和阴道分泌物呈乳白色凝乳，外阴红斑，但是脓疱少见。龟头炎在包皮过长的儿童中可见，皮损是红斑，伴有白色鳞屑和糜烂，严重感染时会引起包皮水肿，阻止包皮回缩。口角炎表现为口角处皮肤折叠形成深沟。

（2）皮肤病变：皮肤念珠菌感染表现为显著红斑，有时为侵蚀性斑块，伴有丘疹和脓疱卫星灶，最常受累部位是间擦部位，擦烂性念珠菌病涉及腹股沟皱褶部、臀肌间、腋下和阴囊部。尿布皮炎常常伴有念珠菌感染。侵及甲及指（趾）间常见慢性甲沟炎及第 3、第 4 趾之间区域糜烂。

2. 鉴别诊断

白斑病、阴道滴虫、口腔扁平苔藓：主要通过真菌检测进行鉴别诊断。

三、治疗

（一）内治疗法

1. 辨证论治

本病以补虚泻实为治疗原则。实证应清泻心脾积热，虚实夹杂当补虚泻实，分别采取健脾祛湿、清热解毒、滋阴降火之法。分证论治如下。

（1）心脾郁热证

【临床表现】口生白疮，弥漫分布，面红唇赤，烦躁不安，儿童多啼，甚至哭声嘶哑，便干尿赤，舌红，苔黄，脉滑数。

【治法】清心泻脾，解毒护阴。

【方药】清热泻脾散合导赤散加减。常用药物如山栀、石膏、黄连、黄芩、赤茯苓、木通、生地黄、生甘草、竹叶等。心火较甚者，加黄连以清心泻火；心火移于小肠，小便不通者，加车前子、赤茯苓；湿热明显者，加佩兰、淡竹叶；津亏气弱者，加参须、麦冬；喉中痰鸣者，加射干。

（2）脾虚湿困证

【临床表现】口舌白屑堆积，或外阴奇痒灼痛，带多黏白，小便不利，形寒肢冷，纳呆，不欲饮，胸腹胀大，大便溏薄，舌苔白腻，脉濡细。

【治法】健脾益气，祛风燥湿。

【方药】参苓白术散加减。常用药物如白扁豆、人参、白术、白茯苓、炙甘草、山药、莲子肉、桔梗、薏苡仁、砂仁等。

（3）胃阴不足证

【临床表现】口干唇燥，饥不欲食，干呕呃逆，皮屑色淡，红晕不明，身倦无力，舌红少津，苔中剥，脉细无力。

【治法】益气养阴，和胃生津。

【方药】沙参麦冬汤或益胃汤加减。常用药物如沙参、玉竹、生甘草、冬桑叶、天花粉、麦冬、细生地、冰糖等。汗多，气短，兼有气虚者，加党参、五味子以益气敛汗；食后脘胀者，加陈皮、神曲以理气消食。

（二）外治疗法

（1）药物外治：对于口腔黏膜念珠菌病，可洗漱净口腔，用青吹口散、锡类散或冰硼散少许吹敷患处。

（2）其他治疗：口腔黏膜念珠菌病可以用制霉菌素配生理盐水含漱。口咽念珠菌病中，对增生性白斑可采取冷冻、放射治疗。

四、预防调护

（1）保持乐观精神，避免情绪紧张，注意个人卫生。

（2）不要搔抓，不要用热水烫洗，不宜使用刺激性外用药物。

（3）饮食宜清淡，适当补充维生素 A、维生素 B_2 以及叶酸，避免食用辛辣、刺激性食物。

（4）治疗要彻底，要足量、足疗程用药。

（5）治疗和控制原发疾病，减少可能致病因素。

第十五章 动物源性皮肤病

第一节 疥疮

疥疮是由疥虫（疥螨）寄生在人体皮肤所引起的一种接触传染性皮肤病。其临床特点是夜间剧痒，在皮损处有灰白色、浅黑色或普通皮色的隧道，可找到疥虫。中医文献中又称“虫疥”“癞疥”“干疤疥”等，继发感染者称“脓窝疥”。

一、病因病机

疥疮是由人型疥虫通过密切接触传染所致。其传染性很强，在家庭内或集体宿舍中可相互传播，可因使用患者用过而未经消毒的衣服、被席、用具等传染而得。本病发生后患者常伴有湿热之邪郁于肌肤的症状。

二、临床诊断

1. 诊断要点

（1）本病传染性极强，冬、春季多见，易在集体生活的人群中和家庭内流行。

（2）皮损好发于皮肤薄嫩和皱褶处，如手指侧、指缝、腕肘关节屈侧、腋窝前缘、女性乳房下、少腹、外阴、腹股沟、大腿内侧等处。头面部和头皮、掌跖一般不易累及，但婴幼儿例外。

（3）皮疹主要为红色小丘疹、丘疱疹、小水疱、隧道、结节和结痂。水疱常见于指缝；结节常见于阴囊、少腹等处；隧道为疥疮的特异性皮疹，长约 0.5mm，弯曲，微隆起，呈淡灰色或皮色，在隧道末端有 1 个针头大的灰白色或微红的小点，为疥虫隐藏处。

（4）如不及时治疗，迁延日久则全身遍布抓痕、结痂、黑色斑点，甚至脓疱。病久者男性皮损主要在阴茎、阴囊有结节；女性皮损主要在小腹、会阴部。

（5）患者常有奇痒，遇热或夜间尤甚，常影响睡眠。

2. 鉴别诊断

（1）寻常痒疹：多数自幼童开始发病，好发于四肢伸侧，丘疹较大且质硬，呈半球状，反复不愈。

（2）皮肤瘙痒症：好发于四肢，重者可延及全身。皮损主要为抓痕、血痂和脱屑，无疥疮特有的丘疹、水疱和隧道。

（3）丘疹性荨麻疹：多见于儿童，好发于躯干与四肢。皮疹主要表现为红斑与风团，皮疹为结节，顶部有小丘疹或小水疱。

（4）虱病：主要表现为躯干或会阴部位皮肤瘙痒及血痂，指缝无皮疹，在衣缝处或毛发部位常可找到虱子或虫卵。

三、治疗

本病必须彻底治疗，以外治杀虫为主。一般无须内服药，若抓破染毒，则须内外合治。

（一）内治疗法

以解毒杀虫止痒为主要治法。主要辨证分型为湿热蕴结证。

湿热蕴结证

【临床表现】皮损以水疱为多，丘疱疹泛发，壁薄液多，破流脂水，浸淫糜烂，或脓疱多，或呈红丝走窜，舌红，苔黄腻，脉滑数。

【治法】清热化湿，解毒杀虫。

【方药】黄连解毒汤合三妙丸加减。常用药物如黄芩、黄连、黄柏、栀子、苍术、牛膝、地肤子、白鲜皮、百部、苦参等。

（二）外治疗法

（1）药物外治：①硫黄治疗疥疮，古今皆为常用特效药物。临床多与水银、雄黄等杀虫药配用，以油调敷，或与大风子、蓖麻仁等有油脂之果仁捣膏用之。目前临床常用浓度为5%~20%的硫黄软膏，儿童用5%~10%，若患病时间长，可用20%的浓度，但浓度不宜过高，否则易产生皮炎。现在很少用含水银的制剂一扫光或雄黄软膏等外搽。

②先以花椒9g、地肤子30g煎汤外洗，或用温水肥皂洗涤全身后再搽药。一般先搽好发部位，再涂全身。每天早、晚各涂1次，连续3天，第4天洗澡，换洗席被，此为1个疗程。一般治1~2个疗程，停药后观察1周左右，如无新皮损出现，即为痊愈。因为疥虫卵在产生后1周左右才能发育为成虫，故治疗后观察以1周为妥。

（2）其他治疗：克罗米通乳膏（优力肤霜）外搽，每日1次。

四、预防调护

（1）加强卫生宣传及监督管理，对公共浴室、旅馆、车船上的衣被应定期严格消毒。

（2）注意个人卫生，勤洗澡，勤换衣服，被褥常洗晒。

（3）接触疥疮患者后，用肥皂水洗手。患者所用衣服、被褥、毛巾等均须煮沸消毒，或在阳光下充分曝晒，以便杀灭疥虫及虫卵。

（4）彻底消灭传染源，注意消毒隔离。家庭和集体宿舍患者应分居，并积极治疗，以杜绝传染源。

（5）发病期间忌食辛燥鱼腥发物。

第二节　虫咬皮炎

虫咬皮炎是指被致病虫类叮咬，或接触其毒液或虫体的毒毛而引起的一种皮炎。较常见的致病害虫有蠓、螨、隐翅虫、刺毛虫、跳蚤、虱类、臭虫、飞蛾、蜂等。其临床特点是皮肤上呈丘疹样风团，上有针尖大小的瘀点、丘疹或水疱，呈散在性分布。

一、病因病机

人体皮肤被昆虫叮咬，接触其毒液，或接触虫体的有毒毛刺，邪毒侵入肌肤，与气血相搏，或禀性不耐，过敏而成本病。

二、临床诊断

1. 诊断要点

（1）本病多见于昆虫孳生的夏秋季节，好发于暴露部位。尤以儿童及青少年多见。

（2）皮损以丘疹、风团或瘀点为多见，亦可出现红斑、丘疱疹或水疱，皮损中央常可见刺吮点，散在分布，或数个成群。由于搔抓而水疱破裂，引起糜烂，有的可继发感染，或局部臖核肿大。自觉奇痒，灼热红肿或疼痛。

（3）一般无全身不适，严重者有畏寒发热、头痛、恶心、胸闷、呼吸困难等全身中毒症状。

（4）因虫类不同，其皮损表现也有差异。

① 蠓虫皮炎：叮咬后局部出现瘀点和黄豆大小的风团，奇痒，个别发生水疱，甚至引起丘疹性荨麻疹。

② 螨虫皮炎：粟米到黄豆大小的红色丘疱疹，或为紫红色的肿块或风团，有时可见到虫咬的痕迹，或因搔抓而有抓痕和血痂。

③ 隐翅虫线状皮炎：皮损多呈线状或条索状红肿，上有密集的丘疹、水疱或脓疱。自觉灼热，疼痛。

④ 桑毛虫皮炎：皮损为绿豆至黄豆大小的红色斑丘疹、丘疱疹或风团，剧痒。

⑤ 松毛虫皮炎：皮损为斑疹、风团，间有丘疹、水疱、脓疱、皮下结节等。不少患者伴有关节红肿疼痛，甚至化脓，但脓液培养无细菌生长。

⑥ 蜂螫皮炎：伤处有烧灼感，或有显著的痛痒感。如被群蜂同时蜇伤，可产生大面积的肿胀。可伴有头晕、恶心、呕吐等症状，严重者可晕厥。

2. 鉴别诊断

（1）水痘：好发于躯干、四肢近侧及头面部，口腔黏膜常常被累及，损害未见风团样皮疹，更无张力性水疱发生。自觉不痒或轻痒，但患者往往有低烧等全身症状。

（2）荨麻疹：荨麻疹为单纯风团，而虫咬皮炎是混合性损害，即风团丘疹或风团水疱。

三、治疗

（一）内治疗法

本病以预防为主，发病后以外治为主，轻者外治可愈，重者内外合治。治法主要为清热解毒止痒。辨证分型主要为热毒蕴结证。

热毒蕴结证

【临床表现】皮疹较多，成片红肿，水疱较大，瘀斑明显，皮疹附近有浅表淋巴结肿大，伴畏寒，发热，头痛，恶心，胸闷，舌红，苔黄，脉数。

【治法】清热解毒，消肿止痒。

【方药】五味消毒饮合黄连解毒汤加减。常用药物如金银花、紫花地丁、紫背天葵、野菊花、蒲公英、黄芩、黄连、黄柏、栀子、地肤子、白鲜皮、紫荆皮等。

（二）外治疗法

（1）初起红斑、丘疹、风团等皮损，用1%薄荷三黄洗剂（即三黄洗剂加薄荷脑1g）外搽。

（2）生于毛发处者，剃毛后外搽50%百部酊杀虫止痒。

（3）感染邪毒，水疱破后糜烂红肿者可用马齿苋煎汤湿敷，再用青黛散油剂涂搽，或外用颠倒散洗剂外搽。

（4）松毛虫、桑毛虫皮炎可用橡皮膏黏去毛刺，外涂5%碘酒。

（5）蜂螫皮炎应先拔去毒刺，火罐吸出毒汁，消毒后外用紫金锭磨水外搽。

（6）外涂1%~2%薄荷洗剂，或炉甘石洗剂，或5%樟脑乙醇外涂止痒。隐翅虫皮炎外用肥皂水或（1：5000）~（1：8000）高锰酸钾溶液湿敷，再涂1：10聚维酮碘溶液。

四、预防调护

（1）保持环境清洁卫生，消灭害虫。

（2）衣服、被褥应勤洗勤晒，防虫藏身。

（3）儿童户外玩耍时要涂防虫叮咬药物。

（4）发病期间忌海鲜鱼腥发物，多饮水，多吃蔬菜、水果，保持大便通畅。

第十六章 物理性皮肤病

第一节 痱子

痱子，又称为“粟粒疹”，是一种小汗管破坏引起的外泌汗腺疾病，常见于儿童，尤其是新生儿。痱子的发生与环境温度高、湿度大有关。在温度、湿度的影响下，出汗多而不易蒸发，角质层浸渍，使得汗腺导管口闭塞，导管内汗液潴留而发生破裂，溢出的汗液刺激周围组织而发生皮疹。除此之外，还有研究认为痱子的发生与表皮葡萄球菌等感染相关。痱发于多汗部位，典型临床表现为丘疹、丘疱疹、小水疱，伴刺痒。

在中医文献中，本病又名“疿”“沸子”“痱瘟”“痤疿疮”等。

一、病因病机

（1）盛夏之际，气候炎热，儿童肺脾不足，肤腠疏松，卫外不固，易受暑热湿气侵袭，暑湿困阻，玄府不通，汗出不畅，郁于皮肤而发病。

（2）夏季腠理疏松，体热汗出后冷水洗浴，热气郁于皮腠则生本病。

（3）盛夏之际，暑湿浸淫皮肤，化为毒热或搔抓感受不洁之物，毒邪侵肤而见红色丘疹兼有脓疱。

二、临床诊断

1. 诊断要点

临床上将痱分为白痱、红痱、脓痱、深痱等几个类型。

（1）白痱：即晶形粟粒疹。针尖大小的清亮薄壁水疱，周围无红晕，轻擦易破，干涸后留下白色细碎鳞屑。常见于婴儿面部及躯干部，密集多发，有自限性，一般无自觉症状。

（2）红痱：即红色粟粒疹。是最常见的一型，表现为成批出现的圆而尖的针头大小丘疹或丘疱疹，周围轻度红晕。好发于躯干上部及颈部、臀部，常有灼热、刺痛、瘙痒感。

（3）脓痱：即脓疱性粟粒疹。表现为痱子顶端有针头大小浅表性小脓疱，脓疱内容为无菌或非致病性球菌。好发于儿童头面部及四肢屈侧、会阴等皱襞部位。

（4）深痱：即深部粟粒疹。表现为密集的、与汗孔一致的非炎症性的肤色水疱，表面无光泽，出汗刺激后明显增大，不出汗时皮疹不明显，刺破后有透明浆液流出。常见于严重且反复发生红痱的患者，自觉症状不明显，好发于躯干和四肢近端。

2. 鉴别诊断

根据皮疹在炎热环境中发病，好发于皱襞部位，为密集分布的丘疹或非炎症性水疱，出汗后明显增多，自觉症状不明显，天气转凉后好转可以诊断，本病需与以下疾病相鉴别。

（1）急性湿疹：皮损呈多形性，常表现为红斑基础上的针头至粟粒大小丘疹、丘疱疹，融合成片，境界不清，呈对称性分布，自觉瘙痒剧烈。

（2）夏季皮炎：发生于持续高温、闷热的夏季，常对称累及四肢伸侧和躯干，以双侧胫前多见。临床表现为红斑、丘疹及丘疱疹，自觉瘙痒。本病病情与环境温度、湿度密切相关。

三、治疗

（一）内治疗法

1. 辨证论治

痱子治疗应补虚泻实。虚者以固表止汗为要，如肺卫不固者益气固表；实者多见暑、湿、热为病，如暑湿迫蒸者清暑利湿，热毒内蕴者清热解毒，祛暑除湿。分证论治如下。

（1）肺卫不固证

【临床表现】汗出以头部、肩背部明显，动则尤甚，多汗部位成批出现晶莹透亮的小水疱，疱液澄清，周围红晕不显，伴神疲乏力，面色少华，平时易患感冒，舌淡，苔薄，脉细弱。

【治法】益气固表。

【方药】玉屏风散加减。常用药物如生黄芪、防风、生白术、茯苓。汗出过多者，加麻黄根、浮小麦、煅牡蛎。

（2）暑湿迫蒸证

【临床表现】多汗部位成批出现小丘疹、丘疱疹，密集排列，周围红晕，灼热刺痒，或为晶莹透亮的小水疱，疱液澄清，伴有汗出，口渴，小便短赤，舌质红，苔黄，脉滑。

【治法】清暑利湿。

【方药】清暑汤加减。常用药物如连翘、金银花、滑石、泽泻、天花粉、赤芍、淡竹叶、白茅根、葛根等。大便秘结者，加蒲公英。

（3）热毒内蕴证

【临床表现】多汗部位密集红丘疹、丘疱疹，同时可见脓疱或疖肿，痒痛灼热，附近淋巴结肿大，伴口苦咽干，口渴引饮，大便干结，舌质红，苔黄，脉滑数。

【治法】清热解毒，祛暑除湿。

【方药】五味消毒饮合六一散加减。常用药物如野菊花、天花粉、蒲公英、紫背天葵、紫花地丁、滑石、甘草、青蒿、淡竹叶等。

2. 中成药

（1）金银花露：清热解毒消暑，适用于痱子暑湿证，皮疹见周围有红晕的丘疹、丘疱疹。

（2）清暑解毒颗粒：清暑解毒，生津止渴，适用于痱子暑湿证或热毒证，皮疹见密集的红色丘疹、丘疱疹，或见脓疱、疖肿，痒痛灼热。

（3）玉屏风散：益气固表止汗，适用于痱子肺卫不固证，皮疹见疱液清亮、红晕不显的小水疱。

（二）外治疗法

（1）药物外治：①川百止痒洗剂：适用于周围有红晕的丘疹、丘疱疹，取本品适量，稀释4倍后，用纱布蘸取药液，轻擦患处，每日2次。②三黄洗剂：适用于周围有红晕的丘疹、丘疱疹。取本品适量，稀释，外擦患处，每日3次。③青黛散：适用于密集红丘疹、丘疱疹，或见脓疱或疖肿，外搽，每日2~5次。

（2）中药药浴：连翘20g，荆芥15g，防风15g，紫草20g，黄柏20g，苦参20g，煎水适量，冷却至皮温，泡洗全身，每日1次。

四、预防调护

（1）室内保持通风凉爽，温度及湿度不宜过高。

（2）常洗澡，洗澡水不宜过冷或过热，洗后可用爽身粉。

（3）夏天应着宽松衣物，选择吸水、透气性好的面料，经常换洗。

（4）夏季婴儿睡觉应多翻身，若有汗出，应及时擦拭。

（5）儿童应勤剪指甲，保持双手洁净，避免因瘙痒抓挠皮肤后引起感染。

（6）患处忌用油剂、软膏、糊剂。如有继发细菌感染，应予抗感染治疗。

第二节　冻疮

冻疮是由于气候寒冷引起的局部皮肤损害。西医认为其发病机制为皮肤遇到寒冷潮湿或冷热急变时小动脉发生收缩，长期受寒冷作用，致使动脉血管麻痹而扩张，造成静脉淤血，局部血液循环不良而发病。寒冷为冻疮发病的主要原因，潮湿和冷风刺激可使病情加重，除此之外，还与患者自身皮肤湿度、末梢微血管畸形、自主神经功能紊乱、营养不良、内分泌等相关，手足多汗、衣物过紧及缺乏运动也是好发冻疮的原因。冻疮的典型临床表现为局限性的紫红色隆起的水肿型红斑，自觉瘙痒，受热后加重，常发生于手足、耳廓等末梢部位。

冻疮在中医文献中又称为“瘃冻”“冻风”，严重者称“冻烂疮”“冻烂肿疮”。

一、病因病机

本病多因寒邪侵袭肌肤，寒凝血脉，阳气失于温通，气血凝滞而成。寒为阴邪，性收引，寒邪外袭肌表，气血凝滞，肌表失于温养而生此病。感受寒邪后肌肤脆弱，若骤然着热，火热燔灼血肉，热盛肉腐，甚则脱离。儿童稚阳未充，稚阴未长，腠理疏松，寒邪易乘，肌肤失养，久而不愈则溃烂成疮。

二、临床诊断

1. 诊断要点

寒冷季节，发于手足、耳廓等末梢和暴露部位，局限性水肿性红色斑块为典型表现，境界不清，边缘鲜红，表面紧张，皮损瘙痒明显，受热加剧。严重者可见水疱、破溃、糜烂和溃疡，愈后有色素沉着、色素脱失及萎缩性瘢痕。

2. 鉴别诊断

（1）寒冷型多形红斑：多发于春、秋两季，以手、足、面部、耳部多见。皮损为多形红斑样“靶形损害”，水肿性丘疹及中央有水疱的水肿性紫红斑。皮疹持续 2~3 周后可自行消退，但可反复发作。本病可与冻疮同时存在。

（2）类丹毒：为猪红斑丹毒丝菌（猪丹毒杆菌）感染，表现为境界清楚的紫红斑损害，有明确的鱼、肉或鱼制品接触史，手部外伤史。

（3）冷球蛋白血症：主要为血管炎的临床症状，可见皮肤散在红斑、丘疹、紫癜和瘀斑，及出血性痂、溃疡、瘢痕等。口腔黏膜常见紫癜、溃疡等，还可出现关节、神经、肾脏等损害，冷球蛋白测定阳性。

三、治疗

（一）内治疗法

1. 辨证论治

历代医家大多认为冻疮的发生与感寒冒雪、体质虚弱、暴寒复热有关。相关典籍中记载冻疮大多以外治为主，自明清起逐渐重视内治，《外科大成》提出：“宜服内托之药，以助阳气”，为后世医家沿袭。结合儿童形气未充、肌肤薄弱的生理特点，以温经散寒、活血通络、补益气血为冻疮总体治疗原则。分证论治如下。

（1）血虚寒凝证

【临床表现】手足、耳廓肤色青紫或暗红，肿胀结块，或有水疱，结痂，自觉麻木冷痛，面色暗淡，口唇紫暗，手足不温，舌淡暗，苔白，脉沉或沉细。

【治法】温经散寒，养血通脉。

【方药】当归四逆汤加减。常用药物如当归、桂枝、白芍、细辛、通草、甘草等。兼有气滞痛甚者，加延胡索。

（2）脾阳不足证

【临床表现】疮面久不收敛，周围色暗红，漫肿，自觉麻木，神疲体倦，气短懒言，面色少华，纳食欠佳，脉细数。

【治法】健脾温阳，行血通络。

【方药】附子理中汤合黄芪桂枝五物汤加减。常用药物如附子、人参、干姜、生黄芪、桂枝、大枣、当归等。

（3）寒凝化热证

【临床表现】冻伤后皮肤局部坏死，疮面溃烂流脓，四周红肿色暗，疼痛尤甚，伴发热口干，舌红，苔黄，脉数。

【治法】清热解毒，活血止痛。

【方药】四妙勇安汤加减。常用药物如金银花、玄参、当归、牡丹皮等。热盛者，加蒲公英、紫花地丁。

2. 中成药

（1）附子理中丸：温中健脾，适用于脾阳不足证，症见疮面久不收敛，感觉麻木、冰冷。

（2）当归四逆丸：补血散寒，温经通脉，适用于血虚寒凝证，症见局部皮肤青紫，麻木冷痛。

（二）外治疗法

（1）药物外治：① 玉红生肌膏：适用于局部坏死者，取适量药膏外涂患处，每日 2 次。② 冻疮膏：适用于局部红肿者，取适量外涂患处，每日数次。③ 冻疮初起，可用生姜、干辣椒各 60g 放入 95% 乙醇 300ml 中，浸泡 3 天后滤出液体，取适量外搽于患处，轻柔按摩至药液吸收，每日 2~3 次。或红芫花、甘草各 15g 煎水适量，晾温后泡洗患处，每日 2~3 次。④ 严重局部坏死者以郁金 30g、生地黄 20g、生甘草 10g 研细粉，过筛后加入 500ml 凡士林，水浴加热，充分搅拌均匀，晾凉后外用。

（2）针刺疗法：手部冻疮取阳溪、阳池、合谷、外关、中渚等；足部冻疮取解溪、公孙、足通谷、太冲等。同时可用毫针点刺或梅花针叩刺局部，轻轻挤压至渗血，每日 1 次或隔日 1 次。

（3）穴位注射：可选用川芎嗪注射液穴位注射，取双侧曲池、足三里，每穴 1ml，每日 1 次。

（4）耳穴压豆：可取神门、交感、肺、脾、皮质下及皮损相应穴位行耳穴压豆治疗。

四、预防调护

（1）加强体育锻炼，促进血液循环，提高机体对寒冷的适应能力。

（2）遇寒时注意保暖，防止潮湿，穿宽松、保暖的衣物，避免鞋袜、裤子过紧。冬季户外工作应定时活动，不宜保持静止时间过长。

（3）受冻后不宜立即用热水浸泡或烘烤，防止溃烂成疮。

（4）反复发作冻疮者可在入冬前用亚红斑量的红外线照射局部皮肤，促进局部血液循环，1 个疗程为 15~20 天，可起到一定预防作用。或用生蒜捣为膏状，于夏季头伏、中伏、末伏在冻疮易发处外涂。

第三节　日晒伤

日晒伤是正常皮肤过度接受 UVA、UVB 后产生的一种急性炎症反应。西医将本病发生机制分为两个时相，即时性红斑（第一相）的机制为紫外线辐射导致真皮内多种细胞释放炎症介质，促使真皮内血管扩张，渗透性增加；延迟性红斑（第二相）发生机制复杂，由体液因素和神经血管调节因素共同作用造成。本病主要表现为春夏季曝晒后，于曝光处出现边界清楚的红斑，后颜色变暗，留有色素沉着或减退。儿童皮肤娇嫩，较成人更易出现日晒伤。

明代《外科启玄 · 日晒疮》载："三伏炎天，勤苦之人，劳于任务，不惜身命，受酷日曝晒，先疼后破而成疮者，非血气所生也。"

一、病因病机

儿童肌肤娇嫩，若日光曝晒，加之禀赋不耐，腠理不密，热毒侵袭，灼伤皮肤，而致局部焮红漫肿。湿热内蕴，复加曝晒，盛夏暑湿与热毒之邪侵袭，与内湿相搏，壅滞于皮肤，而出现红斑、水疱、糜烂等。若热毒入里，劫伤阴液，则可发热、头痛、恶心、谵妄。

二、临床诊断

1. 诊断要点

春夏季曝晒后，于日晒部位出现境界清楚的水肿性红斑，多为鲜红色，严重者可出现水疱、大疱、糜烂、破溃等。随后皮损颜色逐渐变暗，出现脱屑，后留有色素沉着或减退。自觉烧灼感或刺痛感，影响睡眠。个别患者可伴发眼结膜充血、眼睑水肿。

2. 鉴别诊断

（1）刺激性接触性皮炎：可发生于任何季节，与日晒无关，起病前有明确的刺激物接触史，皮疹仅局限于接触部位，自觉瘙痒。

（2）维生素 B_3 缺乏症：由维生素 B_3 摄入不足或维生素 B_3 吸收障碍所致，慢性起病，主要皮肤表现为面部、肢端等曝光部位的暗红色斑片，界限清楚，也可累及非曝光部位，如外阴、臀部。除皮疹外，还常伴有消化系统、神经系统症状。

三、治疗

（一）内治疗法

1. 辨证论治

中医认为本病禀赋不耐为易感因素，在外有暑湿热毒侵犯，在内有湿热内蕴，内外合邪蕴滞皮肤所致，故治疗上当以清热凉血解毒、清暑利湿为要。分证论治如下。

（1）热毒侵袭证

【临床表现】多见于夏季，暴露部位皮肤日晒后弥漫潮红、肿胀，或见红色丘疹集簇，严重者可发生水疱、大疱，局部有刺痛、灼热、瘙痒感，可伴有发热，头痛，口渴，大便干结，小便短赤，舌质红或红绛，苔黄，脉数。

【治法】清热凉血解毒。

【方药】清营汤加减。常用药物如水牛角、生地黄、连翘、金银花、玄参、黄连、竹叶、丹参、麦冬等。身热口渴，汗出者，合白虎汤。

（2）暑湿热毒证

【临床表现】日晒部位皮肤红肿，可见红色丘疹、小水疱、糜烂、渗液，瘙痒明显，可伴身热不扬，头胀痛，胸闷，纳呆，小便短赤，舌质红，苔白腻或黄腻，脉滑数或濡数。

【治法】清暑利湿解毒。

【方药】清暑汤合三石汤加减。常用药物如连翘、天花粉、赤芍、金银花、滑石、泽泻等。皮损红肿明显者，加牡丹皮、白茅根；头重如裹，胸闷脘痞者，加藿香、佩兰、厚朴。

2. 中成药

（1）清暑解毒丸：清暑解毒，化痰开窍，可用于防治日晒疮。

（2）清热解毒颗粒：清热解毒，养阴生津泻火，适用于日晒疮热毒侵袭证，见皮损潮红肿胀，局部灼热、瘙痒者。

（3）连翘败毒丸：清热解毒，散风消肿，适用于热毒侵袭证，症见大便秘结者。

（二）外治疗法

（1）药物外治

① 日晒防治膏：可用于轻症，温凉水清洗皮肤后，适量擦于皮肤暴露部位或灼伤部位。

② 湿润烧伤膏：可用于脱皮、痛痒明显者，外涂患处，每日 2~3 次。

③ 京万红软膏：可用于重症，皮肤糜烂破溃者，外涂或将药膏涂于无菌纱布上，覆盖于患处后包扎，每日 1 次。

（2）中药塌渍：① 红斑明显者用野菊花 30g，马齿苋 30g，煎水 200ml，晾至温凉，以 6~8 层纱布蘸取适量药液敷于患处，每次 10~15 分钟，每日 2 次。② 糜烂渗液较多者用生石膏 30g，生地榆、金银花、生甘草各 15g，水煎 200ml，用法同上。

（3）针灸拔罐治疗：皮疹急性期取穴阿是穴及阳明经穴位（曲池、合谷、上巨虚、内庭等），并在肩髃、大椎、肺俞、大肠俞处拔罐；皮疹稳定期针刺取肺俞、中府和脾俞、章门，以调补肺脾，拔罐取穴同。

四、预防调护

（1）户外活动时避免日光直射，日光照射最强时（12 时 ~14 时）尽量避免户外活动，日晒前至少 20 分钟应外用防晒剂（SPF ＞ 30）。可同时应用遮阳伞、遮阳帽、防晒衫等物理防晒方法。

（2）避免接触光感性物质，如化妆品中的香料、某些染料、沥青、荧光增白剂、某些药物（如磺胺、阿司匹林等）。

（3）已发病的患者局部禁止热敷，避免搔抓。

第十七章 超敏反应性皮肤病

第一节 特应性皮炎

特应性皮炎，原称为“异位性皮炎”，又名“特应性湿疹”“遗传过敏性湿疹”等，是一种与遗传过敏因素有关的慢性炎症性皮肤病，即本人或家族中可见明显的“特应性”特点。特应性含义为：① 有易患哮喘、过敏性鼻炎、湿疹的家族倾向。② 对异种蛋白过敏。③ 血清中 IgE 高。④ 血液嗜酸性粒细胞增多。

本病发病机制复杂，尚未完全明确，目前认为其发病是由环境因素作用于遗传易感个体，造成免疫调节异常所致。病因包括遗传因素、变应原（食物性及吸入性变应原）、皮肤微生态环境、生活环境、生活方式、精神心理因素等。发病机制主要包括皮肤屏障功能障碍和免疫异常两方面。本病在不同的年龄阶段主要症状具有差异性，患儿发病年龄越早，病情严重程度越重，持续时间可能越久。

特应性皮炎在中医古籍中称“四弯风”，因其好发于四肢弯曲部位而得名。《外科大成》载有：“四弯风，生于腿弯脚弯，一月一发，痒不可忍，形如风癣，搔破成疮。”

一、病因病机

本病多因儿童先天禀赋不耐，脾胃虚弱，运化失司，湿邪食积停滞，日久化热，或肺卫不固，易感风邪，风湿热邪搏于肌肤而为病。儿童先天禀赋不足，或母亲孕期过食五辛，湿热内蕴遗于儿童，湿热蕴蒸肌肤而发为本病。儿童为至阳之体，生长发育旺盛，所需水谷精微多，而儿童脾常不足，加之喂养不当，儿童不知控制，易饥饱过度，脾胃运化失司则脾虚湿盛，日久蕴热，湿热外溢肌肤而成疮。儿童肺气始发，肺外主皮毛，肺气不足则皮毛不泽，肺卫不固，易感风邪，风寒湿邪相搏，外发肌肤而发本病。脾虚失运，肺虚失宣，则湿热稽留肌肤，郁而难化。长期反复发作，湿热煎灼津液，血虚生风生燥，肌肤失养，气血运化无力，血瘀内生，而病情迁延反复。

二、临床诊断

1. 诊断要点

（1）婴儿期（出生 ~2 岁）：通常在出生后第 2 或第 3 个月发病，皮损多先发于两颊、额部及头皮，个别可发展至躯干、四肢。同时伴有剧烈阵发瘙痒，引起婴儿哭闹和睡眠不安。

皮疹可分为渗出型和干燥型。渗出型皮疹患儿多为肥胖、有渗出性体质者，初期发于两颊，皮疹表现为红斑上密集的针尖大小丘疹、丘疱疹、水疱和渗液，境界不清。严重者可累及整个面部及头皮，少数患儿可因处理不当而扩展至全身成为红皮病，并伴腹泻、营养不良、全身淋巴结肿大等症状。干燥型皮疹患儿多为瘦弱者，皮疹表现为暗红色或暗红色斑片，密集小丘疹，皮肤干燥，无水疱，无渗出，表面有白色糠状鳞屑，累及面部、躯干、四肢。

（2）儿童期（2 岁 ~12 岁）：多在婴儿期缓解 1~2 年后发生，少数自婴儿期延续，病情呈逐渐加重趋势。根据皮损不同形态，本期可分为湿疹型和痒疹型。湿疹型多发于肘窝、腘窝及双小腿伸侧，亦可累及四肢其他部位及颈部。其皮损表现与成人亚急性湿疹和慢性湿疹相似，可见针尖大小丘疹、丘疱疹、小水疱，融合成片，轻度浸润，部分呈苔藓样改变，皮损表面较干燥，可覆有灰白色糠状鳞屑。痒疹型多发于四肢伸侧及背部。典型皮疹表现为较大的皮色或棕色干燥丘疹，表面粗糙，表覆薄痂，初起者颜色较红，陈旧者小而硬。皮疹伴有剧烈瘙痒，可见较多抓痕、血痂。在典型患者中还可见鸡皮疙瘩样丘疹，与毛囊排列一致。

（3）青少年与成年期（12 岁以上）：可由儿童期发展而来，或直接发生。好发于眼周、颈周、肘窝、腘窝、四肢及躯干。皮损常表现为局限性苔藓样变，部分患者皮损表现为泛发干燥丘疹，有时可呈急性、亚急性湿疹样改变，伴有剧烈瘙痒，可见抓痕、血痂、色素沉着等搔抓后继发皮损。

特应性皮炎还可伴发感染、毛周角化、Dennis-Morgan 眶下褶痕、颈前褶皱、眼周色素沉着、角膜圆锥、特应性角结合膜炎、鼻周及眶周苍白等，严重者可伴发白内障。

2. 鉴别诊断

本病诊断主要依据家族或个人“特应性”病史，皮损特点、皮肤活检对特应性皮炎的诊断意义不大。本病须与以下疾病相鉴别。

（1）湿疹：皮肤损害与特应性皮炎差别不大，但湿疹无一定的发病部位，且家族中无“特应性”病史。

（2）婴儿脂溢性皮炎：常见于出生后不久的婴儿，表现为头皮、眉间、面颊等部位的油腻性灰黄色或棕黄色痂屑，瘙痒较轻，愈后鲜有复发，家族无“特应性”病史。

（3）慢性单纯性苔藓（神经性皮炎）：发病部位局限，常发生于颈、项背、肘窝、股内侧、会阴等部位，皮肤呈典型的苔藓样变，阵发剧烈瘙痒，无婴儿湿疹史及家族“特应性”病史。

（4）接触性皮炎：发病前有明确接触史，于接触部位或身体暴露部位出现皮疹，皮损境界清晰，去除病因后皮疹可很快消退。

（5）疥疮：婴幼儿疥疮表现为小水疱或脓疱、湿疹样反应，需与特应性皮炎相鉴别。疥疮好发于皮肤皱褶处，可见线状灰白色隧道，伴剧烈瘙痒，实验室检查可见疥虫或虫卵。

（6）银屑病：发生于头皮的特应性皮炎须与寻常型银屑病相鉴别，银屑病典型皮损为边界清楚的红色丘疹或斑块，表面覆有银白色鳞屑，存在薄膜现象及点状出血。

三、治疗

（一）内治疗法

1. 辨证论治

婴儿期主要以肺脾气虚，复外感风湿热邪为主要病因。若婴儿期皮疹失治误治，疾病反复迁延，气血生化乏源，阴血亏虚，化瘀生风，则皮疹缠绵难愈。本病脾胃虚弱贯穿始终，根本病机为脾虚湿盛，化热化燥，治疗上遵“急则治其标，缓则治其本”原则，急性发作治以清热除湿，祛风止痒，慢性期治以健脾除湿，养血润燥。分证论治如下。

（1）风热夹湿证

【临床表现】多见于婴儿期或儿童期急性发作者，皮损色红，初期为散在丘疹、斑丘疹，后期合并水疱、糜烂，瘙痒明显，手足心热，汗出恶风，喷嚏，口渴，大便干，小便短赤，舌质红，苔白腻或黄腻，脉弦滑或数。

【治法】清热解毒利湿，疏风止痒。

【方药】银翘散合萆薢渗湿汤加减。常用药物如金银花、连翘、竹叶、桔梗、淡豆豉、薄荷、萆薢、黄柏、生薏苡仁、牡丹皮、滑石等。汗出恶风甚者，加荆芥、防风疏风解表；瘙痒剧烈者，加白鲜皮、地肤子祛风止痒；水疱、渗出较多者，加茯苓皮、泽泻利湿；心烦躁动者，加灯心草、莲子心清心泻火。

（2）脾虚血燥证

【临床表现】多见于儿童特应性皮炎，皮肤颜色暗淡，皮损为红色散在丘疹、水疱、鳞屑、薄痂，局部皮肤干燥肥厚，瘙痒，抓挠后渗出，皮疹时重时轻，反复发作，纳少，腹胀，神疲乏力，大便溏，舌淡红，苔薄白或白腻，脉滑细或濡细。

【治法】健脾利湿，润燥止痒。

【方药】健脾除湿汤加减。常用药物如生白术、茯苓、山药、生薏苡仁、炒扁豆、萆薢、炒枳壳、天花粉等。乏力明显，伴汗出者，加生黄芪；纳呆者，加焦山楂、焦神曲健胃消食；腹胀者，加白豆蔻、砂仁燥湿醒脾。

（3）血虚风燥证

【临床表现】病情迁延，反复发作，皮损为苔藓样变，色暗，干燥脱屑，可见抓痕、血痂、色素沉着，伴剧烈瘙痒，遇热加重，伴口干不欲饮，纳差，腹胀，舌淡，苔白，脉弦细。

【治法】养血祛风，滋阴除湿。

【方药】四物消风散加减。常用药物如生地黄、当归、荆芥、防风、赤芍、川芎、白鲜皮、独活、川牛膝等。夜间瘙痒剧烈，影响睡眠者，加酸枣仁、夜交藤养心安神；皮损肥厚者，加丹参、鸡血藤、红花等养血化瘀通络。

2. 中成药

（1）二妙丸：燥湿清热。适用于风热夹湿证湿热偏重，皮损见水疱、糜烂者。

（2）参苓白术丸：健脾益气。适用于脾虚血燥证，以纳少、神疲乏力为重者。

（3）润燥止痒胶囊：养血滋阴，祛风止痒，润肠通便。适用于血虚风燥证，见皮肤粗糙肥厚、干燥脱屑，瘙痒明显者。

（4）湿毒清胶囊：养血润燥，祛风止痒。适用于血虚风燥证，见皮肤干燥、脱屑、瘙痒，伴有抓痕、血痂、色素沉着者。

（二）外治疗法

1. 药物外治

① 冰黄肤乐软膏：适用于脾虚血燥证或血热风燥证。适量外涂于皮损处，每天 3 次。

② 丹皮酚软膏：适用于皮疹呈亚急性、慢性湿疹样者。适量外涂于皮损处，每天 2 次。

③ 青鹏软膏：适用于皮疹呈慢性湿疹样者。适量外涂于皮损处，每天 2 次。

④ 复方黄柏液：适用于急性发作水疱、渗出明显者。取复方黄柏液适量，浸泡 6~8 层纱布，稍拧干至药液不滴落，外敷于患处，每日 1 次。

⑤ 三黄洗剂：适用于急性发作，水疱、渗出明显者。取本品适量，稀释，外擦患处，每日 3 次。

⑥ 儿肤康搽剂：适用于亚急性湿疹样皮疹，皮损潮红，瘙痒，有少量渗液者。取本品适量，涂搽患处，轻揉 2 分钟，用温水冲洗，每日 2 次；也可用本品涂于全身，2~3 分钟后用温水冲洗；或用本品 200ml，加 5 倍温水稀释后，洗涤全身。

（2）中药塌渍：皮疹糜烂、渗出严重者，可用马齿苋 30g，地肤子 20g，黄柏 20g，加水 200ml，浸泡 20 分钟后煎汁 100ml，待水温适中后，浸泡纱布条外敷于患处，每日 1 次。

（3）中药药浴：紫苏叶 15g，白鲜皮 15g，黄柏 10g，地肤子 10g，苦参 12g，鱼腥草 20g，地榆 10g，蛇床子 10g。以上中药加水 200ml，浸泡 20 分钟后煎汁 100ml，兑温水 1000ml，待水温合适后洗浴全身皮疹 20 分钟，适用于湿热俱盛者。如皮肤干燥，属血虚风燥证者，上方可以去苦参，加黄精 20g，牡丹皮 10g，并注意皮肤保湿。

（4）针刺治疗：取血海、足三里、曲池、阴陵泉、三阴交为主穴，再根据患者证型配以他穴，施以平补平泻法，留针 20 分钟，每周 3 次。

（5）儿童推拿：基本操作为分手阴阳 100 次，揉外劳宫 100 次，揉按小天心 100 次，运内八卦 100 次，清补脾经 100 次，清天河水 100 次，退六腑 100 次，捏脊 5 次。10 天为 1 个疗程。湿热俱盛者手法宜重；脾虚湿盛证推三关 100 次；血虚风燥证补肾经 100 次，揉二人上马 100 次。

四、预防调护

（1）注意减少患者生活环境中的过敏原，如屋尘、尘螨、动物皮毛、人造纤维、真菌及各种挥发性用品等。

（2）宜选用纯棉质贴身衣物，避免刺激，洗涤时注意漂洗干净，以免洗涤剂残留刺激皮肤。

（3）注意皮肤保湿，规律使用无刺激的润肤品擦涂。避免频繁清洗，避免烫洗及搔抓。

（4）可采用生活日记等方式排查食物过敏原，并避免食用。

第二节　湿疹

湿疹是由多种因素引起的具有明显渗出倾向的炎症性皮肤病，临床以皮肤形态多样、对称分布、剧烈瘙痒、有渗出倾向、反复发作为特征。本病任何年龄均可发病。发于 2 岁以内的称为"奶癣""胎疮"，多在出生后 1~3 个月发病，一般 1~2 岁之后逐渐减轻，大多数自愈，少数可迁延不愈。本病可泛发，无明显季节性，患儿常有家族过敏史。

一、病因病机

本病多由内外因素引起。常因禀赋不耐，乳食不当，脾胃受损，湿热内盛，复受湿热之邪侵袭，内外邪气相搏，郁于肌肤而致。其发生与脾、肺、心、肝关系密切。

（1）禀赋不足，胎火湿热遗留：儿童若先天禀赋不足，加之孕母喜食辛辣之物，湿热内蕴，母体胎火湿热遗留儿童，蕴阻于肌肤发为湿疹。

（2）风湿热邪入侵：儿童肌肤薄嫩，易感外邪。风为百病之长，可夹湿热而入，风湿热邪相互搏结，浸淫肌肤发为湿疹。

（3）儿童脾常不足，若饮食不当，脾胃受损，运化失司，脾虚湿盛，外泛肌肤；或湿聚郁而生热，湿热俱盛，搏结肌肤而发为湿疹。

（4）禀赋不耐：因调护失宜，接触过敏物质、衣物摩擦及肥皂水等刺激，均可诱发湿疹。若迁延日久，湿郁化火，致血虚风燥，肌肤失养，则反复发作，缠绵难愈。

二、临床诊断

1. 诊断要点

（1）急性湿疹：急性发病，常对称分布，好发于面、耳、手、足、前臂、小腿等外露部位，严重时可延及全身。皮损为多形性，可在红斑基础上出现丘疹、丘疱疹及小水疱，集簇成片状，边缘不清，常因搔抓引起糜烂、渗出。如染毒，可有脓疱、脓液及脓痂，臖核肿大。自觉剧痒及灼热感。

（2）亚急性湿疹：急性湿疹经治疗，红肿及渗出减轻，进入亚急性阶段，或由慢性湿疹加重所致。皮损以小丘疹、鳞屑和结痂为主，仅有少数丘疱疹和糜烂，或有轻度浸润。自觉瘙痒。

（3）慢性湿疹：可由急性湿疹反复发作而致或开始即呈慢性。好发于面部、耳后、肘、腘窝、小腿、外阴和肛门等部位，伴剧痒。皮损较局限，肥厚浸润显著，境界清楚，多有色素沉着。病程慢性，常有急性发作。

2. 鉴别诊断

（1）接触性皮炎：皮肤或黏膜接触外源性物质后发生的炎症性反应。本病常有明显的病因，皮损多局限于接触部位，形态单一，境界清楚，伴瘙痒或灼热感，去除病因后则较快痊愈。

（2）脓疱疮：具有传染性，多发生于夏季，常见于颜面、四肢等暴露部位，以发生水疱、脓疱，易破溃结痂为特征。

三、治疗

（一）内治疗法

1. 辨证论治

本病以祛风湿止痒为基本治则，标本兼治，内外合治，根据证候特点佐以清热、养血、健脾等法。急性者以清热利湿为主，亚急性者以健脾利湿或滋阴除湿为主，慢性者以养血润肤为主。外治宜用药温和，避免刺激皮肤而加重病情。分证论治如下。

（1）湿热俱盛证

【临床表现】多见于急性湿疹。发病突然，病程短，皮损面积大。皮疹以红斑、丘疹、丘疱疹、小水疱为主，灼热瘙痒，抓破滋水淋漓，浸淫成片。伴心烦口渴、身热不扬，胸闷纳呆，腹胀便溏，小便短赤，舌质红，舌苔黄腻，脉滑数。

【治法】清热利湿，解毒止痒。

【方药】龙胆泻肝汤合萆薢渗湿汤加减。常用药物如龙胆草、车前子、黄芩、炒栀子、当归、生地黄、泽泻、柴胡、赤茯苓、薏苡仁、滑石、牡丹皮、黄柏等。热盛者，加大青叶、黄柏等清热解毒；瘙痒剧烈者，加地肤子、白鲜皮等祛风止痒；水疱破后流滋多者，加土茯苓、赤茯苓等利湿排脓；皮疹鲜红灼热者，加玄参、赤芍等清热凉血。

（2）脾虚湿蕴证

【临床表现】多见于亚急性湿疹。发病较缓，病程较长。皮损潮红，有丘疹、水疱、鳞屑、瘙痒，抓后糜烂渗出。伴纳差，腹胀便溏，易疲乏，舌质淡胖，舌苔白腻，脉濡缓。

【治法】健脾利湿止痒。

【方药】除湿胃苓汤或参苓白术散加减。常用药物如党参、茯苓、炒白术、白扁豆、山药、砂仁等。皮损色红者，加牡丹皮、黄芩；纳呆脘满者，加鸡内金；发于上肢者，加桑枝；发于下肢者，加牛膝。

（3）血虚风燥证

【临床表现】多见于慢性湿疹。病程长久，反复发作。皮损为暗红色斑或斑丘疹，色素沉着，粗糙肥厚，剧痒难忍，遇热或肥皂水洗后瘙痒加重。伴口干欲饮，乏力，纳差，腹胀，舌质淡，舌苔白，脉弦细。

【治法】养血润肤，祛风止痒。

【方药】当归饮子或四物消风饮加减。常用药物如生地黄、白芍、当归、川芎、荆芥、防风、黄芪、制何首乌、白蒺藜等。皮肤粗糙肥厚者，加丹参、益母草、鸡血藤等活血通络；痒甚难眠者，加夜交藤、酸枣仁等养心安神。

2. 中成药

（1）龙胆泻肝丸：清热利湿，适用于湿热俱盛证。

（2）二妙丸：清热燥湿，适用于湿热俱盛证。

（3）黄柏胶囊：清热燥湿，泻火除蒸，解毒疗疮，适用于湿热俱盛证。

（4）参苓白术散：健脾渗湿，适用于脾虚湿蕴证。

（5）润燥止痒胶囊：养血滋阴，祛风止痒，适用于血虚风燥证。

（二）外治疗法

（1）药物外治

① 冰黄肤乐软膏：适用于湿热俱盛或血热风燥证。药膏涂抹于皮损处，每天3次。

② 青黛膏：适用于亚急性湿疹或慢性湿疹，治则为燥湿，收敛，止痒。药膏涂抹于皮损处，每天2~3次。

③ 丹皮酚软膏：适用于亚急性湿疹。药膏涂抹于皮损处，每天2次。

④ 青鹏软膏：适用于慢性湿疹。药膏涂抹于皮损处，每天2次。

⑤ 除湿止痒软膏：适用于慢性湿疹。药膏涂抹于皮损处，每天2次。

⑥ 黑豆馏油软膏：适用于亚急性湿疹或慢性湿疹。药膏涂抹于皮损处，每天2~3次。

⑦ 复方黄柏液：适用于急性湿疹湿热俱盛者。复方黄柏液浸泡纱布条外敷于患处，用量一般为10~20ml，每日1次。

⑧ 甘舒霖洗剂：适用于湿热俱盛者。取本品适量，稀释20倍，外擦患处，1日3次。

⑨ 三黄洗剂：适用于急性湿疹湿热俱盛者。取本品适量，稀释，外擦患处，1日3次。

⑩ 川百止痒洗剂：适用湿毒内盛型湿疹。取本品适量直接涂于患处，或经稀释4倍后洗浴患处，每日1~2次。

⑪ 儿肤康搽剂：适用于亚急性湿疹，见皮损潮红，瘙痒，有少量渗液者。每次取本品30ml，涂搽患处，轻揉2分钟，用温水冲洗，1日2次；也可用本品涂于全身，保持2~3分钟，用温水冲洗；或用本品200ml，加5倍温水稀释后，反复洗涤全身。

（2）中药塌渍：黄柏15g、苦参15g等，以上中药加水200ml，浸泡20分钟后煎汁100ml，待水温适中后，浸泡纱布条外敷于患处，每日1次。适用于急性湿疹。

（3）中药药浴：白鲜皮15g，黄柏10g，地肤子10g，苦参12g，防风6g，地榆10g，蛇床子10g。以上中药加水200ml，浸泡20分钟后煎汁100ml，兑温水1000ml，待水温合适后，洗浴全身皮疹20分钟，适用于湿热俱盛者。如皮肤干燥，有鳞屑，属于血虚风燥证，上方可以去掉白鲜皮、苦参，加生薏苡仁30g，牡丹皮10g，并注意皮肤滋润保湿。

（4）敷脐疗法：取中药消风导赤散（地黄、赤茯苓、牛蒡子、白鲜皮、金银花、薄荷、木通、黄连、荆芥、肉桂、甘草），将其粉末混合成药末，每次取适量填脐，外用纱布、绷带固定，隔日换药，7日为1个疗程。

（5）推拿疗法：基本操作为分阴阳100次，揉外劳宫100次，揉按小天心100次，运内八卦100次，清补脾经100次，清天河水100次，退六腑100次，捏脊5次。10天为1个疗程。湿热俱盛者手法宜重；脾虚湿盛证补脾经100次，推三关100次；血虚风燥证补肾经100次，揉二人上马100次。

（6）刮痧疗法：基本操作为先刮局部发疹区（无渗出），再沿手太阴肺经、手少阴心经、足太阴脾经循经刮拭。待痧象微微消退后，再行第2次刮拭。

（7）艾灸疗法：依据病损部位，患者取坐位或卧位，充分暴露皮损区域。艾灸治疗以皮损为单位，施术者手持点燃的艾条或药卷在皮损区进行施灸，选择纯艾条灸或根据不同的证型分别选择清热利湿、健脾利湿、养血祛风的中药卷，每部位循环施灸5~10分钟。面积较大且在躯干部者可选择艾灸盒进行施灸治疗。

四、预防调护

（1）本病的诱发因素较多，应尽可能地寻找发病或诱发加重的原因。

（2）避免外界不良刺激，如热水烫洗、搔抓、肥皂水洗涤患处，避免搔抓，以防继发感染。

（3）患病期间忌食辛辣、海鲜、牛羊肉等发物。

（4）急性湿疹或慢性湿疹急性发作期间，应暂缓注射各种疫苗。

第三节　接触性皮炎

接触性皮炎是接触外源性物质后，在皮肤黏膜接触部位甚至以外的部位发生的急性或慢性炎症反应，主要表现为红斑、肿胀、丘疹、水疱，甚至可见大疱。

中医文献中称其为“漆疮”，另有外用膏药后发者称为“膏药风”，面部接触化妆品所致者称为“粉花疮”等。

一、病因病机

《诸病源候论·漆疮候》载：“漆，有毒，人有禀性畏漆，但见漆便中其毒，喜面痒，然后胸臂胫腨皆悉瘙痒，面为起肿，绕眼微赤。”即禀赋不耐之人接触漆具所发。目前中医对于接触性皮炎发病的认识主要为禀赋不耐，皮肤腠理不密，接触油漆、药物、塑料、橡胶制品、染料、植物花粉、叶或茎等，感受不耐之邪，郁而化热，与气血相搏，外发肌肤而致。若邪气久留肌肤，耗伤气血，局部气血不荣，血虚化燥生风则皮损可呈慢性增生、苔藓样变。

西医根据接触性皮炎的发生原因，可分为原发刺激性和变态反应性两种。原发刺激性接触性皮炎是由于接触物对皮肤有强刺激，任何人接触后均可发生皮炎。强刺激物质会引起短时间内发病，如强酸、强碱等；弱刺激物质则会在长期接触后发病，如肥皂、有机溶剂等。变态反应性接触性皮炎属于接触性超敏反应，是少数人接触无刺激性物质致敏后，再次接触该物质的12~48小时在接触部位及周围发生皮炎。

二、临床诊断

1. 分型诊断

接触性皮炎的皮肤表现无特异性，根据病程，可将本病分成急性、亚急性和慢性接触性皮炎。此外，还可根据病因、临床表现等方面分为不同的临床类型。

（1）急性接触性皮炎：接触强刺激物后引起的急性皮炎。典型皮损为境界清晰的红斑，皮损形态与接触物有关，多局限于接触部位，其上可见丘疹、丘疱疹，严重时可出现严重水肿、水疱甚至大疱、组织坏死。常自觉瘙痒或灼痛，若搔抓致使致敏物带到其他部位，则可产生类似皮损。

（2）亚急性和慢性接触性皮炎：接触物的刺激性较弱时，皮损可呈亚急性，表现为边界不清的红斑、丘疹。若长期反复接触则可导致慢性改变，表现为局部的皮损慢性增生和苔藓样变。

（3）光敏性皮炎：在局部接触或全身吸收某种光化学物质后经日光照射而致敏。由免疫机制引起的成为光变态反应，由非免疫机制引起的成为光毒性反应。

（4）其他特殊类型接触性皮炎：包括化妆品皮炎、面部皮炎、药物接触性皮炎、镍皮炎、漆性皮炎等接触特定物质导致的多种接触性皮炎。

2. 鉴别诊断

本病可根据明确的接触史，在接触部位或身体暴露部位突然发生境界清晰的急性皮炎，去除病因后皮疹很快消退等特点进行诊断。当病因不明或接触的可疑致病物质较多时，斑贴试验是诊断本病简单有效的方法。

（1）各类湿疹样皮炎：特应性皮炎可见典型皮损分布和不同年龄的皮损特征；脂溢性皮炎见于脂溢部位，一般无渗出。结合是否为发生于接触部位的皮炎及斑贴试验的结果，可与本病相鉴别。

（2）浅部真菌病：皮损边界清楚，但边缘多为环形或弧形，中间可呈消退趋势，真菌镜检阳性。

三、治疗

本病治疗上应首先积极寻找致敏原并去除，同时应避免再次接触已知的致敏原，否则其他治疗方法无效。

（一）内治疗法

1. 辨证论治

本病因禀赋不耐，外受湿热毒邪所侵致病，故急性期治疗以清热凉血、利湿解毒为要，慢性期以养血润肤为主。分证论治如下。

（1）热毒蕴肤证

【临床表现】起病急骤，于接触部位出现鲜红色水肿性斑片，边界清晰，其上可见密集的红色丘疹，伴瘙痒灼痛，心烦口干，小便黄，大便偏干，舌质红，苔薄白或薄黄，脉数。

【治法】清热凉血解毒。

【方药】化斑解毒汤加减。常用药物如生石膏、升麻、知母、生甘草、玄参、淡竹叶等。瘙痒剧烈者，加地肤子、白鲜皮；便秘者，加虎杖；口干咽燥明显者，加芦根。

（2）湿热毒蕴证

【临床表现】起病急骤，皮损水肿明显，色鲜红，其上可见水疱或大疱，破溃后呈糜烂渗出，伴瘙痒灼热，身热口渴，小便短赤，大便干，舌质红，苔薄黄或黄燥，脉弦滑数。

【治法】清热利湿，凉血解毒。

【方药】龙胆泻肝汤合犀角地黄汤加减。常用药物如龙胆草、车前子、黄芩、炒栀子、当归、生地黄、泽泻、柴胡、牡丹皮、赤芍等。热盛者，加大青叶、蒲公英；皮损红肿明显者，加六一散；水疱破溃后渗液较多者，加冬瓜皮、土茯苓。

（3）血虚风燥证

【临床表现】病情迁延反复，局部的皮损呈慢性增生和苔藓样变，表面干燥有鳞屑，瘙痒剧烈，舌淡红，苔薄黄，脉弦细。

【治法】养血润肤，祛风止痒。

【方药】当归饮子合消风散加减。常用药物如当归、生地黄、白芍、川芎、蝉蜕、知母、荆芥、防风、白蒺藜、生黄芪、生甘草等。皮肤粗糙增厚者，加丹参、桃仁、益母草；瘙痒剧烈者，加白蒺藜、首乌藤；眠差者，加酸枣仁、柏子仁。

2. 中成药

（1）龙胆泻肝丸：清肝胆，利湿热。适用于湿热毒蕴证，见皮疹色鲜红，以水疱、糜烂为重。

（2）皮肤病血毒丸：清血解毒，消肿止痒。适用于热毒蕴肤证，皮疹主要见红色水肿性斑片、丘疹。

（3）当归饮子：养血润肤，祛风止痒。适用于血虚风燥证，皮损呈慢性增生、苔藓样改变，伴明显瘙痒。

（二）外治疗法

（1）药物外治

① 三黄洗剂：适用于急性发作，水疱、渗出明显者。取本品适量，稀释，外擦患处，1 日 3 次。

② 复方黄柏液：适用于急性期水疱、渗出明显者。取复方黄柏液适量，浸泡 6~8 层纱布，稍拧干至药液不滴落，外敷于患处，每日 1 次。

③ 黑豆馏油软膏：适用于亚急性或慢性接触性皮炎。适量外涂于皮损处，每天 2~3 次。

④ 青黛膏：适用于亚急性或慢性接触性皮炎，燥湿止痒。适量外涂于皮损处，每天 2~3 次。

⑤ 青鹏软膏：适用于皮疹呈慢性增生和苔藓样变者。适量外涂于皮损处，每天 2 次。

（2）中药塌渍：黄柏 15g，马齿苋 30g，野菊花 20g，浸泡 20 分钟后煎水 200ml，晾至温凉，浸泡纱布条外敷于患处，每日 1 次。

（3）中药冷喷：马齿苋 50g，黄柏 50g，野菊花 50g，生地榆 50g，煎水 500ml，筛网滤过药渣，待完全冷却后倒入冷喷机水箱，备用。患者清洁面部后，调整喷头距离面部皮损 20cm，打开操作开关，使药液均匀喷到病变部位，每次 30 分钟，每日 1 次。

四、预防调护

（1）寻找致敏原因，避免再次接触。

（2）患处忌用热水或肥皂等清洁用品刺激，避免搔抓、摩擦，禁用刺激性强的药物。

第四节　荨麻疹

荨麻疹是皮肤、黏膜小血管扩张，渗透性增加而出现的一种局限性水肿反应，通常可在 2~24 小时内自行消退。荨麻疹的临床特征性表现为大小不等的风团伴瘙痒。本病病因复杂，约 3/4 患者无法明确原因，尤其是慢性荨麻疹，多数急性荨麻疹可以找到病因。其发病机制复杂，目前尚不明确，可能涉及感染、变态反应、假变态反应和自身反应性。对于儿童患者，感染和食物过敏是常见病因，临床上具有起病急、皮损范围广、可伴喘憋腹痛的特点。

本病属于中医“瘾疹”“风疹块”“游风”等范畴。《诸病源候论·风瘙身体瘾疹候》载：“邪气客于皮肤，复逢风寒相折，则起风瘙瘾疹。”

一、病因病机

中医认为荨麻疹主要与禀赋不耐，外受风邪侵袭，营卫不和有关。儿童肺脏娇嫩，卫外不固，易于感受外邪，外受六淫之邪，或独立存在或与风邪胶结，外邪与气血相搏于肌肤腠理之间，营卫失和而发病。儿童心、肝常有余，若情志不遂，肝失疏泄条达，心神不宁，心气逆乱，郁而化火，火热灼伤阴血，血行不利，营气难以舒布，营卫失和而发病。儿童脾常不足，饮食不知自调，或因肝强犯脾，脾失健运，水谷运化失司，内生痰湿，日久蕴生湿热，湿热不得透达，郁于皮毛腠理而致本病。儿童脏腑娇嫩，形气未充，御邪力弱，即病后易于传变，更易出现重症表现。

二、临床诊断

1. 诊断要点

荨麻疹常先出现皮肤瘙痒，随之出现风团，可呈鲜红色、苍白色或肤色，少数患者仅见水肿性红斑。风团形态、大小不一，可发生在各处，或局限，或泛发全身，可互相融合成片。风团的发作时间不定，以傍晚发作者为多，可持续数分钟或数小时后自行消退，不留痕迹，少数可持续数日。如消化道受累可出现恶心、呕吐、腹痛、腹泻等症状；如支气管及喉头受累则可出现胸闷喘促、呼吸困难，甚至窒息。由于儿童多以感染和食物过敏为常见病因，可出现急性重症荨麻疹，表现为起病急，皮损范围广，可伴手足关节甚至整个面部的水肿，部分患儿可有呼吸道及胃肠道症状。

病情于6周内痊愈者称为急性荨麻疹，若反复发作，每周至少2次，连续6周以上则为慢性荨麻疹。除普通型荨麻疹外，还可根据发病模式、临床表现等分为以下类型。

（1）人工荨麻疹 / 皮肤划痕荨麻疹：因外来较弱的机械刺激，如搔抓、束紧的裤带、袜腰等在皮肤上产生风团，可与其他类型的荨麻疹同时存在。

（2）冷接触性荨麻疹：因接触寒冷物或冒雨、受寒等在接触部位局部出现风团、瘙痒。

（3）延迟性压力性荨麻疹：局部皮肤受压后4~6小时出现皮疹，表现为局部深在疼痛性肿胀，可持续8~12小时，甚至数天。

（4）热接触性荨麻疹：局部皮肤受热后在数分钟内出现风团。

（5）日光性荨麻疹：皮肤暴露在日光或紫外线数分钟后局部迅速出现瘙痒、风团、红斑。

（6）振动性荨麻疹 / 血管性水肿：皮肤在振动刺激后数分钟内出现皮疹。

（7）胆碱能性荨麻疹：因运动、摄入辛辣或热的食物、出汗及情绪激动等使神经释放乙酰胆碱而发病。皮疹特点为泛发性的1~3mm小风团，周围有红晕。

（8）水源性荨麻疹：在接触水的局部皮肤上短时间内出现风团、瘙痒，汗液、泪液等亦可激发反应，与水源、水温无关。

（9）接触性荨麻疹：皮肤接触某些变应原后出现风团、瘙痒、红斑。如致敏物开放斑贴于正常皮肤，30分钟内出现风团即可诊断。

（10）运动诱导性荨麻疹：运动后数分钟进食或4小时内暴食而发生血管水肿、风团，风团色淡，可伴发其他过敏症状，无支气管痉挛。

2. 鉴别诊断

本病根据风团时隐时现，24小时内消退，消退后不留痕迹可以诊断。在儿童中，须与以下疾病鉴别。

（1）荨麻疹性血管炎：风团持续时间长，超过24小时，甚至数日不退，风团触之有浸润感，消退后留有色素沉着或糠状鳞屑。常伴有不规则发热、关节疼痛。

（2）多形红斑：皮疹呈多形性，有典型的靶形损害，好发于四肢末端，呈对称分布，有黏膜损害。

（3）川崎病：本病好发于春夏季节，皮疹为细小玫瑰红的点状斑疹，微高出皮肤，始发于颈部、腋窝、腹股沟等皮肤褶皱部位，数小时内迅速蔓延至全身，4~5日后皮疹自行消退，有糠状脱屑。

（4）荨麻疹型药疹：有用药史，为大小不等的风团，颜色较一般荨麻疹鲜艳，持续时间长，自觉瘙痒，可伴刺痛、触痛。

三、治疗

（一）内治疗法

1. 辨证论治

本病外有六淫邪气，其中以风邪为著，易挟他邪为病，内有脏腑失调，或心肝火旺，或肺脾气虚，故治疗时应内外兼顾，除疏风透表止痒外，还应重视脏腑调理。初发者多为外邪致病，病性属实，治疗应以祛邪为主；反复发作者多见内虚，应适当补益气血。分证论治如下。

（1）风寒束表证

【临床表现】风团色白或淡红，遇冷加重，得暖则减，瘙痒，伴恶寒怕冷，冬季多发，舌淡红，苔薄白，脉浮紧。

【治法】疏风散寒，调和营卫。

【方药】桂枝麻黄各半汤加减。常用药物如桂枝、白芍、生姜、麻黄、生甘草等。瘙痒明显者，加荆芥、防风；头痛、身痛者，加川芎、秦艽、桑枝。

（2）风热犯表证

【临床表现】风团色红，灼热，瘙痒明显，遇热加重，得冷则减，可伴发热，咽喉疼痛，舌质红，苔薄白或薄黄，脉浮数。

【治法】疏风清热止痒。

【方药】消风散加减。常用药物如当归、生地黄、防风、蝉蜕、知母、苦参、荆芥、苍术、牛蒡子、石膏、甘草等。咽喉肿痛者，加玄参、连翘、金银花；瘙痒剧烈难忍者，加白鲜皮、忍冬藤疏风清热；风团色鲜红者，加牡丹皮、赤芍。

（3）胃肠湿热证

【临床表现】风团面积较大，色鲜红，瘙痒剧烈，发疹时伴有腹痛，恶心或呕吐，纳呆，大便秘结或泄泻，舌质红，苔黄腻，脉弦滑数。

【治法】疏风解表，通腑泻热。

【方药】防风通圣散加减。常用药物如防风、大黄、芒硝等。恶心呕吐者，加清半夏、生姜；大便秘结者，加虎杖、焦槟榔；大便不成形者，去大黄、芒硝；泄泻者，加白术、茯苓。

（4）肺脾气虚证

【临床表现】风团色淡红或呈肤色，畏寒畏风，反复发作，迁延不愈，平素易外感，可伴头晕乏力，气短，面色少华，纳少，舌质淡，苔薄，脉细弱。

【治法】补益肺脾，益气固表。

【方药】玉屏风散合补中益气汤加减。常用药物如生黄芪、生白术、防风、陈皮、升麻、柴胡、生甘草、当归等。风团水肿明显者，加茯苓、泽泻、猪苓；纳差者，加焦三仙；腹痛不适者，加白芍；兼有气滞者，加枳壳、木香。

（5）心肝火旺证

【临床表现】风团色鲜红，自觉明显瘙痒、灼热，可伴情绪烦闷，急躁易怒，夜眠不安，小便色黄，大便偏干，舌红点刺，苔薄黄，脉弦数。

【治法】平肝清心泻火。

【方药】导赤散合丹栀逍遥丸加减。常用药物如生地黄、木通、甘草梢、淡竹叶、炒栀子、薄荷、牡丹皮、柴胡、当归、白芍、炒白术、茯苓等。失眠多梦者，加远志、夜交藤、酸枣仁；大便秘结者，加姜黄、大黄；瘙痒明显者，加蝉蜕、僵蚕。

2. 中成药

（1）荆防合剂：发汗解表，散风祛湿。适用于风寒证，症见遇寒而发，风团色淡。

（2）银翘解毒丸：辛凉解表，清热解毒。适用于风热证，症见风团色红，灼热瘙痒，遇热加重，或伴咽痛。

（3）防风通圣丸：解表通里，清热解毒。适用于胃肠湿热证，症见风团色鲜红，呈大片，伴腹痛，便秘。

（4）玉屏风颗粒：益气，固表，止汗。适用于肺脾气虚，表虚不固证，症见畏风多汗，素体易外感。

（5）加味逍遥丸：疏肝清热，健脾养血。适用于肝脾不和证，症见风团色鲜红，急躁易怒，大便先干后溏。

（6）乌梢蛇止痒丸：养血祛风，燥湿止痒。适用于风湿热困证，症见皮肤风团色红，瘙痒难忍。

（二）外治疗法

（1）药物外治

① 三黄洗剂：适用于风团色红灼热者。取本品适量，稀释，外擦患处，1 日 3 次。

② 丹皮酚软膏：祛风止痒，药膏涂抹于皮损处，每天 2 次。

（2）中药药浴：荆芥、艾叶、白鲜皮、浮萍各 50g，煎煮药液 1L，放入浴盆中，调整水温至皮温，浸浴全身，每次 20 分钟，每日 1 次，7 天为 1 个疗程。

（3）针刺疗法：体针取风池、风门、曲池、内关、三阴交、血海、合谷，胃肠湿热者加足三里、丰隆，肝气不疏者加太冲，脾虚湿蕴者加脾俞、胃俞、阴陵泉。施以平补平泻法，留针 20 分钟，每日 1 次，7 次为 1 个疗程。

（4）耳穴压豆：取脾、肺、肾上腺、神门、内分泌，嘱患者每天按压穴位数次，10 分钟 / 次，每 2~3 天更换穴位。

（5）刺络放血：于双耳尖、双中指尖用三棱针速刺出血，隔天 1 次，10 次 1 个疗程。

（6）敷脐疗法：取适量药粉，温水调成糊状，填敷于脐部（神阙穴），用胶布固定，外敷2~4小时，急性荨麻疹属实证者用消风散，慢性荨麻疹属肺脾气虚证者用玉屏风散。每日1次，7天为1个疗程。

四、预防调护

（1）应积极寻找病因，并避免接触常见的诱发因素。

（2）患病期间避风邪，调情志，规律作息，清淡饮食，忌食鱼、虾、蟹、贝类、竹笋、酒精等易引起过敏的食物。

（3）规律运动，增强体质。

第五节　药疹

药疹是药物经内服、注射、吸入、塞入等方式进入体内，引起皮肤或黏膜的急性炎症反应，又名药物性皮炎。可以引起药疹的药物包括解热镇痛药、磺胺类、安眠镇静药、抗生素等，部分中药也会引起药疹。药疹的发病具有一定的潜伏期，平均为7~10天，若再次接触相同或结构相似的药物，则会在24~48小时内迅速出现反应。其临床表现复杂多样，不同的药物可以引起相同的皮疹，相同的药物也可以引发多种皮疹。

本病属中医“药毒”范畴。

一、病因病机

中医认为，本病的发生由素体禀赋不耐，血热内蕴，药毒内侵所致。药毒挟风热侵袭人体，邪气相合，内入营血，外溢肌肤，故见红斑、风团。素体喜食肥甘厚味，脾胃运化失司，内生痰湿，日久蕴热，或感受湿热之邪，湿热蕴蒸肌肤，故见水疱、渗出、糜烂。药毒侵袭入里化热，邪热迫血妄行，泛溢肌表，可见鲜红斑疹、紫癜、血疱等。若久病热毒耗伤阴液，阳无所附，浮越于外，则病势危重。

西医认为药疹的发病机制复杂，可以是免疫机制或非免疫机制。其中免疫机制为药物本身、降解产物或体内代谢产物引起的各种超敏反应，包括Ⅰ型超敏反应、Ⅱ型超敏反应、Ⅲ型超敏反应和Ⅳ型超敏反应。还有一些药物会引起光敏反应，如磺胺类药物及其衍生物、吩噻嗪类、四环素族、补骨脂素类等。非免疫机制可通过直接激活免疫效应途径、药物蓄积或过量、药物相互作用或副作用等致病。

二、临床诊断

1. 诊断要点

药疹根据不同的临床表现，可分为多种临床类型，较常见的有发疹型、荨麻疹及血管性水肿型、固定性药疹、剥脱性皮炎或红皮病型、多形红斑型、大疱性表皮松解坏死型、泛发性脓疱型等。

（1）发疹型：是药疹中最常见的类型，皮疹表现为弥漫性鲜红色斑或半米粒至黄豆大小红色斑丘疹。皮疹范围广，呈对称分布，散在或密集，形态如麻疹样或猩红热样。常由磺胺类药物、链霉素、巴比妥、青霉素、解热镇痛药等引起。

（2）荨麻疹及血管性水肿型：皮疹表现为大小不等的风团，较一般的荨麻疹颜色鲜红，且持续时间长，自觉瘙痒，可伴刺痛、触痛。皮疹常由头面部首发，迅速波及全身，同时可伴有胸闷、腹痛、低热等。荨麻疹可作为唯一症状出现，也可为过敏性休克的一个症状，还可合并血管性水肿。常由青霉素、呋喃唑酮、链霉素、四环素、磺胺类、X 线造影剂、非甾体类抗炎药等引起。

（3）固定性药疹：是药疹中较为常见的类型，表现为同一部位反复发生的形式相同的药疹，典型皮损为圆形或椭圆形的水肿性红色或紫红色斑，境界清楚，严重者中间可形成水疱，愈后留有色素沉着。常见的致敏药物包括磺胺类、巴比妥类、四环素及衍生物、青霉素及合成青霉素、解热镇痛药等。

（4）剥脱性皮炎或红皮病型：是药疹中最严重的类型，起病急，呈进行性加重，初起表现为全身皮肤鲜红肿胀，伴渗出、结痂，随之出现大片叶状鳞屑剥脱。黏膜亦可见充血、水肿、糜烂等。常伴有明显的全身症状，如发热恶寒、恶心呕吐等。本型可为首发，也可由发疹型药疹发展而来。引起此型的药物包括阿司匹林、柳氮磺吡啶、土霉素、庆大霉素、酮康唑、阿维 A 酯等。

（5）多形红斑型：表现为四肢对称性的大小不等的水肿性红斑或丘疹，中央有水疱，边缘带呈紫色，常伴有发热，关节痛，腹痛。引起此型的常见药物为解热镇痛药、长效磺胺类、青霉素、四环素及其衍生物、逆转录酶抑制剂等。

（6）大疱性表皮松解坏死型：是药疹中最严重的类型，以起病急、进展快为特点，皮疹初起于面、颈和胸部，表现为鲜红色至暗红色小斑片，很快融合成大片，并迅速发展至全身。红斑中央可见大小不等的松弛性水疱，进而融合成大疱，尼氏征阳性，疱壁破裂后形成大片糜烂，还可出现黏膜损害。同时可伴有高热、嗜睡、神昏谵语等全身中毒症状，若抢救不及时可死于感染、心衰、肾衰及脑出血。引起此类型的药物有磺胺类、别嘌醇、青霉素、卡马西平等。

（7）泛发性脓疱型：又称急性泛发性发疹性脓疱病，初发为红斑，后迅速出现大量密集、散在的针头至半米粒大小浅表非毛囊性无菌脓疱。可由 β－内酰胺类抗生素、大环内酯类抗生素等引起。

2. 鉴别诊断

本病发病前有明确的用药史，并有一定的潜伏期，停用可疑药物后症状可减轻或消失，多数患者对抗组胺药和激素治疗敏感，病程呈自限性。一般药疹的皮损颜色较相似的皮肤病鲜艳，瘙痒较其他传染病严重。

（1）发疹性药疹须与病毒疹相鉴别。

麻疹：发热 3~5 天出疹，发病前先有上呼吸道卡他症状，眼结膜充血，畏光，病后 2~3 天出现颊黏膜灰白色斑点（Koplic 斑）。

风疹：发热第 1 日出疹，软腭瘀点或暗红色斑点，耳后、颈后、枕后淋巴结肿大。

猩红热：发热 1~2 日后出疹，皮疹出现前全身症状明显，如有身痛、咽痛等，典型者可见咽峡炎、口周苍白环、草莓舌。

幼儿急疹：高热 3~5 日后热退疹出，1~2 日后皮疹消退，皮疹呈离心性分布，肘、膝以下皮疹较少或无，一般情况良好。

（2）荨麻疹样药疹须与感染、食物等诱发的荨麻疹相鉴别：荨麻疹型药疹较荨麻疹皮损持续时间长，颜色鲜红，更易出现手足、关节肿胀，单纯抗组胺药物治疗效果不佳。

（3）固定型药疹有时须与单纯疱疹相鉴别：单纯疱疹多在发热后出现，表现为大量簇集分布的红色丘疹或水疱，迅速变为脓疱，愈后可遗留浅表瘢痕，一般无色素沉着。

（4）大疱性表皮松解坏死型药疹须与金葡菌性烫伤样皮肤综合征相鉴别：后者表现为全身皮肤潮红，表皮剥脱，但口腔及黏膜不受累。

（5）泛发性脓疱型须与脓疱型银屑病相鉴别：后者病程较长，可有寻常型银屑病病史，反复发作，可资鉴别。

三、治疗

（一）内治疗法

1. 辨证论治

本病治疗应首先停用一切可疑的致敏药物，多饮水，促进药物排泄。中医治疗以清热解毒、凉血利湿为主，同时应注意用药精简，避免引起药敏，导致病情加重。分证论治如下。

（1）热毒夹风证

【临床表现】皮损为鲜红色风团、丘疹、斑丘疹，起病急骤，瘙痒剧烈，伴发热恶寒，头痛，口渴，舌质红，苔薄黄，脉数。

【治法】清热解毒，凉血透邪。

【方药】皮炎汤加减。常用药物如生地黄、牡丹皮、赤芍、知母、生石膏、金银花、连翘、竹叶、生甘草等。舌苔黄厚者，加用黄芩；皮疹渗出者，加茯苓、泽泻。

（2）湿毒蕴肤证

【临床表现】起病急骤，皮疹为水肿性红斑、丘疹、水疱，潮红灼热，可有糜烂渗出，瘙痒剧烈，伴心烦燥热，咽干口燥，大便干，小便黄，舌质红，苔黄腻或黄燥，脉滑或数。

【治法】清热解毒，利湿止痒。

【方药】龙胆泻肝汤加减。常用药物如龙胆草、炒栀子、黄芩、木通、泽泻、车前子、柴胡、甘草、当归、生地黄等。发热者，加石膏、知母；糜烂、渗出明显者，加六一散、马齿苋；大便秘结者，加大黄、虎杖。

（3）气血两燔证

【临床表现】起病急骤，全身皮肤焮红赤肿，或丘疹、水疱密集遍布，伴高热神昏，唇焦口燥，烦渴喜饮，大便干结，小便短赤，舌质红绛，少苔或光剥，脉洪数。

【治法】清热凉营，解毒养阴。

【方药】清瘟败毒饮加减。常用药物如生地黄、黄连、黄芩、牡丹皮、石膏、炒栀子、甘草、竹叶、玄参、连翘、芍药、知母、桔梗等。神昏谵语者，加安宫牛黄丸或紫雪丹。

（4）热盛伤阴证

【临床表现】疾病后期，周身皮肤暗红，可见大片脱屑，皮肤干燥，时有瘙痒，伴低热，口干欲饮，大便干，小便黄，舌质红体瘦，少苔，脉细数。

【治法】养阴凉血，益气解毒。

【方药】增液汤合益胃汤加减。常用药物如生地黄、玄参、麦冬、北沙参、玉竹、石斛等。纳呆者，加山药、焦神曲；汗多、神疲乏力者，加太子参、五味子；低热者，加青蒿。

2. 中成药

（1）龙胆泻肝汤：清肝胆，利湿热。适用于湿毒蕴肤者，皮疹见水肿性红斑、丘疹、水疱，或糜烂渗出，大便偏干。

（2）生脉饮：益气复脉，养阴生津。适用于后期热盛伤阴者，症见皮肤色暗，干燥脱屑，口干喜饮。

（二）外治疗法

（1）药物外治

① 复方黄柏液：适用于皮损潮红，散在糜烂、渗出者。复方黄柏液浸泡纱布条外敷于患处，一般用量为10~20ml，每日1次。

② 三黄洗剂：适用于皮肤潮红，无渗出、糜烂者。取本品适量，稀释，外擦患处，1日3次。

（2）中药塌渍：马齿苋、黄柏、野菊花各50g，煎水400ml，晾至温凉，以纱布蘸取适量药液，外敷于患处，每日2次。适用于轻型药疹，症见皮损潮红，或糜烂、渗出者。

四、预防调护

（1）用药前应向患者详细询问过敏史，避免使用已知药物及结构相似存下交叉过敏的药物。

（2）对于青霉素、抗毒血清制剂、普鲁卡因等易引起药敏的药物，须在用药前做皮试，皮试结果阳性者禁用该药。

（3）严格掌握用药指征，杜绝滥用药物。

（4）如用药后出现全身起皮疹、瘙痒等反应，应考虑药疹可能性，及时诊治。

（5）多喝水，加速药物排泄，忌食辛辣刺激性食物。

（6）门诊及住院病历封面表明致敏药物，防止再次使用。

第十八章　红斑和丘疹鳞屑病性皮肤病

第一节　毛发红糠疹

毛发红糠疹是一种慢性丘疹鳞屑性炎症性皮肤病。病因不明，可能与遗传、维生素缺乏、自身免疫、感染、药物等因素有关。典型皮疹为红斑基础上的毛囊角化性丘疹，可融合成橘红色斑块，常见掌跖蜡样角化过度。

本病属于中医"狐尿刺"范畴。

一、病因病机

多因风邪侵袭，气血失和，或因血热毒盛，壅搏肌肤而发。病久出现气阴两虚，虚热内生，瘀血痹阻，肌肤失养。

二、临床诊断

1. 诊断要点

本病可发于任何年龄，10 岁以内和 40~60 岁是两个发病高峰，幼年发病的多倾向于慢性病程，甚至迁延终身。本病一般分为 6 型，儿童及青少年期发病的包括 3 型，其中典型幼年型主要累及 2 岁以上儿童，部分发病前有急性感染史，通常 3 年内自愈；幼年局限型皮疹主要局限于肘膝部，病程缓慢；非典型幼年型常有家族史，可发展为红皮病，很少能自愈。

皮疹常先发于头面和颈部，进而发展至躯干、臀部和四肢伸侧。典型皮疹为红斑基础上的毛囊角化性丘疹和融合的橘红色的糠秕状鳞屑性斑块。毛囊角化性丘疹粗糙坚硬，发生于手指第 1、2 指节背面的丘疹具有诊断意义。多数患者伴有掌跖角化过度，表现为鳞屑性红斑、干燥、皲裂，角质增厚、发黄。病情严重时，常在数周内泛发全身，表现为干燥鳞屑性红皮病。

2. 鉴别诊断

（1）寻常型银屑病：典型皮损特点为浸润性丘疹或红斑基础上可见厚的银白色鳞屑，有薄膜现象和点状出血。

（2）扁平苔藓：典型皮损为高出皮面的紫红色扁平丘疹，呈多角形或类圆形，表面无鳞屑，无毛囊角化性丘疹。

三、治疗

（一）内治疗法

1. 辨证论治

治疗初期宜疏风清热，凉血解毒，随着红皮病的好转，多转化为血虚风燥，肌肤失养，治以养血润肤为主。分证论治如下。

（1）风邪外袭证

【临床表现】皮损泛发，颜色淡红，鳞屑细薄，皮肤干燥，瘙痒剧烈，苔薄白，脉浮数。

【治法】疏风解表，调和营卫。

【方药】消风散加减。常用药物如荆芥、防风、牛蒡子、蝉蜕、苍术、苦参、生石膏、知母、当归、生地黄等。瘙痒剧烈者，加乌梢蛇。

（2）血热毒盛证

【临床表现】皮疹加重发展为红皮病，表现为全身弥漫潮红肿胀，脱屑多，常伴发热，烦躁，口渴喜饮，大便秘结，舌红绛，苔黄腻或少苔，脉洪数。

【治法】清热凉血，和营解毒。

【方药】犀角地黄汤加减。常用药物如水牛角、生地黄、芍药、牡丹皮、玄参、紫草、生槐花等。大便干结者，加生大黄；高热者，加羚羊角粉、生石膏。

（3）血虚风燥证

【临床表现】皮损局限，或热毒炽盛证后期，表现为鳞屑性肥厚斑块，毛囊角化性丘疹，掌跖角化过度，皲裂，伴口干，乏力，纳差，或关节酸痛、活动不利，舌红，少苔，脉细数或沉缓。

【治法】滋阴清热，养血润肤。

【方药】当归饮子加减。常用药物如当归、生地黄、白芍、川芎、制何首乌、荆芥、防风、白蒺藜、黄芪等。皲裂疼痛者，加玉竹；关节酸痛者，加羌活、独活、威灵仙。

2. 中成药

（1）复方青黛胶囊：清热凉血解毒。适用于血热毒盛证，症见皮疹弥漫潮红，大便秘结。

（2）润燥止痒胶囊：养血滋阴，祛风止痒。适用于血虚风燥证，症见皮疹干燥脱屑，掌跖角化过度，皲裂。

（二）外治疗法

（1）药物外治：黄连膏适用于疹色鲜红，干燥脱屑者。药膏外涂皮损处，每天 2 次。

（2）中药外洗：何首乌 150g，白鲜皮 100g，蚤休 100g，泽兰 50g，煎汤外洗，每天 1 次。

四、预防调护

（1）清淡饮食，忌食辛辣发物。

（2）避免过度劳累、紧张，保持心情舒畅，规律作息。

（3）慎用刺激性洗涤剂，避免搔抓，忌用热水烫洗。

第二节　玫瑰糠疹

玫瑰糠疹是一种急性炎症性自限性皮肤病。本病的病因及发病机制尚不明确，可能与感染、药物、自身免疫、遗传因素等有关。好发于青少年，2岁以下幼儿极少发病。皮疹以被覆糠秕状鳞屑的玫瑰色斑丘疹为特征。开始为1母斑，1~2周后出现大量子斑。春、秋季多见。

玫瑰糠疹在中医文献中有“风热疮”“风癣”等病名。

一、病因病机

素体血分蕴热，或过食辛辣炙煿，外感风邪，汗出当风，风邪闭塞腠理，郁于肌肤而发病。七情内伤，郁久化火，热伤阴血，化燥生风，复感风热之邪，内外合邪，郁阻肌肤，蕴结不散而发病。

二、临床诊断

1. 诊断要点

（1）一般无全身症状，少数患儿可出现头痛、发热、关节痛和全身不适等前驱症状。

（2）典型表现为初起可见一个淡红色的丘疹或斑疹，常位于躯干或四肢近端，称为母斑或前驱斑，逐渐扩大，几天内发展为2~5cm或更大的圆形或椭圆斑片，中央为色泽鲜艳的橙红色，边缘微隆起，呈淡红色，上覆有糠秕状细小鳞屑，边界清晰。母斑中央有痊愈倾向，边缘有活动性。少数患者可有2个或多个母斑同时出现。母斑出现后1~2周，在躯干、颈部及四肢近端出现对称分布的子斑或继发斑，典型子斑为直径0.5~2cm的圆形或椭圆形玫瑰色斑疹，表面有少许糠秕状鳞屑，皮疹走形可沿皮纹线分布，通常表现为轻、中度瘙痒，也可无自觉症状。

（3）约20%的玫瑰糠疹临床表现为特殊类型，包括丘疹型、水疱型、紫癜型、荨麻疹型、顿挫型、反向型等。有16%的患儿口腔黏膜受累，多分布在颊黏膜和舌部，散在或融合成斑片，呈白色改变。

（4）约2周病情达到顶峰，3~8周皮损自然消退，很少复发。

2. 鉴别诊断

（1）点滴状银屑病：基本损害为浸润性丘疹或斑块，上覆盖银白鳞屑，易剥脱，刮之有薄膜现象和点状出血，病程较本病要长。

（2）二期梅毒疹：为大小一致的铜红色斑疹，无鳞屑或较少鳞屑，可泛发全身，一般不痒，梅毒血清学检测呈阳性。

（3）体癣：与中央消退的母斑相鉴别，体癣的皮损边缘有小丘疹，瘙痒较明显，真菌镜检阳性。

三、治疗

（一）内治疗法

1. 辨证论治

本病以疏风清热止痒为主要治法。初期以疏风清热为主，后期以凉血润燥为主。分证论治如下。

（1）风热蕴肤证

【临床表现】皮疹为圆形或椭圆形淡红色斑片，表面有少量糠秕状细小鳞屑，伴心烦，口微渴，大便干，尿黄赤，舌红，苔白或薄黄，脉浮数。

【治法】疏风清热止痒。

【方药】消风散加减。常用药物如当归、生地黄、防风、蝉蜕、知母、苦参、荆芥、苍术、牛蒡子、生石膏、木通等。痒甚者，加地肤子、白蒺藜等。

（2）风热血燥证

【临床表现】皮疹为鲜红色或玫瑰色斑片，鳞屑较多，分布广泛，瘙痒较剧，伴口干，心烦，舌红，苔少，脉弦数。

【治法】清热凉血，润燥止痒。

【方药】凉血消风散加减。常用药物如当归、生地黄、防风、蝉蜕、知母、苦参、荆芥、苍术、牛蒡子、生石膏、白芍、白茅根等。血热甚者，加水牛角、紫草等。

2. 中成药

（1）复方青黛胶囊：清热凉血解毒，适用于风热血燥证，症见口干、心烦。

（2）皮肤病血毒丸：清血解毒，消肿止痒，适用于风热血燥证，症见口干、心烦、痒剧。

（3）消风止痒颗粒：清热疏风，适用于风热蕴肤证，症见皮疹色淡伴痒。

（二）外治疗法

（1）中药冷湿敷：黄柏、连翘、白鲜皮、马齿苋等煎药液400ml，置凉后予以冷湿敷，每次治疗30分钟，每天3次，7天为1个疗程。

（2）熏蒸疗法：将归尾、白芍、侧柏叶、五倍子、百部、地肤子、杏仁、甘草等药物加水1000ml煎煮30分钟，倒入专用药锅中，加热产生中药蒸气，由管道输送入熏蒸治疗舱中，当舱内温度达37℃时，用中药熏蒸躯体，且必须出汗，每次治疗时间为20分钟。每日或隔日1次，5次为1个疗程。

（3）敷脐疗法：将桃仁、红花、薄荷、荆芥、蛇床子、栀子、冰片等药物研磨粉碎后，取药粉10g调成糊状，涂于1寸方形纱布上，填于神阙穴，外用胶布固定，1天1次，2周为1个疗程。

（4）耳穴压豆：取肺、心、皮质下等，以王不留行籽贴压，每日按压4次，每次3~5分钟，以有胀、痛、麻等感觉为度。

（5）针刺疗法：取大椎、大杼、神阙、血海、合谷、曲池、膈俞、尺泽，宜施以泻法，留针15~20分钟，每日1次，10次为1个疗程。

四、预防调护

（1）饮食宜清淡，忌食辛辣及鱼腥发物等生热动风之品。

（2）忌用热水烫洗及搔抓，以免加重病情。

（3）外用药物宜选性质温和、无刺激性者。

第三节 银屑病

银屑病是一种常见并易复发的慢性炎症性皮肤病。本病的病因及发病机制尚不明确，现多认为遗传、免疫、感染、精神及环境因素对本病的发生及发展起重要作用。感染是儿童银屑病的主要诱发因素，链球菌性扁桃体炎与儿童点滴型银屑病有一定相关性，金黄色葡萄球菌可能引起儿童脓疱型银屑病加重，多数儿童可因精神焦虑、紧张导致病情加重。银屑病典型的临床表现为鳞屑性红色丘疹或斑块，可见薄膜现象和点状出血。与成人银屑病相比，儿童银屑病皮损更薄，鳞屑更少，且瘙痒症状更为明显。

银屑病中医称“白疕”，文献中另有“松皮癣”“干癣”“白壳疮”等病名记载。

一、病因病机

本病多因素体营血亏虚，血热内蕴，化燥生风，肌肤失养而成。儿童多为至阳之体，初因内有蕴热，外感风寒、风热之邪，阻于肌肤，蕴结不散而发。机体蕴热偏盛，或性情急躁，心火内生，或外邪入里化热，或恣食辛辣肥甘及荤腥发物，伤及脾胃，郁而化热，内外之邪相合，蕴于血分，血热生风而发。素体虚弱，气血不足，或病久耗伤营血，阴血亏虚，生风化燥，肌肤失养而成。热蕴日久，生风化燥，肌肤失养，或流窜关节，闭阻经络或热毒炽盛，气血两燔而发。病程日久气血运行不畅，以致经脉阻塞，气血瘀结，肌肤失养而反复不愈。

二、临床诊断

1. 诊断要点

（1）寻常型银屑病：红斑或丘疹上覆有厚层银白色鳞屑，抓之脱落，露出薄膜，刮之有出血点。约半数患儿可出现点滴状银屑病，皮损表现为点滴状、圆形或椭圆形的红色丘疹，可因口咽或肛周感染溶血性链球菌诱发，常有上呼吸道感染史。

（2）脓疱型银屑病：儿童脓疱型银屑病多为泛发型，在寻常型银屑病损害的基础上出现密集、粟粒大小的无菌性小脓疱，或伴有发热等全身症状。

（3）关节型银屑病：除银屑病皮损外，伴有关节炎症状，但类风湿因子阴性。受累关节可出现疼痛、红肿及活动受限，远端小关节较多见。

（4）红皮病型银屑病：全身皮肤弥漫性潮红，炎性浸润明显，伴有大量脱屑，全身浅表淋巴结可肿大，白细胞计数升高，常有发热、头痛等全身症状。

2. 鉴别诊断

（1）玫瑰糠疹：好发于躯干、四肢近端，皮疹为椭圆形红斑，上覆较薄细碎鳞屑，长轴与皮纹走向一致，无薄膜及筛状出血现象。

（2）脂溢性皮炎：皮疹多发于头面，红斑边界不清，鳞屑多呈油腻性，无筛状出血，病久有脱发现象。

（3）扁平苔藓：皮疹为紫红色的多角形扁平丘疹，密集成片或带状，表面有蜡样光泽，可见 Wickham 纹。

三、治疗

（一）内治疗法

1. 辨证论治

凉血解毒为本病的基本治疗原则，后期根据辨证可予活血化瘀、养血润肤等治法。分证论治如下。

（1）血热证

【临床表现】多为寻常型银屑病进行期，皮疹多为点滴状，发展迅速，颜色鲜红，层层银屑，瘙痒剧烈，抓之有点状出血，伴口干舌燥，咽喉疼痛，心烦易怒，大便干燥，小便黄赤，舌质红，苔薄黄，脉弦滑或数。

【治法】清热凉血，解毒消斑。

【方药】犀角地黄汤加减。常用药物如水牛角、生地黄、牡丹皮、赤芍、紫草、生槐花、鬼箭羽等。咽喉肿痛者，加板蓝根、山豆根、玄参；因感冒诱发者，加金银花、连翘。

（2）血虚证

【临床表现】多为寻常型银屑病静止期。病程较久，皮疹多呈斑片状，颜色淡红，鳞屑减少，干燥皲裂，自觉瘙痒，伴口咽干燥，舌质淡红，苔少，脉沉细。

【治法】养血滋阴，润肤息风。

【方药】当归饮子加减。常用药物如当归、生地黄、白芍、川芎、制何首乌、荆芥、防风、黄芪等。脾虚者，加白术、茯苓；风盛瘙痒明显者，加白鲜皮、刺蒺藜、全蝎。

（3）血瘀证

【临床表现】多为斑块型银屑病。皮损反复不愈，皮疹多呈斑块状，鳞屑较厚，颜色暗红，舌质紫暗有瘀点、瘀斑，脉涩。

【治法】活血化瘀，解毒通络。

【方药】桃红四物汤加减。常用药物如当归、地黄、川芎、赤芍、桃仁、红花、鸡血藤等。病程日久，反复不愈者，加土茯苓、白花蛇舌草、全蝎等。

（4）湿热证

【临床表现】相当于皱褶部位的银屑病或关节型银屑病。皮损多发生在腋窝、腹股沟等皱褶部位，红斑糜烂，痂屑黏厚，瘙痒剧烈，或伴有关节酸痛、肿胀，舌质红，苔黄腻，脉滑。

【治法】清热利湿，解毒通络。

【方药】萆薢渗湿汤加减。常用药物如萆薢、生薏苡仁、黄芩、黄连、黄柏、生白术、茯苓、猪苓、牡丹皮、泽泻、滑石、通草等。脓疱多发者，加五味消毒饮；关节肿痛明显者，加羌活、独活、忍冬藤等。

（5）热毒证

【临床表现】相当于红皮病型银屑病。全身皮肤潮红，肿胀，灼热痒痛，大量脱皮，或有密集小脓疱，伴壮热，口渴，头痛，畏寒，大便干燥，小便黄赤，舌红绛，苔黄腻，脉滑数。

【治法】清热泻火，凉血解毒。

【方药】清瘟败毒饮加减。常用药物如生石膏、黄连、黄芩、栀子、桔梗、知母、连翘、竹叶、生地黄、牡丹皮、赤芍等。寒战高热者，加羚羊角粉；脱屑多、口干者，加玄参、天花粉、麦冬等。

2. 中成药

（1）复方青黛胶囊：清热凉血解毒，适用于血热证，症见疹色鲜红，便干溲赤。

（2）消银片：清热凉血解毒，适用于血热证，症见咽喉疼痛，皮疹发展较快。

（3）紫雪丹：清热解毒，适用于热毒证，症见周身皮疹潮红，壮热烦渴。

（二）外治疗法

（1）药物外治：黄连膏外涂皮损，每天2次，适用于各型银屑病，尤其适用于银屑病属血热证者。

（2）中药药浴：莪术 30g，红花 30g，威灵仙 30g，鸡血藤 30g，豨莶草 15g，大风子 15g，黄精 20g，当归 20g。每剂煎取约 1L，适当稀释后泡洗患处，水温控制在 38~42℃，时间为 15~20 分钟。每周 2 次，连续治疗 8 周。适用于各型银屑病，特别是血虚证、血瘀证，症见皮损肥厚者。

（3）针刺治疗①毫针：取双侧曲池、血海、三阴交，直刺 1 寸。曲池用泻法，血海、三阴交用平补平泻法，得气后留针 30 分钟，每 15 分钟行气 1 次，每周 3 次。适用于血虚证、血瘀证的静止期银屑病。②火针：在皮损边缘及中心垂直进针，点刺 5~10 次，点刺深度为 4mm，每周 3 次。适用于血瘀证，症见皮损肥厚者。

（4）走罐治疗：在患者皮损处均匀涂擦紫草油，以紫草油遍布皮损表面但不会成滴流动为度，将罐体叩在皮损部位，并快速向皮损远心端方向拉动罐体，拉动至正常皮肤后借助腕力将罐体与皮肤分离。依此法重复作用于皮损处 40 次，每 5 次更换罐体，每周 3 次。适用于血虚证、血瘀证，症见皮损肥厚者。

四、预防调护

（1）预防感染和外伤，预防感冒。反复发作的扁桃体炎合并扁桃体肿大者，可考虑手术摘除。

（2）忌食辛辣发物，多食新鲜水果、蔬菜。

（3）避免过度劳累、紧张，保持心情舒畅，规律作息。

（4）慎用刺激性洗涤剂，勿用热水烫洗，避免搔抓皮损处。

第四节　多形红斑

多形红斑是一组累及皮肤、黏膜的自限性、易复发的炎症性皮肤病。病因及发病机制仍不明确，与病毒感染、药物以及物理因素等多种因素有关。约 20% 发生于儿童期，多见于大龄儿童，女孩比男孩多见，好发于春、秋季。皮损为多形性，可有斑疹、丘疹、风团、水疱、糜烂或出血等，常多种皮损同时存在，对称分布，典型皮损形成特殊的虹膜样损害。一般对称分布，好发于手足背、前臂及小腿等部。部分患者可伴有黏膜损害，口腔病变见于 25%~50% 的儿童。

中医文献称之为“猫眼疮”“雁疮”“寒疮”等。

一、病因病机

素体阳气不足，卫外不固，腠理不密，风寒、风热之邪侵袭皮肤，与气血相搏而发。饮食不节，过食肥甘辛辣及腥发动风之品，脾经蕴湿化热，风湿热邪郁阻于肌肤所致。先天禀赋不耐，火毒药毒内攻，火毒炽盛，燔灼营血，蕴结肌肤而发病。

二、临床诊断

1. 诊断要点

（1）红斑丘疹型：多形红斑轻型。皮疹以红斑、丘疹为主，也可见风团，多分布于四肢末端的伸侧。典型皮损可出现靶形损害，有时可见环形、多环形，黏膜损害轻。

（2）水疱型：皮疹以水疱为主。皮损中央出现水疱，周围绕以红晕，可有黏膜损害。

（3）重症型：有高热、头痛、咽痛、关节痛等前驱症状，发病急骤，皮疹数目多，分布广泛，常见水疱、大疱，甚至血疱，黏膜损害严重。

2. 鉴别诊断

（1）急性荨麻疹：一般伴有感染或有明显过敏原接触史，皮疹为风团，24小时内可自行消退，瘙痒明显。

（2）移植物抗宿主病：急性期皮肤出现红斑、丘疹，有水疱，无典型的靶形损害。慢性期出现苔藓样反应和硬皮病样皮肤改变。

（3）急性全身性发疹性脓疱病：由药物引起的过敏反应，初期出现猩红热样皮疹，迅速出现多数小脓疱，可出现水疱、紫癜和不典型靶形损害，也可有黏膜损害，需与重症型多形红斑鉴别。

三、治疗

（一）内治疗法

1. 辨证论治

本病辨属寒证者，宜温经散寒为主；辨属热证者，治宜清热解毒为主。分证论治如下。

（1）风寒阻络证

【临床表现】多于气候寒冷时发病，遇冷加重，得热则轻，常发于四肢远端、颜面等部位，红斑水肿，色暗红，形如冻疮，伴四肢厥冷，小便清长，舌质淡，苔白，脉沉紧。

【治法】温经散寒，活血通络。

【方药】当归四逆汤合桂枝汤加减。常用药物如当归、桂枝、芍药、细辛、通草、炙甘草、生姜等。皮损以上肢为主者，加桑枝、姜黄；以下肢为主者，加木瓜、牛膝；伴关节疼痛者，加羌活、独活、秦艽。

（2）湿热蕴肤证

【临床表现】起病较快，斑疹鲜红，中心可有水疱，亦可见丘疹、小风团等多形性损害，或口腔糜烂，外阴湿烂，自觉灼热痒痛，可伴发热，咽干咽痛，头重，身倦，关节酸痛，舌红，苔黄腻，脉弦滑或滑数。

【治法】清热利湿，解毒消斑。

【方药】龙胆泻肝汤合黄连解毒汤加减。常用药物如龙胆草、栀子、黄芩、黄连、黄柏、木通、泽泻、车前子、柴胡、当归、生地黄等。皮疹鲜红、灼热者，加赤芍、牡丹皮、紫草；咽痛者，加金银花、板蓝根、玄参。

（3）火毒炽盛证

【临床表现】起病急骤，泛发大片红斑、水疱或血疱、糜烂、瘀斑，黏膜广泛受累。全身症状明显，伴恶寒、高热、头痛，或伴恶心、呕吐、关节疼痛等，大便秘结，小便黄赤，舌质红，苔黄，脉滑数。

【治法】清营凉血，祛湿解毒。

【方药】清瘟败毒饮加减。常用药物如生地黄、黄连、黄芩、牡丹皮、石膏、栀子、竹叶、玄参、水牛角、连翘、芍药、知母、桔梗等。高热不退者，加紫雪散；大便秘结者，加生大黄。

2. 中成药

（1）皮肤病血毒丸：清热解毒，消肿止痒。适用于湿热蕴肤型多形红斑，症见斑疹鲜红，灼热痒痛。

（2）清开灵口服液：清热解毒，镇静安神。适用于火毒炽盛型多形红斑，症见高热。

（二）外治疗法

（1）中药湿敷：水疱、糜烂、渗出明显者，用马齿苋、黄柏、生地榆适量，水煎，放凉后湿敷患处，每次 20 分钟，每日 3~5 次。

（2）针刺治疗：主穴取足三里、血海。风寒阻络证加列缺、合谷等；湿热蕴肤证加大椎、曲池、阴陵泉。针刺用泻法，每次留针 30 分钟，隔日 1 次，10 次为 1 个疗程。

（3）艾灸治疗：用艾条悬灸患部 30 分钟 ~1 小时，于较大的丘疹或水疱处灼灸 1~2 次，可悬灸足三里、合谷各 5 分钟，每日 1~2 次。适用于风寒阻络证。

四、预防调护

（1）寻找并去除致病因素，及时控制感染，停用可疑致敏药物。

（2）风寒阻络证患者须注意保暖，避免寒冷刺激。

（3）忌食辛辣、腥发之物，忌烟、酒。

（4）重症患者，若破溃、糜烂严重，应加强护理，及时换药，防止感染。

第五节 扁平苔藓

扁平苔藓是一种慢性炎症性皮肤黏膜疾病。本病的病因和发病机制尚未完全明确，有自身免疫、遗传、感染、精神神经因素等学说，多数认为是一种自身免疫性疾病，有报道显示儿童接种乙肝疫苗后可发生扁平苔藓。本病典型损害为小、发亮、扁平、多角形紫红色丘疹，最常见于四肢屈侧。约 40% 的婴幼儿可出现黏膜受累，部分儿童可出现甲改变。

中医称为“紫癜风”，发于口腔者称为“口蕈”。

一、病因病机

风湿热邪侵袭，郁于皮肤黏膜，局部气血瘀滞而发。情志失和，肝郁气滞或气郁化火，阻于皮肤黏膜，局部气血瘀滞而发。肝肾阴虚，虚火上炎，熏蒸于口腔黏膜而发。

二、临床诊断

1. 诊断要点

（1）一般慢性起病。多分布于四肢屈侧，尤其以腕屈侧、踝部周围和股内侧最易受累，生殖器和腰部也易出现皮损。

（2）典型皮损为紫红色平顶的丘疹或斑块，自针尖大小到 1cm 或更大，为多角形或圆形，境界清楚，表面有蜡样薄膜，可见白色光泽小点或细浅的白色网状条纹，称为 Wickham 纹。患儿数周后可出现皮损中央消退，遗留活动性边缘。

（3）黏膜损害常见，口腔黏膜最常受累，口唇有糜烂、渗液及黏着性鳞屑，发于龟头者常为紫红色环状损害。

（4）甲受累可引起甲板变薄或增厚，出现纵嵴、纵沟，甚至甲脱落。

2. 鉴别诊断

（1）神经性皮炎：神经性皮炎多位于颈部、肘部和腘窝等处，呈苔藓样增厚的斑块，但表面无 Wickham 纹，也不伴有口腔病变。

（2）银屑病：银屑病皮损鳞屑多，易于刮除，可见薄膜现象及点状出血。

三、治疗

（一）内治疗法

1. 辨证论治

本病以搜风燥湿、清热解毒为原则。发于口腔者，治宜滋补肝肾，健脾除湿。分证论治如下。

（1）风热血瘀证

【临床表现】起病急，病程短，皮疹多发或泛发全身，为紫色扁平丘疹，瘙痒明显，可伴身热、口干，舌质紫红，苔薄黄，脉数。

【治法】祛风清热，活血止痒。

【方药】消风散加减。常用药物如当归、生地黄、赤芍、紫草、蝉蜕、知母、苦参、荆芥、防风、牛蒡子、苍术、生石膏、丹参、鬼箭羽等。

（2）肝郁血瘀证

【临床表现】病程较长，皮疹颜色紫暗，干燥粗糙，融合成片状、环状、线状等，瘙痒剧烈，伴烦躁易怒或情志抑郁、胁肋胀痛等，舌质暗，苔薄白，脉弦细。

【治法】疏肝活血，化瘀消斑。

【方药】逍遥散合桃红四物汤加减。常用药物如柴胡、芍药、当归、地黄、白术、茯苓、薄荷、川芎、桃仁、红花等。瘙痒剧烈者，加乌梢蛇、僵蚕。

（3）阴虚内热证

【临床表现】皮疹多见于黏膜部位，口腔、阴部黏膜可出现白色细纹、紫红色斑、糜烂，伴头晕耳鸣，五心烦热，口咽干燥，腰膝酸软，舌红，苔白，脉细数。

【治法】补益肝肾，滋阴降火。

【方药】知柏地黄丸加减。常用药物如知母、熟地黄、黄柏、山茱肉、山药、牡丹皮、茯苓、泽泻等。皮损糜烂、结痂者，加苦参、生薏苡仁、生白术等。

2. 中成药

（1）连翘败毒丸：清血解毒，散风消肿。适用于风热血瘀证，症见大便秘结。

（2）加味逍遥丸：疏肝清热，健脾养血。适用于肝郁血瘀证，症见烦躁易怒、胁肋胀痛。

（3）蒲地蓝口服液：清热解毒，抗炎消肿。适用于热毒炽盛证，症见口腔黏膜病变。

（二）外治疗法

（1）中药外用：皮疹泛发，瘙痒剧烈，可用皮肤康洗液外洗，每日 1~2 次；皮损暗红，肥厚，可用黄连膏等外涂，每日 2 次；口腔黏膜损害，可用金银花、大青叶、生甘草水煎漱口，每日 3 次。

（2）针刺疗法：可根据皮疹分布部位所属经络，循经取穴，针刺治疗，隔日 1 次，10 次为 1 个疗程。

四、预防调护

（1）调畅情志，消除紧张、忧虑等不良情绪。

（2）避免局部刺激，忌食辛辣，积极治疗慢性感染病灶。

（3）口腔黏膜受累的，饮食宜清淡温软，避免食用酸辣食物。

第十九章　血管性皮肤病

第一节　过敏性紫癜

过敏性紫癜是儿童时期最常见血管炎之一，多发于学龄期儿童，临床特征包括非血小板减少性紫癜、关节炎/关节痛、腹痛、胃肠道出血及肾损害。本病多发于秋、冬寒冷季节，近半数患儿发病前有上呼吸道感染史，可能为病毒及细菌等感染。西医学目前尚未完全明确病因，已知可能与感染、疫苗接种、食物和药物及遗传等因素有关。主要发病机制可能为 IgA 沉积于小血管壁引起自身炎症反应和组织损伤。本病属于中医学“葡萄疫”“肌衄”范畴。

一、病因病机

本病多因患儿脏腑先天不足或后天失养，复感六淫邪气，以致脉络受损，营血妄行，泛于脉外所致。

（1）脏腑气阴两虚为本：儿童稚阴稚阳之体，脏腑娇嫩，具有心、肝有余而肺、脾、肾不足的特点。心主血脉而肝主藏血，心、肝有余则身体阳热之性偏亢。肺为华盖而主皮毛，脾者后天运化之本，肾者先天元气之根。肺气不足则卫外不固，腠理不密则易感外邪，肺阴不足则在外邪侵犯时易于化燥化热；脾气不足则运化水谷精微能力欠佳，一遇饮食不节或不洁等诱因，食积而气机升降失司，糟粕难逐，精微不布，气郁食积而化生湿热；肾气不足则元阴元阳俱不足，加重上述之病机。以上种种，可单独或协同作用，俱属热邪之内在来源，最终均可伤及血络，使血液溢于脉外，发为紫癜。

（2）外感六淫为标：以风邪为主，夹杂寒热，故见发病急骤的特点，风邪入里，六淫邪气遇到上述脏腑亏虚的先天条件，则易于入里，致使本病在早期呈现化热、动血、生湿之特点，血热妄行故见肌肤紫癜，甚则尿血便血，湿热相合故有腹痛、关节疼痛。后期久病正气愈虚，一者出血成瘀，二者湿热蕴结不祛，致使疾病反复发作。

二、临床诊断

1. 诊断要点

（1）发病前可有上呼吸道感染或服食某些食物、药物等病史。

（2）发病较急，紫癜多见于下肢远端及臀部，对称分布，形状不一，高出皮面，压之不褪色，可伴有荨麻疹、血管神经性水肿、游走性大关节肿痛、腹痛、便血及血尿、蛋白尿等。

（3）血小板计数多数正常或升高，出血时间、凝血时间、血块收缩时间均正常。

（4）定期检查血常规、尿常规、粪常规及隐血试验、肝肾彩超、24小时尿蛋白定量、尿放免、尿NAG酶、尿红细胞形态、毛细血管脆性试验、血块收缩试验、凝血五项、肝肾功能、免疫学检查、过敏原筛查等。

2. 鉴别诊断

本病诊断主要依据临床表现。与其他疾病的鉴别主要通过实验室检查、血尿常规及抗核抗体，可以与特发性血小板减少性紫癜、红斑狼疮鉴别；肾脏穿刺活检结果可以与其他导致尿血的肾脏疾病鉴别；血培养结果可以与其他引起紫癜样皮疹的细菌感染如败血症、亚急性细菌性心内膜炎相鉴别。

三、治疗

（一）内治疗法

1. 辨证论治

本病在早期以实证为主，当祛风凉血，清热除湿，缓急和中，短期内迅速止血消斑，而在此后当探究其脏腑失和之所在，通过滋阴降火、益气摄血等方法使患者免于反复发作，平稳度过迁延阶段，延长发病间歇。值得一提的是，活血化瘀法应贯穿疾病治疗之始终，以免离经之血沉着为瘀，成为病理产物而损伤脏腑经络。分证论治如下。

（1）血热证、风热伤络证

【临床表现】发病早期常见的两类证候，血热证为风热伤络之重者，二者密切衔接，症状仅有程度上的差异，治疗上也难以截然分开。症见患儿在上呼吸道感染的前驱症状后出现皮肤出血点，以下肢和臀部为多，也可见于上肢，可伴荨麻疹，对称分布，颜色较鲜红，大小形态不一，可融合成片，或有痒感，可伴有关节肿痛、便血、尿血等症。舌质红，舌苔薄黄，脉浮滑数。

【治法】祛风清热，凉血止血。

【方药】银翘散合犀角地黄汤加减。常用药物如金银花、连翘、芦根、生甘草、桔梗、水牛角、生地黄、牡丹皮等。伴有咽部红肿等上呼吸道症状、脉浮，属风热证偏重者，加黄芩，重用连翘、牛蒡子等；皮损出现大片出血斑，属于血热偏盛者，加忍冬藤、板蓝根、紫草、茜草；伴有关节肿痛者，加片姜黄、忍冬藤；尿血者，重用生地黄，加小蓟、大蓟、知母；便血者，加生地榆、生槐花、白芷、白芍、防风等。

（2）湿热瘀阻证

【临床表现】除了典型皮损表现外，以膝、踝等关节肿痛、灼热，四肢沉重，肢体活动受限，或腹痛、纳呆、便血等消化道症状为主，舌质红，苔黄腻，脉滑数或弦数。

【治法】清热健脾，祛湿通络。

【方药】当归拈痛汤加减。常用药物如当归、防风、炒苍术、葛根、苦参、黄芩、知母、茵陈等。若关节肿痛，活动受限明显，加赤芍、鸡血藤、忍冬藤、伸筋草、牛膝；腹痛较甚者，可加藿香、白芍缓急止痛。

（3）气阴两虚证

【临床表现】以反复发作，病程较长的患儿为主，气虚者多在肺脾，阴虚者多在肺肾。临证宜辨清气阴虚之轻重主次。除上述皮损及脏腑症状外，凡平素对温度变化敏感，易于伤风感冒，神疲乏力，伴舌质淡苔白，脉细弱者，考虑气虚卫表不固；平素情绪急躁，畏热汗多，口渴喜饮，舌红少津，脉细数者，考虑阴虚火旺。

【治法】益气养阴。

【方药】气虚不固者以玉屏风散为主方加减，常用药物如防风、炒白术、生黄芪等。阴虚火旺者以知柏地黄丸为主方加减，常用药物如知母、黄柏、生地黄、牡丹皮、茯苓、泽泻等。随证加减方法同前两个证型。

2. 中成药

（1）银翘解毒丸：祛风清热解毒，适用于风热证，症见外感如咽痛、发热、咳嗽后1周左右出现皮肤斑疹隐隐，甚至紫红色斑片等。

（2）玉屏风散：补益脾肺，适用于肺脾气虚证。在本病的缓解期，症见患儿平素疲乏，多汗，畏风，易于感冒。

（3）归脾丸：补脾养血，适用于脾气虚弱不能摄血者。在本病的缓解期，症见患儿平素纳差痞满，面色萎黄，倦怠乏力等。

（二）外治疗法

（1）中药药浴：急性发作期以清热凉血祛瘀为主要原则，以生槐花、紫草、红花、牡丹皮等量，以每味药物20g/L的浓度，根据水量调整药量加入盆中，以刚烧开的水冲调，待降至舒适温度后维持，浸泡局部皮损，每次浸泡20分钟，每天1~2次，连续浸泡3周。缓解期以益气养阴固表为法，以防风、黄芪、白术、生甘草、生地黄等量，制药方法同上，浸泡全身，用药频率同上。

（2）针灸疗法：急性发作期仍以疏风清热凉血为原则，取风池、合谷、曲池、血海，以泻法刺之；慢性缓解期以补益脏腑为原则，取相关脏腑之原穴及背俞穴。虚证可加艾灸，取穴同前。无论虚实，皆可加电针，20分钟/次，间隔2~3天1次。

（3）贴敷疗法、神阙拔罐联合疗法：贴敷疗法以湿热证及气阴两虚证较为适宜。湿热证者选取藿香、黄芩、黄柏等适量，经碾磨、捣碎制成药贴，外敷于脾俞、胃俞及神阙；气阴两虚证以黄芪、白术、生地黄等，经碾磨、捣碎制成药贴，外敷于肝俞、肾俞及神阙。

神阙部位可采用闪罐疗法，以祛风固表，调和脾胃。每 2~3 天 1 次，1 次 10 分钟。

四、预防调护

（1）预防感染和外伤，在季节交替之时添衣保暖，预防感冒等上呼吸道感染。

（2）避免过度劳累及情绪紧张。

（3）规律饮食，避免生冷及辛辣、刺激饮食。

第二节　白塞综合征

白塞综合征是一种累及全身多系统的慢性血管炎性疾病，又称为眼口生殖器综合征。其典型临床特点为反复发作的口腔与生殖器溃疡，眼部和皮肤病变，并可累及神经系统、消化系统及心血管系统等。该病主要分布在亚洲和地中海地区，患病率约为万分之一。儿童发病较成人少见，但儿童白塞综合征可累及多系统、多脏器，致残率高，严重者可危及生命，预后凶险。本病属于中医“狐惑病”范畴，《金匮要略·百合狐惑阴阳毒病证治第三》曰：“狐惑之为病，状如伤寒，默默欲眠，目不得闭，卧起不安。蚀于喉为惑，蚀于阴为狐。”

一、病因病机

本病在急性期基本病机是湿热、热毒，随着病情迁延，症状反复发作，则向多虚、多瘀的状态转变。

本病在发病早期多因先天不足、饮食不节、劳逸过度、情志不畅等，一方面气机不畅湿热内生，另一方面若外感风湿邪气，则内外相合而致湿热壅盛于三焦，侵犯四肢百骸。湿热上攻故见头痛、视物模糊、畏光、眼部充血；蕴结于中焦则见口腔与食道破溃疼痛；湿热侵袭体表故见生殖器破溃、皮肤结节性红斑、脓疱疹、丘疹等。随着疾病进展，或病情迁延不愈，湿热与气血相搏，阻碍脉络成瘀，此外，患者由于素体脾肾两虚，肝气不舒，更加重湿热郁积，导致疾病反复发作。此阶段的主要病机在于湿、热、瘀、虚。

二、临床诊断

1. 诊断要点

（1）病程中有医生及患者观察和记录到的复发性口腔溃疡、眼炎、生殖器溃疡以及特征性皮肤损害，如结节性红斑、脓疱疹、丘疹、痤疮样皮疹等。同一患者可有 1 种以上的皮损。特别有诊断价值的皮肤体征是结节红斑样皮损和微小创伤（针刺）后的炎症反应。另外，出现大血管或神经系统损害高度提示白塞综合征的诊断。

（2）实验室检查：无特异性实验室检查异常。活动期可有红细胞沉降率增快、C反应蛋白升高，部分患者冷球蛋白阳性。HLA—B5阳性率较高，与眼、消化道病变相关。

（3）针刺反应试验：用20号无菌针头在前臂屈面中部斜行刺入约0.5cm，沿纵向稍做捻转后退出，24~48小时后局部出现直径＞2mm的毛囊炎样小红点或脓疱疹样改变为阳性。此试验特异性较高，且与疾病活动性相关，阳性率为60%~78%。静脉穿刺或皮肤创伤后出现的类似皮损具有同等价值。

（4）特殊检查：神经白塞综合征常有脑脊液压力升高，白细胞数轻度升高。急性期磁共振成像（MRI）的检查敏感性高达96.5%，可以发现在脑干、脑室旁白质和基底节处的增高信号，慢性期MRI检查时应注意与多发性硬化相鉴别。胃肠钡剂造影及内窥镜、血管造影、彩色多普勒检查有助诊断病变部位及范围。肺部X线片可表现为单侧或双侧大小不一的弥漫性渗出或圆形结节状阴影，肺梗死时可表现为肺门周围的密度增高的模糊影。高分辨率CT或肺血管造影、同位素肺通气/灌注扫描等均有助于肺部病变诊断。

2. 鉴别诊断

本病出现皮肤黏膜损害者应与如下疾病鉴别。

（1）多形红斑：与药物、感染、自身免疫病等相关，典型皮损为靶形或虹膜状红斑，多发于面部、颈部、肢端，呈对称性分布，但黏膜较少受累。多数患者皮损在2周左右自然消退，痊愈后少见后遗症，但容易复发。

（2）梅毒：本病是由梅毒螺旋体感染引起的慢性传染病，根据病程，其临床表现也有所不同。一期梅毒主要表现为硬下疳（无痛而质地较硬的1cm左右红斑溃疡），淋巴结肿大；二期梅毒疹主要表现为红褐色斑丘疹、斑块等，但一般无瘙痒、疼痛等感觉。部分皮损可表现为脓疱溃疡，溃疡部位可在口腔、生殖器位置。三期梅毒多发生在3~5年后，出现梅毒树胶肿，边缘锐利，内有树胶样分泌物，此外还有神经、心血管等多系统损害。可通过血清学检验进行鉴别。

（3）急性发热性嗜中性皮病：与感染、药物、肿瘤相关，主要见于女性，其特征为：①皮肤突然出现疼痛性红斑结节或斑块，偶有水疱或脓疱，主要分布于四肢、面部和颈部。②在组织学上真皮显示有特征性成熟的中性粒细胞浸润。③常有发热，持续一段时间的体温≥38℃，全身消耗和周围血中性粒细胞增多。④皮损通常在接受糖皮质激素治疗后消失，不留任何痕迹，但常反复发作。

（4）系统性红斑狼疮：本病是一种可累及全身多脏器的自身免疫性结缔组织疾病，皮肤表现为面颊和鼻背融合性水肿性红斑（蝶形），可累及额部、颈部、眼眶和胸前V形区、手臂等暴露部位，常有高度光敏感，出现大小不一的红斑、斑块或丘疹，上覆薄层非黏着性鳞屑，或为环形、多环形或弧形外观的轻度隆起的水肿性红斑等。抗核抗体谱等可明确诊断，并与其他疾病相鉴别。

三、治疗

（一）内治疗法

1. 辨证论治

本病应辨清在不同阶段的标本虚实，初期以湿热为主要矛盾，当以清热利湿、解毒祛邪为主，中晚期以脏腑虚损、湿热夹瘀为主，当以补益脏腑、活血祛湿为主。分证论治如下。

（1）湿热内蕴证

【临床表现】皮肤结节性红斑、脓疱疹、丘疹，口腔及外阴破溃，眼部不适，如视物模糊、畏光、流泪、充血等，伴有关节疼痛、腹痛、腹泻、纳差等，舌红，苔黄腻，脉滑数。

【治法】清热除湿解毒。

【方药】甘草泻心汤加减。常用药物如生甘草、黄芩、干姜、姜半夏、大枣、黄连等。上半身及头面症状偏重者，重用黄芩，加车前子、连翘、炒栀子；眼部症状较重者，加夏枯草、生槐花、赤芍；下半身症状较重者，加生地黄、知母、黄柏、龙胆草、马齿苋、川牛膝；湿热侵袭关节者，上肢加秦艽、豨莶草、片姜黄，下肢加苍术、忍冬藤；腹部症状明显者，经胃肠镜检查存在溃疡者，加牡丹皮、白及、白芍、浙贝母等以解毒敛疮生肌。

（2）脾肾亏虚证

【临床表现】上述病情慢性化、反复发作，影像学检查发现可循环系统存在栓塞或动脉瘤，舌暗红，苔黄腻，脉细数或细沉。进入中晚期多属病久及脾肾，气滞血瘀兼有湿热。

【治法】补脾益肾，活血祛湿。

【方药】在发病间歇期，应以八珍汤加减，常用药物如当归、生地黄、川芎、炒白芍、党参、炒白术、茯苓、生甘草等。脾阳不足，运化不利者，加干姜、葛根、厚朴等；肾阴亏耗，阴虚内热者，加女贞子、龟甲、黄柏、黄精、牡丹皮；气血瘀滞较明显者，加红花、丹参、益母草。在疾病发作期可参照湿热内蕴证予以药物加减。

2. 中成药

（1）皮肤病血毒丸：清血解毒，消肿止痒，适用于湿热蕴结证，症见皮损如红斑、脓疱疹等，伴有口腔及外阴破溃，视物模糊、畏光、流泪等。

（2）龙胆泻肝丸：清肝泻火除湿，适用于湿热下注证，症见阴部溃疡、疼痛，以下半身症状偏重。

（3）香砂六君子丸：健脾行气除湿，适用于脾胃不和，运化不利证，症见纳差、腹胀痞满等。

（4）知柏地黄丸：滋阴清热降火，适用于阴虚火旺证，症见溃疡反复发作，皮肤及黏膜干涩不适，伴潮热盗汗、腰膝酸软等。

（二）外治疗法

（1）药物外治：连翘 25g，牡丹皮 20g，生甘草 20g，苦参 30g，黄柏 30g，以上中药加水 1L，浸泡 20 分钟后煎汁 500ml，待水温适宜后用于含漱口腔，或浸泡纱布条外敷于皮损处，1 次 15 分钟，每日 1~2 次。适用于急性期。

（2）敷脐疗法：将中药饮片研磨成粉末，混合均匀，每次取适量填脐，外用纱布、绷带固定，隔日换药，7 日为 1 个疗程。湿热证药用黄芩、黄柏、连翘、苦参；脾阳不足证药用炒白术、干姜、党参、黄芪；肾阴不足证药用生地黄、知母、黄柏、黄精。

四、预防调护

（1）规律作息，避免劳累及上呼吸道感染等可能加重病情的因素。

（2）患病期间忌食辛辣、刺激性食物，以免加重炎症。

（3）根据患者的病情及治疗方案，定期检查肝肾功、心脑血管、胃肠道及眼部情况。

第二十章 结缔组织病

第一节 红斑狼疮

红斑狼疮是一种典型的自身免疫性结缔组织病，其中皮肤型根据皮损表现及病程又分为急性、亚急性、慢性三种。除皮损外，可合并脏器损害。根据临床症状的不同，中医学将其归属于“日晒疮”“阴阳毒”“痹证”“红蝴蝶疮”等范畴。

一、病因病机

本病多因禀赋不足或七情内伤，复染风湿热之邪后致使气血失和，瘀毒内蕴而发。

（1）禀赋不足，情志失和：首先，本病具有一定的遗传特点，相当于中医学中先天禀赋的问题，父母存在病史，身体特质可传至子女；其次，如患者先天身体欠佳，亦可能出现阴阳失衡。情志方面，如肝郁气滞或气郁化火，内攻脏腑，外发于皮肤，影响皮肤黏膜，亦可导致肌肤病变。

（2）风湿热毒侵袭：本病在外与阳光、气候、感染等有关，在内则与药物等有关。从中医学角度看，均属于风湿热毒的范畴，患者外感风湿热毒，蕴于肌肤则发病。

二、临床诊断

1. 诊断要点

（1）急性皮肤红斑狼疮：局限型表现为曝光部位的持续性水肿性红斑（蝶形），可累及面颊、鼻部、额部、颈部、眼眶和胸前V形区。泛发者表现为全身对称分布的融合性斑丘疹、瘀点瘀斑，可有瘙痒感。黏膜部位可见溃疡。

（2）亚急性皮肤红斑狼疮：患者常有明显的光敏感，皮损好发于暴露部位，如上背、肩、手臂伸侧、胸前V形区。根据皮损特点可分为丘疹鳞屑型和环形红斑型，前者为红斑、斑块或丘疹，上覆薄层非黏着性鳞屑，后者表现为环形或弧形的轻度隆起水肿性红斑。该病皮损愈后不留瘢痕，但可继发色素改变和毛细血管扩张。

（3）慢性皮肤红斑狼疮：约半数以上患者为盘状红斑狼疮，最常发生于头皮、面部、耳部及口唇。典型表现为境界清楚的盘状红斑、斑块，表面覆有黏着性鳞屑，剥离鳞屑可见扩张的毛囊口形成毛囊角栓，外周色素沉着，中央色素减退。

2. 鉴别诊断

（1）急性皮肤红斑狼疮：该型需要鉴别的疾病包括皮肌炎、光感性皮炎、玫瑰痤疮、脂溢性皮炎、多形红斑等。

皮肌炎：典型皮损为眼眶周围水肿，伴眼睑紫红斑、指关节背侧红斑丘疹（Gottron 征）、甲周毛细血管扩张，实验室检查中肌酶学阳性，皮肤红斑狼疮一般无上述表现。

光感性皮炎：即日光照射人体所引起的变态性反应，表现为面、颈、前臂、身侧、手背等易暴露部位出现瘙痒，甚至红斑、丘疹、风团或水疱。

玫瑰痤疮：可见阵发性潮红（与温度、情绪、日晒相关）、丘疹、脓疱，好发于面中部，尤其是突出部位，如前额、面颊、下颌等。结合抗核抗体检测及病理可以明确鉴别。

脂溢性皮炎：好发于皮脂腺丰富的部位，如头面及前胸、后背，典型表现为红斑上覆盖油腻性鳞屑，甚者可见糜烂溃疡。结合抗核抗体检测及病理可以明确鉴别。

多形红斑：前驱症状有头痛、发热、四肢倦怠、食欲不振、关节和肌肉酸痛、扁桃体炎及呼吸道感染等。皮疹多形，有红斑、丘疹、风团、水疱、大疱和紫癜等，典型损害为靶形或虹膜状损害，常伴有口、眼、生殖器溃疡或大疱。结合抗核抗体检测及病理可以明确鉴别。

（2）亚急性皮肤红斑狼疮：该型需要鉴别的包括急性发热性嗜中性皮病、接触性皮炎、毛发红糠疹、体癣、银屑病、二期梅毒等。

急性发热性嗜中性皮病：典型表现为发热、四肢疼痛性红斑、外周血中性粒细胞增多，部分严重者可有口腔糜烂。一般通过症状即可鉴别，配合实验室检查可明确诊断。

接触性皮炎：常有明确的接触史（如外用药等），皮损以红斑丘疹伴渗出等为主，范围常较局限。

毛发红糠疹：典型皮损为糠秕状鳞屑性棕红色斑片或斑块，伴毛囊角化性丘疹和散在性融合，常有掌趾过度角化，结合病理可明确诊断。

体癣：以逐渐扩大的红斑、鳞屑等为主要表现，真菌镜检可以明确诊断。

银屑病：典型皮损为红斑或丘疹，上覆有厚层银白色鳞屑，抓之脱落，露出薄膜，刮之有出血点，或伴有密集、米粒大小的脓疱，常在秋、冬季节加重。结合病理可明确诊断。

二期梅毒：皮损呈多形态，如分布在躯干和四肢近端内侧的玫瑰斑疹，好发于皮肤摩擦和潮湿部位的扁平湿疣，及虫蚀样脱发等。梅毒血清学检测可明确诊断。

（3）慢性皮肤红斑狼疮：该型需要鉴别的疾病包括寻常狼疮、扁平苔藓等。

寻常狼疮：好发于儿童，典型皮损为好发于面部的红褐色至棕褐色结节，呈半透明状，触之质软，以玻片按压呈现果酱色，用探针探查易贯通及出血，皮损可破溃形成溃疡，自愈后形成瘢痕，结合组织病理检查及结核菌素试验可明确诊断。

扁平苔藓：特征性皮疹表现为紫红色多角形扁平丘疹或斑块，可见白色网状条纹，好发于四肢远端及口腔，患者自觉瘙痒；指甲损害表现为甲板增厚粗糙，凹凸不平，也可出现萎缩，特征性的表现为甲翼状胬肉。结合组织病理检查可明确诊断。

三、治疗

（一）内治疗法

1. 辨证论治

结合皮肤红斑狼疮的分期，急性期皮损表现多考虑热毒蕴结肌肤，故而发为浮肿性鲜红斑片，甚至可见瘀斑、瘀点或溃疡，宜清热解毒；亚急性期以红斑丘疹伴或不伴有非黏着性鳞屑为主，考虑为血热伤阴化燥，治疗以清热凉血、解毒养阴为主；慢性期以盘状红斑、黏着性鳞屑及皮肤颜色改变为主，考虑为病程日久，湿热夹瘀，治疗原则为清热活血除湿。分证论治如下。

（1）热毒炽盛证

【临床表现】皮损表现以暴露部位突发的水肿型红斑、瘀斑等为主，甚则伴有口腔等黏膜溃疡，伴口干舌燥，心烦易怒，大便干燥，小便黄赤，舌质红，苔薄黄，脉弦滑或数。

【治法】清热解毒。

【方药】清瘟败毒饮加减。常用药物如生石膏、水牛角、生地黄、生栀子、桔梗、黄芩、知母、赤芍、玄参、连翘、鲜竹叶、甘草、牡丹皮等。皮损浮肿较重者，加天花粉、车前草等；伴发黏膜溃疡者，重用连翘、牡丹皮。

（2）阴虚内热证

【临床表现】皮损见红斑丘疹，伴有干燥性鳞屑，潮热盗汗，口干喜饮，舌红，苔少，脉细弦或细数。

【治法】滋阴清热。

【方药】知柏地黄汤加减。常用药物如知母、黄柏、生地黄、牡丹皮、茯苓、泽泻等。鳞屑较多者，可加生槐花、地骨皮；皮肤干燥且瘙痒明显者，重用生地黄，加乌梅。

（3）湿热壅盛证

【临床表现】皮损反复发作，见盘状红斑、斑块，上覆有黏着性鳞屑，毛囊口可见栓塞，皮肤颜色出现加深或减退，伴乏力、纳差等，舌质红，苔黄腻，脉滑数。

【治法】清热除湿活血。

【方药】甘露消毒丹加减。常用药物如滑石、黄芩、茵陈、藿香、连翘、石菖蒲、白蔻仁、薄荷、木通、射干等。黏着性鳞屑较多者，加生侧柏叶、白茅根；因炎症出现皮肤异色者，加丹参、红花、香附等。

2. 中成药

（1）知柏地黄丸：滋阴清热降火，适用于阴虚内热证，症见红斑丘疹，伴有干燥性鳞屑，以及潮热盗汗、口干喜饮等。

（2）湿毒清胶囊、百藓夏塔热片：二者均有化湿解毒功效，适用于湿热内蕴证。皮损症见盘状红斑、斑块，上覆有黏着性鳞屑，伴有乏力、腹胀等。

（二）外治疗法

（1）中药外洗：煎药 1L，加入浴盆中，调水温至皮温，外洗患处，每次 20 分钟，2~3 次 / 日，连续浸泡 3 周。药液外洗适用于热毒炽盛及湿热壅盛证。热毒炽盛证外洗方：金银花 20g，生槐花 25g，生甘草 20g，连翘 25g。湿热壅盛证外洗方：黄柏 30g，苦参 30g，白茅根 30g，生侧柏叶 30g。

（2）药物外治：如龙珠软膏、青鹏软膏等，适用于阴虚内热证及湿热内蕴证。

（3）艾灸疗法：取大椎、曲池、合谷、太冲、血海等。艾灸治疗以皮损为单位，在皮损局部行常规消毒，用浸湿中药的医用纱布贴敷皮损部，选用温和灸进行治疗。每个部位 10 分钟。

（4）刺络拔罐：取大椎、血海、膈俞穴，每日选 1~2 穴，用三棱针点刺，然后在穴位上拔罐，留罐 5~10 分钟，隔日 1 次，10 次为 1 个疗程。

（5）针刺疗法：在皮损周边局部（阿是穴）针刺，施以中等强度手法，留针 20 分钟，每 3 日 1 次。热毒炽盛者取曲池、合谷、太冲、内庭等，施以泻法，采用中等强度手法，留针 20 分钟，每 3 日 1 次；阴虚内热者取肝俞、肾俞、照海等，施以补法，采用中等强度手法，留针 20 分钟，每 3 日 1 次；湿热壅盛者取曲池、阴陵泉、内庭等，施以泻法，采用中等强度手法，留针 20 分钟，每 3 日 1 次。

四、预防调护

（1）患病期间忌食辛辣、海鲜、牛羊肉等发物。

（2）注意防晒，寒冷季节注意保暖，规律作息，保持良好心态。

（3）避免使用可能加重病情的药物如青霉胺、普鲁卡因酰胺、氯丙嗪等。

第二节　儿童皮肌炎

儿童皮肌炎是一种少见的慢性自身免疫性炎性肌病，但在儿童特发性炎症性肌炎中占比较高。以横纹肌和皮肤非化脓性炎症为主要特征，以近端肌无力和四肢近端和（或）远端关节伸侧紫红色斑丘疹、眼眶周围紫红色浮肿性红斑为典型表现，常伴多脏器受累。此病起病年龄多在10岁左右，女孩多见，男：女为1：（2~3），其西医学病因与发病机制仍不明确，可能涉及感染、免疫紊乱、环境因素、遗传因素。中医学中虽无儿童皮肌炎的病名，但与中医文献中的“肌痹”“皮痹”“风湿痹”“痿证”等相类似。

一、病因病机

本病多为患者素体正气不足，脏腑虚损，复感六淫，内外相合而致气机不畅，肌肉、皮肤失养而发病。

（1）先天不足，外邪侵袭：患儿先天禀赋不足，以肺脾阳气与肝肾之阴亏虚为主，遇六淫邪气，特别是风湿之邪来犯，在表蕴结于腠理，玄府不通故见紫红浮肿，入里化热，伤及肌肉筋脉则肌肉废萎不用，正如《黄帝内经》所言：“因于湿，首如裹，湿热不攘，大筋緛短，小筋弛长，緛短为拘，弛长为痿。”

（2）久病而瘀，气血两耗：外邪侵袭发为痹证，若长久不愈，血凝肌肤，因瘀致虚，故见皮损颜色减退，或有结节。邪气进一步内陷，伤及脏腑，出现脏器的损害，加重本病临床诸症，造成本虚标实之状态。

二、临床诊断

1. 诊断要点

（1）皮肌炎与多发性肌炎：具有皮肌炎典型皮疹，即眼眶周围水肿，伴眼睑紫红斑、指关节背侧红斑丘疹（Gottron征）、甲周毛细血管扩张，肘膝关节与前胸红斑鳞屑、皮肤异色。肌肉症状有四肢近端肌肉、肩胛部与颈前屈肌对称性软弱无力，可合并吞咽困难、呼吸肌无力。与成人皮肌炎患者相比，儿童患者更易出现皮肤溃疡及钙质沉积、肌肉萎缩、关节挛缩及消化道病变，雷诺现象、肺部损害及合并肿瘤的情况则明显少于成人。

实验室检查：主要包括常规检测、血清学检测及组织活检三部分。常规检测主要针对血沉、C反应蛋白、血肌酸含量，均与病情严重程度相关。血清学检测主要为自身抗体及血清肌酸激酶检测，前者又分为特异性及相关性抗体两类，半数以上患儿抗核抗体为低至中度阳性，抗Jo-1抗体、抗Mi-2抗体阳性仅见于少数患儿，骨骼肌酶如肌酸激酶、乳酸脱氢酶、氨基转移酶等升高。肌肉活检可见受累肌肉变性、坏死、再生。皮肤活检可见表皮轻度棘层增厚或萎缩，基底细胞液化变性，真皮浅层水肿，散在或灶状淋巴细胞、浆细胞和组织细胞浸润，真皮有时可见灶状黏蛋白堆积，阿新蓝染色阳性。与成人相比，儿童小血管内膜增厚引起血管病及坏死更为多见。

（2）无肌病的皮肌炎：皮肤表现同上，皮肤活检结果与皮肌炎皮损一致，且在皮肤发生损害后2年内无近端肌肉症状，肌酶数值正常。

2. 鉴别诊断

（1）皮肤红斑狼疮：本病典型皮损包括急性期面颊和鼻背融合性水肿性红斑（蝶形）；亚急性期好发于暴露部位如上背、肩、手臂伸侧、胸前V形区，为大小不一的红斑、斑块或丘疹，上覆薄层非黏着性鳞屑；慢性期发生于头皮、面部、耳部及口唇，为境界清楚的盘状红斑、斑块，表面覆有黏着性鳞屑，剥离鳞屑可见扩张的毛囊口形成毛囊角栓，外周色素沉着，中央色素减退。少见上眼睑紫红色水肿性红斑。四肢皮损多在四肢末端，且为渗出性皮疹。该病少见肌肉症状。实验室检查方面，肌酶数值基本正常，但抗核抗体谱抗 dsDNA 抗体、抗 Sm 抗体阳性，狼疮带试验阳性，与皮肌炎有明显区别。

（2）系统性硬皮病：本病皮损为非炎症性水肿硬化，常伴雷诺现象。出现运动受限原因为皮肤与肌肉纤维化，并非肌肉实质变性。

（3）其他可能累及肌肉的疾病：包括代谢性疾病（甲状腺功能减退、糖尿病性神经病变等，通过血糖、甲状腺功能检测可鉴别）、重症肌无力（可见眼睑下垂，患者活动后迅速疲劳无力，但血清酶无异常）等。

三、治疗

（一）内治疗法

1. 辨证论治

本病在急性发病阶段多呈现出风湿侵袭或湿热蕴结之象，随着疾病的迁延，逐渐向多虚、多瘀发展，因此早期应祛风除湿清热，晚期应活血化瘀除湿，兼以适当补益脏腑。分证论治如下。

（1）风湿痹阻证

【临床表现】眼睑及眼周水肿红斑，四肢末节红斑丘疹，四肢近端及肩胛部肌肉对称性软弱无力，甚则吞咽困难，呼吸无力，舌质红，苔薄黄而腻，脉浮数。

【治法】祛风清热除湿。

【方药】当归拈痛汤合甘露消毒丹加减。常用药物如当归、防风、炒苍术、葛根、滑石、黄芩、茵陈、藿香、连翘、石菖蒲、白蔻仁、薄荷、木通、射干等。眼部红肿明显者，加车前草、夏枯草；四肢、肩胛无力者，重用当归、白术，加秦艽、片姜黄、豨莶草；吞咽困难或呼吸无力者，加黄芪、柴胡、旋覆花、厚朴以调节气机升降。

（2）湿热血瘀证

【临床表现】以肌肉无力、肘膝关节与前胸红斑鳞屑、皮肤异色为主要症状，舌质红而偏暗，苔薄黄而腻，脉浮数。

【治法】清热祛湿，活血化瘀。

【方药】身痛逐瘀汤合宣痹汤加减。常用药物如羌活、没药、当归、香附、川芎、秦艽、杏仁、滑石、连翘、山栀、薏苡仁、半夏等。肌肉乏力较明显者，加豨莶草、伸筋草、炒苍术等以祛风湿通络。

（3）气血两亏证

【临床表现】疾病反复发作，皮损红斑鳞屑相对较轻，但皮肤异色较明显，四肢肌肉无力，呼吸、吞咽困难，少气懒言，舌质淡白，脉沉细。

【治法】健脾益气养血。

【方药】补中益气汤加减。常用药物如当归、生黄芪、党参、炒白术、陈皮等。有红斑鳞屑者，加生槐花、牡丹皮；皮肤异色明显者，加红花、丹参。剂量随患儿体重调整。

2. 中成药

补中益气丸：益气养血，适用于气血两亏证，症见反复发作，在缓解期明显神疲乏力，少气懒言。

（二）外治疗法

（1）中药外洗：煎药 1L，加入浴盆中，调水温至皮温，外洗患处，用于除眼睛外的皮损，每次 20 分钟，2~3 次 / 日，连续浸泡 3 周。风湿痹阻证：桂枝 15g，黄芩 15g，生甘草 15g，生白芍 20g，秦艽 15g，片姜黄 25g，海桐皮 20g。湿热血瘀证：海桐皮 20g，豨莶草 20g，牡丹皮 15g，黄柏 20g，莪术 20g，龙胆草 20g，鸡血藤 30g。气血两亏证：丹参 20g，当归 20g，鸡血藤 30g，生黄芪 30g。

（2）耳穴压豆：取肺、脾、大肠等，以王不留行籽贴压，每日按压 4 次，每次 3~5 分钟，以有胀、痛、麻等感觉为度。

（3）刺络拔罐：取大椎、陶道、肝俞、脾俞穴，每日选 1~2 穴，用三棱针点刺，然后在穴位上拔罐，留罐 5~10 分钟，隔日 1 次，10 次为 1 个疗程。适用于风湿痹阻证及湿热瘀阻证。

（4）针刺疗法：风湿痹阻证以合谷、曲池、肩井等为主，施以泻法，中等强度刺激，留针半小时，每 2~3 日 1 次；湿热血瘀证以曲池、三阴交、阴陵泉、血海为主，施以泻法，中等强度刺激，留针半小时，每 2~3 日 1 次；气血两亏证以肝俞、脾俞、肾俞为主，施以补法，中等强度刺激，留针半小时，每 2~3 日 1 次。

四、预防调护

（1）防寒保暖，避免上呼吸道感染等疾病。

（2）忌食辛辣发物，多食新鲜水果、蔬菜。

（3）避免过度劳累、紧张，劳逸结合，保持心情愉快。

第三节 硬皮病

硬皮病是一组以局限性或弥漫性皮肤增厚和（或）纤维化以及内脏器官结构及功能异常为主要表现的结缔组织病，目前本病病因不明，遗传、感染、环境及药物等因素均可能参与其中。其发病机制复杂，患者皮肤、血管、内脏均可受累，预后与受累器官及受累程度密切相关。

硬皮病主要分为两大类，一类为局灶性硬皮病，仅有皮肤受累而无明显内脏系统受累，可呈斑状损害（硬斑病）、带状损害或点滴状损害，可单发，亦可多发，一般预后较好。另一类为系统性硬皮病，也称为系统性硬化症，可见广泛的皮肤硬化，伴内脏系统受累。中医古籍中很早就有类似硬皮病的记载，如“皮痹”“皮痹疽”“皮痿”“血痹”等。

一、病因病机

（1）外感六淫，气血凝滞:《素问·五脏生成篇》言:“卧出而风吹之，血凝于肤者为痹，凝于脉者为泣，凝于足者为厥。此三者，血行而不得反其空，故为痹厥也。”外感邪气，特别是风寒湿邪蕴结营卫，使肌肤乃至四肢、脏腑气血不通，导致肌肤肿胀变硬，肌肉关节拘急酸痛，甚至出现呼吸、吞咽困难等脏腑气机壅塞等危及生命之重症。

（2）脏腑虚寒，素体衰弱：此为本病病机之一，也是在治疗不当、疾病迁延后本病的最终结果。脏腑虚寒以心、肺、脾、肾四脏多见，心肺虚寒则见心悸怔忡，胸闷气短；肺脾阳虚故见肌肤质硬，畏寒肢冷而萎弱，甚至合并吞咽困难，难以运化食物；合并肾阳虚时则上述症状加重，合并夜尿增多，身形浮肿，口干舌燥，或呕吐而小便减少等关格危重症。

二、临床诊断

1. 诊断要点

（1）局限性硬皮病：仅局限于皮肤，表现为点滴状、带状或斑块状的变硬、萎缩、光滑，皮损颜色加深或脱失。

（2）系统性硬皮病：平均发病年龄在 8 岁左右，女孩发病率明显高于男孩。儿童发病时脏器损害较成人轻，受累器官更少。70% 左右患儿会出现消化系统症状如胃食管反流、腹痛、便秘等。依据皮损分布和其他临床情况，可进一步分为以下 5 种亚型：① 弥漫性皮肤系统硬化症。②CREST 综合征：局限性皮肤系统硬化症（calcinosis，C）、雷诺现象（raynaud’s phenomenon，R）、食管运动功能障碍（esophageal dysmotility，E）、指端硬化（sclerodactyly，S）、毛细血管扩张（telangiectasis，T）。③ 无皮肤表现的系统性硬化症。④ 重叠综合征。⑤ 未分化结缔组织病。皮损变化主要表现为掌指关节近端的硬皮变化，可累及整个肢体、面部、全身及躯干。其他有助于诊断的症状为雷诺现象，多发性关节炎或关节痛、食管蠕动异常等。

皮肤病理学显示胶原纤维肿胀和纤维化，免疫检查抗核抗体提示抗 Scl–70 抗体和抗着丝点抗体（ACA）阳性。需要注意的是，儿童发病率为成人的 3%~10%，以弥漫型为常见。儿童早期关节炎、肌炎患病率及雷诺现象的严重程度较成人高，内脏受累（如间质性肺炎、肾危相、胃食管蠕动障碍、动脉高血压、）显著减少，后期与成人的差异变得不明显。此外，患儿重叠综合征发生率较成人高，而自身抗体阳性率较成人低，总体死亡率较成人低，心脏受累是其死亡的最主要原因，表现为心肌梗死、心律失常、充血性心力衰竭及心肌病等。

2. 鉴别诊断

局限性硬皮病须与如下疾病鉴别。

（1）硬化性萎缩性苔藓：可见白色光泽的多角形扁平丘疹聚合成轻度硬化的斑块，斑块可见毛囊性黑色角栓，最后逐渐萎缩。上述皮损可见聚集分布，但不融合。

（2）类脂质渐进性坏死：红色丘疹扩展成的硬皮病样斑块，中央萎缩呈褐色，且有光泽，可见毛细血管扩张。

系统性硬皮病须与如下疾病鉴别。

（1）雷诺病：系统性硬皮病早期出现雷诺现象应与雷诺病本身鉴别，后者少见皮肤硬化或骨变化。

（2）成人硬肿病：以皮肤深层、筋膜与肌肉的板结样变化为特点，自面部、颈部发病，极少累及手足，无雷诺现象及系统病变，多与感染和糖尿病相关，有自愈倾向。

三、治疗

（一）内治疗法

根据硬皮病脏腑虚寒、气血凝滞的病机，临床上当标本同治，以补肾健脾、温经散寒、活血行气为基本治则，且活血化瘀应贯穿于治疗全程。具体治疗时则应四诊参合，辨别标本虚实之轻重，若为气血亏损所致，当重以益气养血，兼以活血通络，若为脾肾阳虚所致，则重在温肾助阳，健脾利湿，配以逐寒通络之品，只有正确地辨证论治，才能收到良效。分证论治如下。

（1）寒凝血瘀证

【临床表现】皮损呈点滴状、带状或斑块状的变硬、萎缩、光滑，四末冷痛不利，舌淡暗，苔薄，脉沉弦。

【治法】祛寒通络，行气活血。

【方药】当归四逆汤加减。常用药物如当归、炒白芍、桂枝、生甘草、通草等。根据不同部位加入引经通络药物，发于上肢者，加片姜黄、豨莶草、桑枝等；发于下肢者，加苍术、忍冬藤、鸡血藤等；有后背皮损者，加羌活、独活、防风、葛根；有腹部皮损者，加柴胡、香附、厚朴等。

（2）脏腑虚寒证

【临床表现】皮损症状与寒凝血瘀相似，伴畏寒，心悸怔忡，胸闷气短，吞咽困难，纳差，夜尿增多，身形浮肿等，舌质淡，苔白，脉沉细弱。

【治法】益气温阳，行气活血。

【方药】桂附地黄丸合补中益气汤加减。常用药物如肉桂、炮附片、山药、熟地黄、生黄芪、当归、党参、茯苓、炒白术等。结合患儿脏腑症状，出现心悸怔忡属水气凌心者，应重用肉桂、茯苓、猪苓、丹参等；出现胸闷气短或吞咽困难、纳差者，重用黄芪、白术、陈皮，加旋覆花、厚朴、瓜蒌等；夜尿增多、身形浮肿者，重用白术、肉桂，加乌药、益智仁等。

（二）外治疗法

（1）中药药浴：活血通络为主要原则，红花、丹参、伸筋草、桂枝等量，以每味药物 20g/L 的浓度，根据水量调整药量加入盆中，以刚烧开的水冲调，待降至舒适温度后维持，浸泡局部皮损或全身，每次浸泡 20 分钟，每天 1~2 次，连续浸泡 3 周。

（2）中药封包治疗：将丹参、牡丹皮、桂枝、甘草等中药做成粉末，混匀于凡士林中，均匀涂抹于皮损处，保鲜膜进行缠绕，夜包晨起，每日 1~2 次，至皮损出现软化。

（3）针灸疗法：实证针刺以皮损所在局部取穴为主，以泻法及通法为原则治疗；虚证者加相关脏腑之原穴及背俞穴。无论虚实，皆可配合艾灸，加电针，20 分钟 / 次，间隔 2~3 天 1 次。

（4）拔罐疗法：取肝俞、脾俞、肾俞，然后在穴位上拔罐，留罐 5~10 分钟，间隔 2~3 天 1 次。

四、预防调护

（1）预防感染和外伤，在季节交替之时添衣保暖，预防感冒等上呼吸道感染。

（2）预防过度的日晒，避免过度劳累及情绪紧张。

（3）规律饮食，避免生冷。

第二十一章 皮肤附属器疾病

第一节 寻常痤疮

儿童寻常痤疮为发生在12周岁（青春期）前的一种分布在颜面、胸、背等处，以黑头粉刺、白头粉刺、丘疹、脓疱及结节为主要临床表现的皮肤病。中医称之为“粉刺”，认为是毛囊、皮脂腺的慢性炎症性疾病。

一、病因病机

《宣明论方·小儿门》认为：“大概小儿病在纯阳，热多冷少也。”儿童为纯阳之体，阳热偏盛，肺经蕴热，复受风邪，熏蒸面部而发；儿童饮食不知节制或过食肥甘厚味，助湿化热，湿热互结，上蒸颜面而致；儿童脾常不足，运化力弱，湿浊内停，湿聚成痰，气血运行受阻，痰湿瘀结，阻滞肌肤。

二、临床诊断

1. 诊断要点

（1）好发于颜面、颈、胸背部或臂部。

（2）皮损初起为针头大小的毛囊性丘疹，或为白头粉刺、黑头粉刺，可挤出白色或淡黄色脂栓，因感染而成红色小丘疹，顶端可出现小脓疱。

（3）愈后可留暂时性色素沉着或轻度凹陷性瘢痕。

（4）严重者称聚合型痤疮，感染部位较深，出现紫红色结节、脓肿、囊肿，甚至破溃形成窦道和瘢痕，或呈橘皮样改变，常伴皮脂溢出。

2. 鉴别诊断

（1）面部湿疹：部分湿疹好发生在额部和两颊，以丘疱疹为主，常瘙痒，儿童常常搔抓而渗出流滋，抗过敏治疗有效。

（2）颜面播散性粟粒性狼疮：儿童较少见，损害为粟粒大小淡红色、紫红色结节，表面光滑，对称分布于颊部、眼睑、鼻唇沟等处，以玻片压之可呈苹果酱色。

三、治疗

（一）内治疗法

1. 辨证要点

辨皮损颜色：皮损为白头粉刺、黑头粉刺，可挤出白色或淡黄色脂栓，因感染而成红色小丘疹者，多从热辨证；皮损感染部位较深，出现紫红色结节、脓肿、囊肿，宜从瘀辨治。

辨湿、热、瘀邪：肺经风热者，皮损色红，多见于颜面，伴便干溲赤，舌红，苔薄白；肠胃湿热者，皮疹红肿疼痛，或有脓疱，颜面、胸背部皮肤油腻，伴便干溲赤，舌红，苔黄腻；痰湿瘀滞者，皮疹颜色暗红，以结节、囊肿、瘢痕为主，伴纳呆腹胀，舌质暗红，苔黄腻。

临证当辨清湿、热、瘀邪孰轻孰重，随证加减。

2. 治疗原则

本病以清热祛湿散结为基本治则，标本兼治，内外合治，根据证候特点佐以疏风、祛瘀、健脾等法。

3. 分证论治

（1）肺经风热证

【临床表现】丘疹色红，或有痒痛，或有脓疱，伴口渴喜饮，大便秘结，小便短赤，舌质红，苔薄黄，脉弦滑。

【治法】疏风清肺。

【方药】枇杷清肺饮加减。常用药物如枇杷叶、桑白皮、黄连、黄柏、人参、甘草等。伴口渴喜饮者，加生石膏、天花粉；大便秘结者，加生大黄；脓疱多者，加紫花地丁、白花蛇舌草。

（2）肠胃湿热证

【临床表现】颜面、胸背部皮肤油腻，皮疹红肿疼痛，或有脓疱，伴口臭，便秘，小便色黄，舌红，苔黄腻，脉滑数。

【治法】清热除湿解毒。

【方药】茵陈蒿汤加减。常用药物如茵陈蒿、栀子、大黄等。伴腹胀、舌苔厚腻者，加生山楂、鸡内金、枳实；脓疱较多者，加白花蛇舌草、野菊花、金银花。

（3）痰湿瘀滞证

【临床表现】皮疹颜色暗红，以结节、囊肿、瘢痕为主，或见窦道，经久难愈，伴纳呆腹胀，舌质暗红，苔黄腻，脉弦滑。

【治法】除湿化瘀，活血散结。

【方药】二陈汤合桃红四物汤加减。常用药物如陈皮、半夏、茯苓、甘草、当归、熟地黄、川芎、白芍、桃仁、红花等。伴囊肿成脓者，加贝母、皂角刺、野菊花；伴结节、囊肿难消者，加三棱、莪术、皂角刺、夏枯草。

4. 中成药

（1）银翘解毒丸：疏风解表，清热解毒，适用于肺经风热证。

（2）消痤丸：清热解毒，适用于肺经风热证。

（3）金花消痤丸：清热利湿，解毒散结，适用于肺胃热盛证。

（4）一清胶囊：清热泻火解毒，化瘀凉血止血，适用于火毒血热证。

（5）皮肤病血毒丸：清血解毒，消肿止痒，适用于经络不和，湿热血燥证。

（6）复方珍珠暗疮片：清热解毒，凉血消斑，适用于血热蕴阻证。

（二）外治疗法

（1）药物外治

① 姜黄消痤搽剂：适用于胃肠湿热型痤疮。外用，用棉签蘸取本品涂患处，1日 2~3 次。

② 玫芦消痤膏：适用于胃肠湿热型痤疮。外用，将患处用温水清洗干净后涂抹适量，1 日 3~4 次。

③ 复方芙蓉叶酊：适用于痰湿瘀滞型痤疮。外用，用棉球蘸取药液涂于患处，每日 3~4 次。

④ 积雪苷霜软膏：促进伤口愈合，用于治疗外伤、烧伤、瘢痕疙瘩。涂于患处，局部涂抹后宜按摩 5 分钟。1 日 3~4 次。

⑤ 金黄膏：适用于脓肿、囊肿、结节较甚者。涂于患处，每日 2 次。

（2）中药塌渍：马齿苋、紫花地丁、黄柏等水煎湿敷，每日 2 次，每次 20 分钟，适用于炎性丘疹、脓疱皮损，起到清热解毒、减轻炎症的作用。

（3）中药面膜：用消痤散加少许蜂蜜调成糊状，均匀敷在面部有痤疮、皮损部位，保留 30 分钟，每天或隔天 1 次。炎症明显者在消痤散中加入苦瓜汁调敷，色素沉着者在消痤散中加入西红柿汁调敷。

（4）石膏倒模：用丹参、侧柏叶、黄芩、紫花地丁等中药粉调于油脂中制成药膜敷于面部，涂敷完毕后再将含有中药的石膏粉以水溶调和敷于面部，借助石膏凝固过程中产生的释热效应，加速皮肤的血液循环，促进药物的渗透吸收。

（5）耳穴压豆：主穴选取肺、内分泌、皮质下，将中药王不留行籽置于小块胶布中央，然后贴在穴位上，嘱患者每天按压穴位数次，10 分钟 / 次；或取肺、内分泌、交感、脑点、面颊、额区，每次取穴 4~5 个，2~3 天换豆 1 次，5 次为 1 个疗程。

（6）放血疗法：常规消毒，用三棱针于耳垂前或耳垂后，或耳部的内分泌、皮质下穴速刺出血，隔天 1 次，10 次为 1 个疗程。

（7）针刺疗法：体针多取大椎、合谷、四白、太阳、下关、颊车。肺经风热证加曲池、肺俞；肠胃湿热证加大肠俞、足三里、丰隆。施以中等刺激，留针 30 分钟，每日 1 次，10 次为 1 个疗程。

（三）西医治疗

针对 12 岁以下儿童痤疮，美国食品与药品监督管理局（FDA）批准 2.5% 过氧化苯酰、1% 阿达帕林凝胶组合可用于≥ 9 岁的患儿，0.05% 维 A 酸凝胶可用于≥ 10 岁的患儿。所有其他外用维 A 酸类药物均可用于≥ 12 岁的患者。系统抗生素可选择大环内酯类如红霉素或阿奇霉素，避免系统使用四环素类抗生素；12 岁以下儿童也尽量不用口服维 A 酸类药物。

四、预防调护

（1）经常用温水、硫黄皂洗脸，皮脂较多时，可每日洗 2~4 次。

（2）忌食辛辣、油腻、甜食，多食新鲜蔬菜、水果，保持大便通畅。

（3）禁止用手挤压粉刺，以免炎症扩散、愈后遗留凹陷性瘢痕。

第二节　脂溢性皮炎

脂溢性皮肤炎是一种慢性炎症性皮肤病，好发于皮脂分泌旺盛的部位，如头、脸、前胸、腋窝等处。虽然患脂溢性皮肤炎的原因尚未明确，但皮脂腺发达的部位产生过多的脂肪性分泌物，即皮脂的过多分泌被认为是诱发性脂溢皮炎的一个重要原因。脂溢性皮炎患者的头发中含有大量滋生繁殖的马拉色菌，这种真菌是诱发该病的又一个重要因素。在儿童银屑病的发病原因中，感染为关键因素，但是微量元素不均衡也是该病的主要成因。脂溢性皮肤炎主要是在眼眉、眼眉间、额头、鼻子周围出现，大部分在头发上同时出现，并且腋窝、胯股也会发生。儿童较成人稍柔软，局限或广泛分布。

脂溢性皮炎因其发作部位及症状特点，中医多称之为“白屑风”“面游风”等，病情顽固不去，反复发作，不易根治。

一、病因病机

本病多因内蕴湿热，外感风邪，湿阻肌肤，湿热上蒸所致，这样的情况多为油性脂溢；同时若因湿热耗伤阴血，血虚风燥，肌肤失痒而成干性脂溢。儿童多为稚阳之体，初因内有蕴热，外感风寒、风热之邪，湿热阻于肌肤，蕴结不散而发。肌热当风，风邪侵及毛孔，郁而化燥，肌肤失养，而见肌热当风之证。素体湿热内蕴，继而感受风邪，风湿相合，遇阻肌肤，见皮肤油亮、鳞屑油腻之湿热蕴阻证。病程日久，气血运行不畅，耗伤阴血，血虚风燥，肌肤失养，以致经脉阻塞，气血瘀结，肌肤失养而反复不愈。

二、临床诊断

1. 诊断要点

（1）典型皮损为边缘清楚的暗黄红色斑、斑片或斑丘疹，表面被覆油腻性鳞屑或痂皮。由于病变发生的部位不同，临床表现略有差别。

（2）皮疹好发于头皮、眉部、眼睑、鼻及两旁、耳后、颈、前胸及上背部肩胛间区、腋窝、腹股沟、脐窝等皮脂腺分布较丰富部位。

（3）自觉症状为不同程度的瘙痒。

（4）婴儿脂溢性皮炎常发生在出生后第 1 个月，皮损多在头皮、额部、眉间及双颊部，为溢出性红色斑片，上有黄痂。

2. 鉴别诊断

（1）玫瑰糠疹：好发于躯干、四肢近端，皮疹为椭圆形红斑，上覆较薄细碎鳞屑，长轴与皮纹走向一致，无薄膜及筛状出血现象。

（2）慢性湿疹：皮疹好发于四肢屈侧，皮损肥厚粗糙，有色素沉着，鳞屑较少，瘙痒剧烈。

（3）银屑病：炎症损害边界比较清晰，在红斑基础之上的鳞屑大多没有明显的瘙痒症状，但是脂溢性皮炎形成的具体部位大多发生在皮脂溢出区域，比如发生在头皮、胸背，或者是面部，一般形成的炎症性表现边界不太清晰，在这些炎症性红斑基础上产生的鳞屑也并不是层叠状的鳞屑，而是糠秕样的鳞屑，脂溢性皮炎大多伴有明显的瘙痒症状，这些情况和银屑病是不同的。

三、治疗

（一）内治疗法

1. 辨证论治

本病发生与感受风邪、湿邪、热邪、燥邪相关，受累的脏腑有肺、脾、胃、大肠。治疗宜祛风清热，健脾化湿，养血润燥。分证论治如下。

（1）肺经风热证

【临床表现】面部皮肤出现密集小丘疹或红色斑疹、斑片，被覆细碎白屑，瘙痒显著，口干口渴，舌质红，苔薄黄，脉细数。

【治法】疏风宣肺清热。

【方药】清肺汤加减。常用药物如黄芩、桔梗、茯苓、陈皮、贝母、桑白皮、当归、天冬、山栀、杏仁、麦冬、五味子、甘草等。

（2）肠胃湿热证

【临床表现】面部皮肤出现油脂溢出，潮红，被覆油腻鳞屑，瘙痒，心烦口渴，大便秘结，舌质红，苔黄腻，脉滑数。

【治法】清热化湿通腑。

【方药】清化湿热汤加减。常用药物如金银花、连翘、菊花、桑叶、黄芩、桔梗、蒲公英、紫花地丁、白鲜皮、地肤子、蛇床子、苦参、黄柏、薏苡仁、甘草等。

（3）脾虚湿困证

【临床表现】面部皮肤表现出红斑较淡或黄，鳞屑灰白，瘙痒不甚明显，病势也较缓慢，大便溏泄不爽，舌质淡红，苔白腻，脉滑。

【治法】清热健脾利湿。

【方药】清化湿热汤加减。常用药物如党参、白术、茯苓、猪苓、泽泻、山药、扁豆、肉豆蔻、熟地黄、麦冬、五味子、陈皮、通草、车前子、肉桂、葛根等。

（4）血虚风燥证

【临床表现】面部皮肤干燥无光泽，有糠秕状鳞屑，脱发，舌质淡，苔薄白，脉弦细。

【治法】养血润燥。

【方药】当归饮子加减。常用药物如当归、生地黄、白芍、川芎、何首乌、荆芥、防风、白蒺藜、黄芪、生甘草等。瘙痒重者，加威灵仙、刺蒺藜；口干重者，加天花粉。

2. 中成药

（1）二妙丸：化湿解毒，适用于肠胃湿热证。

（2）龙胆泻肝丸：化湿解毒，适用于肠胃湿热证。

（3）润肤丸：养血润肤，适用于血虚风燥证。

（二）外治疗法

（1）药物外治

① 姜黄消痤搽剂：清热祛湿，散风止痒，活血，适用于湿热郁于肌肤的脂溢性皮炎。

② 冰黄肤乐软膏：清热燥湿，活血祛风，止痒消炎，适用于湿热蕴结或血热风燥引起的脂溢性皮炎。

（2）中药外洗：苦参、王不留行、明矾、苍耳子、金银花、野菊花、蛇床子、地肤子、地榆、石菖蒲各30g，煎煮后外洗，15天为1个疗程。

（3）中药药酒：花椒、骨碎补、红花、补骨脂、当归各25g，碾碎后入白酒250ml，浸泡7天后取过滤后药液备用，外涂患处。

四、预防调护

（1）家长要协助孩子养成规律的生活习惯，睡眠要充足，劳逸结合，保持精神愉快，避免情绪激动，减少心理压力，以免使皮损增加或恶化。

（2）每周洗头2次最为合适，洗头次数过多可使皮脂分泌过多，炎症加重。要避免用水过热，避免用手搔抓，少用碱大的肥皂及洗发露。

第三节　多汗证

正常的儿童由于兴奋、紧张、运动或气温升高等原因都会在体表产生汗液，但是部分儿童汗液分泌过多，或者在日常情况下也会分泌过多汗液，临床上称为多汗证。许多儿童因为出汗过多导致手掌潮湿，汗水浸湿衣服、鞋袜而不敢与其他儿童交往。目前研究显示，65% 患者有多汗家族史，其中约 58% 患者其父母与子女两代均患有多汗证，多项研究表明，本病发病可能与常染色体显性遗传有关。多汗证的发病尚存在性别差异，重度多汗证患者中，女性发病率是男性的 2 倍，在轻、中度多汗证患者中，男性发病率高于女性。西医学认为儿童多汗由多种疾病引起，比如各种原因导致的自主神经功能失调，胆碱酯酶活性反馈性增高，导致汗腺分泌增多，出现多汗。过多地出汗会导致儿童水、电解质失衡，影响儿童生长发育，甚至危及生命。本病在中医学归属于“汗证”范畴。

一、病因病机

中医认为汗乃人之津液，“存于阳者为津，存于阴者为液，发泄于外者为汗”。汗为心之液，心主血，卫气为阳，营血为阴，阴阳平衡，营卫调和则津液内敛。儿童汗证病机总属阴阳失调，腠理开合失司，积热郁蒸。传统认为儿童汗证的主要病机要归结为正虚，肾虚是儿童汗出的根本原因，肾阴不足，虚火内生，阴阳失调，腠理不固是导致汗出的直接原因。儿童外感热证之后容易耗伤阴津，亦可以出现气阴两虚的汗出过多。同时，当情志失调，饮食不节之时，儿童容易木旺克土，脾气壅滞，汗出不止。随着生活条件不断改善，幼儿接受补益之法过多，因此胃肠壅积，湿热蕴蒸，迫汗外泄也逐渐成为儿童汗证中的一个重要病机。

二、临床诊断

1. 诊断要点

根据患者是否有原发疾病可分为原发性多汗证或继发性多汗证，继发性多汗证的多汗症状多与某些疾病或应用特异性药物有关，如甲状腺功能亢进症、糖尿病、结核、手足口病，以及应用抗呕吐、抗癫痫药物等。原发性多汗证的发病机制至今尚未明确，可能与中枢神经对正常情绪的异常或过度反应有关。

多汗证患儿全身多汗表现为全身皮肤表面经常湿润，局灶性多汗患儿主要表现为掌心、足底、腋窝及头面部多汗。全身性多汗多为继发性多汗，当原发疾病得到治疗时，多汗症状也会相应减轻甚至消失，局灶性多汗常见于健康人群，儿童多汗以原发性局灶性多汗最为常见。

目前原发性局灶性多汗证尚未有统一的诊断标准，2004 年由美国皮肤病协会组织的一个多专家工作小组曾建议原发性局灶性多汗证诊断标准为无明显诱因的肉眼可见的汗腺分泌亢进 6 个月以上，且伴有以下至少两项：① 双侧出汗部位对称。② 发病年龄小于 25 岁。③ 有阳性家族史。④ 每周至少发病 1 次。⑤ 睡眠时无多汗。⑥ 日常工作和生活受到影响。但目前临床中，仍依靠病史和体征进行诊断。

2. 鉴别诊断

本病特点突出，易于诊断，且易与其他疾病相鉴别。

三、治疗

（一）内治疗法

1. 辨证论治

虚证当根据证候的不同而治以益气，养阴，补血，调和营卫；实证当清肝泻热，化湿和营；虚实夹杂者，则根据虚实的主次而适当兼顾。此外，由于自汗、盗汗均以腠理不固、津液外泄为共同病变，故可酌加麻黄根、浮小麦、糯稻根、五味子、瘪桃干、牡蛎等固涩敛汗之品，以增强止汗的功能。分证论治如下。

（1）肺卫不固证

【临床表现】自汗为主，或伴盗汗，以头颈、胸背部汗出明显，动则尤甚，神疲乏力，面色少华，平时易患感冒，舌质淡，苔薄白，脉细弱。

【治法】益气固表。

【方药】玉屏风散合牡蛎散加减。常用药物如黄芪、白术、防风、煅牡蛎、浮小麦、麻黄根等。脾胃虚弱，神疲乏力，纳呆便溏者，加党参、茯苓、山药、炒扁豆、砂仁健脾助运。

（2）营卫失调证

【临床表现】以自汗为主，或伴盗汗，汗出遍身而抚之不温，畏寒恶风，不发热，或伴有低热，精神疲倦，胃纳不振，舌质淡红，苔薄白，脉缓。

【方药】黄芪桂枝五物汤加减。常用药物如黄芪、白术、防风、煅牡蛎、浮小麦、麻黄根等。精神倦怠，胃纳不振，面色少华者，加党参、山药健脾益气；口渴，尿黄，虚烦不眠者，加酸枣仁、石斛、柏子仁养心安神；汗出恶风，表证未解者，用桂枝汤祛风解表。

（3）气阴亏虚证

【临床表现】盗汗为主，也常伴自汗，形体消瘦，汗出较多，神萎不振，心烦少寐，寐后汗多，或伴低热，口干，手足心灼热，哭声无力，口唇淡红，舌质淡，苔少或见剥苔，脉细弱或细数。

【治法】益气养阴。

【方药】生脉散加减。常用药物如人参或党参、麦冬、五味子、酸枣仁、黄芪、茯苓、碧桃干等。低热口干，手足心灼热者，加白芍、地骨皮、牡丹皮清其虚热；精神困顿，食少不眠，不时汗出，面色无华者为气阳偏虚，去麦冬，加白术、益智仁益气健脾固表；睡眠汗出，醒则汗止，口干心烦，容易惊醒，口唇淡红为心脾不足，脾虚血少，心失所养，可用归脾汤合煅龙骨、煅牡蛎、浮小麦补养心脾，益气养血，敛汗止汗。

（4）湿热迫蒸证

【临床表现】汗出过多，以额、心胸为甚，汗出肤热，汗渍色黄，口臭，口渴不欲饮，小便色黄，舌质红，苔黄腻，脉滑数。

【治法】清热泻脾。

【方药】泻黄散加减。常用药物如石膏、栀子、防风、藿香、甘草、麻黄根、浮小麦等。口臭，舌苔黄腻者，加槟榔、枳实、胡黄连消积清热；尿少、色黄者，加滑石、车前草清利湿热；汗渍色黄者，加茵陈、佩兰清化湿热。

2. 中成药

（1）龙牡壮骨颗粒：强筋健骨，健脾和胃，适用于儿童多汗、夜惊、食欲不振、消化不良、发育迟缓等症。

（2）虚汗停颗粒：益气养阴，固表敛汗，适用于气阴不足证。

（3）玉屏风颗粒：益气固表止汗，适用于肺卫不固证。

（二）外治疗法

（1）穴位贴敷：通过皮肤给药及穴位经络运行达到控制汗出的目的，临床多用神阙及涌泉穴。神阙、涌泉属于温补元阳、调畅气血的穴位，汗为津液，属于阴，晚睡前将药物贴于两穴，使阴入阳，防止营阴外泄而达到治疗疾病目的。

（2）中药药浴：麦曲散（浮小麦、酒曲各 50g）加入热水中，于睡前擦浴，洗浴 3 次为 1 个疗程，治疗 1~2 个疗程效果显著。

四、预防调护

对于生活中多汗症状不是很明显，且没有其他明显不适的儿童可以先行观察，但日常要尽量避免容易引起疾病的因素。

（1）平素体虚儿童，应在中药调理外加强预防，减少户外活动，以免汗出外感邪气而感冒，待体虚缓解，可适当增加运动量。

（2）平素湿热重的患儿，平时应注意减少额外的食物及零食，合理喂养，或减少睡前喂奶的情况，调节饮食规律，避免脾胃积滞。

（3）平素情绪偏于抑郁的患儿，生活上家长应多与患儿培养感情，给予关爱，多户外活动，放松心情，疏理气机。

（4）患儿除了饮食上调理之外，还要培养其合理的生活作息规律，增加运动量，提高体质。

第四节 斑秃

斑秃是一种自身免疫性疾病和炎症引起的非瘢痕性脱发，是一种突然发生的局限性斑状脱发，局部头发外观正常，无自觉症状，也叫圆形脱发（圆秃），可发生于身体任何部位，一般病情轻者预后较好，病情重者预后差，约 50% 的患者可复发，特别是初发于儿童者复发较多。斑秃的发病率为 1%~2%。儿童斑秃是斑秃的一个特殊类型，其发病机制与遗传、自身免疫、精神因素、EB 病毒感染及微量元素缺乏有关，其预后不佳。这不仅和其本身并不属于自限性疾病相关，更与患儿父母担心药物对患儿产生不良影响有关。虽然斑秃并不影响患者的身体健康及日常生理活动，但由于本病直接对患者容貌有影响，也可对患者的心理健康产生极大的影响，从而影响患者日常活动。由于儿童正处于一个心智尚未足够成熟的时期，故影响更大。中医称本病为“油风”。

一、病因病机

本病多因血虚不能濡养皮毛，以致风邪乘虚袭入，风盛血燥，发失所养而成，或因情志抑郁，肝气郁积，劳伤心气，气滞血瘀，毛发失养，还可因肝肾不足，精血不能上荣于发而致。

二、临床诊断

1. 诊断要点

主要症状为毛发的脱落，其特点有：① 头皮或眉毛、胡须等毛发部位有圆形或椭圆形的成片的毛发脱落。② 头皮部头发有 2/3 以上区域的脱落，可称为全秃。③ 头发全部脱落，其眉毛、阴毛和全身毳毛等全部脱落称为普秃。④ 脱发部位皮肤正常，无炎症表现，可见光滑发亮，无自觉症状。⑤ 本病骤然发生，经过缓慢，可自行缓解和复发。

临床分型：依据美国皮肤病学会杂志（JAAD）Olsen 等制定的斑秃临床诊断和调查评估指南，对斑秃患者的严重程度进行评分。S1：秃发面积＜ 25%；S2：秃发面积为 26%~50%；S3：秃发面积为 51%~75%；S4：秃发面积为 76%~99%；S5：秃发面积为 100%。全部头发脱失为全秃；头发和体毛均脱失为普秃。全秃 / 普秃表示在 S5 的同时，无体毛脱落到完全的体毛脱落。将 S3~S5 类型归为重型斑秃，S1~S2 类型归为轻型斑秃。

2. 鉴别诊断

（1）白癣：不完全脱发，毛发多数折断，残留毛根不易被拔除，附有鳞屑。断发中易查到霉菌，好发于儿童。

（2）梅毒性脱发：虽也呈斑状脱发，无瘢痕形成，但边缘不规则，呈虫蛀状。脱发区脱发也不完全，数目众多，好发于后侧。伴有其他梅毒症状，梅毒血清学检查阳性。

三、治疗

（一）内治疗法

1. 辨证论治

本病的辨证，重在血虚，治疗原则主要在于养血生发。分证论治如下。

（1）血虚风燥证

【临床表现】头部出现圆形或椭圆形的脱发区，一块或数块，呈钱币大小或更大，脱发时间较短，可有轻度瘙痒，或无症状，伴头晕，失眠，苔薄，脉细数。

【治法】养血祛风。

【方药】神应养真丹加减。常用药物如当归、川芎、白芍、熟地黄、天麻、羌活、木瓜、菟丝子、制何首乌、陈皮等。气短乏力，纳呆便溏者，加黄芪、党参、白术；口干，便燥，舌红者，加玄参，熟地黄改为生地黄。

（2）气滞血瘀证

症状：头部出现大小不等的脱发区，病程较长，可因情志不舒引起，亦可由外伤而致，伴头痛，胸胁疼痛，夜难安眠，舌暗或有瘀斑，脉沉细。

【治法】理气活血。

【方药】逍遥散合通窍活血汤加减。常用药物如当归、白芍、柴胡、茯苓、白术、赤芍、川芎、桃仁、红花、制何首乌、侧柏叶、生姜等。烦躁易怒，失眠梦多者，加珍珠母、夜交藤；惊惕易怒者，加远志、生龙骨、合欢皮；头皮刺痛者，加三棱、莪术；月经不调者，加丹参、益母草。

（3）肝肾不足证

症状：脱发时间较长或反复发作，可呈大片状脱发，甚至全秃或普秃，伴头晕，耳鸣，失眠，舌淡，苔剥，脉细。

【治法】补益肝肾，滋养精血。

【方药】七宝美髯丹加减。常用药物如熟地黄、枣皮、制何首乌、补骨脂、菟丝子、茯苓、当归、枸杞子、白芍等。夜寐不宁者，加酸枣仁、百合；情志不畅者，加远志、香附；心悸气短者，加人参、黄芪。

（4）痰湿壅盛证

症状：头发脱落从前额开始，逐渐向头顶、枕部延伸，或仅是头顶向下陆续扩展。头皮溢脂如涂油，发身油腻，脱屑浸油脂，头发发痒如风行，如虫行，伴喉痒，胸闷，脘胀痰盛，小便黄，苔白腻，脉濡数。

【治法】燥湿健脾，化痰生发。

【方药】健脾除湿汤加减。常用药物如芡实、白扁豆、薏苡仁、山药、白术、茯苓、瓜蒌、黄芩、何首乌、生地黄等。

2. 中成药

（1）大黄䗪虫丸：活血破瘀，通经消癥，适用于气滞血瘀证。

（2）十全大补丸：温补气血，适用于气血亏虚证。

（3）生发丸：填精补血，补肝滋肾，乌须黑发，适用于肝肾不足证。

（4）固肾生发丸：固肾养血，益气祛风，适用于肝肾亏虚证。

（二）外治疗法

（1）斑蝥 1g，红花 10g，川芎 10g。用 75% 乙醇 500ml 浸泡 1 周后，每日涂擦患处。

（2）桂枝 15g，山奈 10g，樟脑 3g，用 75% 乙醇 500ml 浸泡 1 周后，每日涂擦患处。

（3）骨碎补外擦或生姜切成薄片，烤热后反复擦患处，每天 1 次。

四、预防调护

（1）夏季要戴好遮阳帽或撑遮阳伞，以防紫外线直接照射头皮，于斑秃防治不利。

（2）洗头、洗澡不宜过勤，应根据季节不同，每周以洗 1~2 次为宜。

（3）尽量少染发、烫发及使用电吹风吹头发，如确有必要使用电吹风时，一般将头发吹至八分干即可。

（4）生活要有规律，注意劳逸结合，保证足够的睡眠，对防治斑秃有利。

第二十二章　色素性皮肤病

第一节　白癜风

白癜风是一种比较常见的后天色素性皮肤病，表现为局限性或泛发性皮肤黏膜色素完全脱失。由于皮肤的黑素细胞功能消失引起，但机制尚不清楚。全身各部位均可发生，常见于指背、腕、前臂、颜面、颈项及生殖器周围等。

白癜风因其皮肤上出现大小不等的白色或乳白色斑片，中医称之为“白驳风”。

一、病因病机

气主煦之，血主濡之，气为血帅，血为气母，气血和调，濡润肌肤毛窍，从而保持肌肤色泽均匀，毛发正常。气血失和，濡润不均，从而白斑丛生，因此气血失和是本病发生的根本原因。造成气血失和的因素是多方面的，表现形式亦多有不同，因此临床证候多变。情志不遂，肝气郁结，造成气机紊乱，营血违和，肌肤失于濡养，形成白斑，临床表现为肝郁气滞证。患儿禀赋不足，肝肾素来虚弱，或外因所致亡精失血，伤及肝肾，精血亏虚，气无以化，皮毛失于温煦而生白斑，则为肝肾不足证。白斑经年不退，久治不愈，瘀血不除，新血不生，经脉阻滞，毛窍闭塞，肌肤腠理失养而见血瘀经脉证。

二、临床诊断

1. 诊断要点

皮损为色素脱失斑，常为乳白色，也可为浅粉色，表面光滑，无皮疹。白斑境界清楚，边缘色素较正常皮肤增加，白斑内毛发正常或变白。病变好发于受阳光照射及摩擦损伤部位，病损多对称分布。白斑还常按神经节段分布而呈带状排列。除皮肤损害外，口唇、阴唇、龟头及包皮内侧黏膜也常受累。

本病多无自觉症状，少数患者在发病前或同时有患处局部瘙痒感。白癜风常伴其他自身免疫性疾病，如糖尿病、甲状腺疾病、肾上腺功能不全、硬皮病、异位性皮炎、斑秃等。具体分型如下。

（1）局限型：① 局灶型为一处或多处白斑局限在一个区域，但不呈节段分布。② 单侧型（节段型）为一处或多处白斑呈节段分布，在中线处突然消失。③ 黏膜型仅累及黏膜。

（2）散在型：① 寻常型为广泛且散在分布的白斑。② 面部肢端型为分布于面部和四肢。③ 混合型为节段型、面部肢端型和 / 或寻常型混合分布。

（3）泛发型：全部或几乎全部色素脱失。

90% 以上的白癜风是散在型，剩余的白癜风中局限型比泛发型更多。

据病损处色素脱失情况，又可将该病分为完全型与不完全型两种。前者对二羟苯丙氨酸（DOPA）反应阴性，黑素细胞消失，治疗反应差。后者对 DOPA 反应阳性，黑素细胞未消失，仅为数目减少，治愈几率大。

2. 鉴别诊断

（1）贫血痣：自幼发病，多见于颜面，为浅色斑，刺激摩擦局部不发红，而周围皮肤发红。

（2）白色糠疹：可能和皮肤干燥及日晒有关，表现为色素减退斑，边缘不清楚，表面有少量白色鳞屑。

（3）无色素痣：在出生时或出生后不久发病，皮损为局限性淡白斑，边缘呈锯齿状。

（4）花斑癣：损害发生于躯干、上肢，为淡白色圆形或椭圆形斑，边界不清，表面有细鳞屑，真菌检查阳性。

（5）白化病：为先天性非进行性疾病，常有家族史，周身皮肤、毛发缺乏色素，两眼虹膜透明，脉络膜色素消失，易和白癜风鉴别。

（6）麻风白斑：为不完全性色素减退斑，边界不清，表面感觉消失，有麻风的其他症状。

（7）二期梅毒白斑：发生于颈项，不呈纯白色，梅毒血清反应阳性。

三、治疗

（一）内治疗法

1. 辨证论治

本病治疗宜调和气血，内服汤药可以四物汤为基础进行化裁。分证论治如下。

（1）肝郁气滞证

【临床表现】本病多与精神因素相关，在情绪波动后白斑渐起，白斑边缘与正常皮肤模糊不清，日久则边缘扩大，境界日益清晰，边缘可见明显色素沉着，部分患儿可自觉胸胁胀满不适，舌质正常，苔薄白，脉弦，或舌脉均无明显变化。

【治法】疏肝理气和血。

【方药】逍遥散合四物汤加减。常用药物如柴胡、当归、白芍、郁金、川芎、香附、丹参、益母草、茯苓、白术、薄荷等。

（2）肝肾不足证

【临床表现】患儿素体禀赋不足，肝肾虚损，多见于体质瘦弱或有家族病史者，白斑出现早，经久不愈，日渐扩大、增多，白斑边界清楚，但边缘不见色素沉着，斑内可见毛发变白，无明显自觉症状，少数人有虚损表现，如腰膝酸软，四肢疲乏，精神萎靡等，舌质淡，苔少，脉细弱。

【治法】补肝肾，调气血。

【方药】五子衍宗丸合四物汤加减。常用药物如菟丝子、枸杞子、覆盆子、五味子、墨旱莲、女贞子、熟地黄、当归、白芍、何首乌等。

（3）血瘀经脉证

【临床表现】病程日久，经久不愈，白斑境界清楚而边缘色素沉着明显，自觉症状不重，舌质暗，有瘀斑，脉涩滞。

【治法】活血化瘀。

【方药】通窍活血汤合四物汤加减。常用药物如桃仁、红花、赤芍、川芎、丹参、熟地黄、白芍、当归、干姜、地龙等。

本病在皮损大小方面对于治疗无影响，但在发作部位上有一定影响，发于头面部加藁本、桑白皮、枇杷叶；发作于躯干上肢则加羌活、桂枝、蝉蜕；发于下肢则加牛膝、木瓜、独活；白斑色重，可酌加白芷、刺蒺藜及补骨脂。

2. 中成药

（1）白癜风丸：益气行滞，活血解毒，利湿消斑，祛风止痒，适用于气滞血瘀证。

（2）浮萍丸：祛风解毒，适用于各种证型。

（二）外治疗法

（1）外用补骨脂酊或密陀僧散醋调擦于患处。硫黄15g，白帆6g，研细末，用青胡桃5枚，捣烂与药末调成糊状，外涂患处。

（2）补骨脂、姜黄、紫草各30g，白酒500ml，浸泡7天后外擦。或菟丝子100g，75%乙醇300ml，浸泡3天，外擦。

四、预防调护

（1）减少污染食品的摄入，纠正偏食，制定科学的膳食食谱。

（2）家长要注意房屋装修造成的污染。

（3）让患儿保持愉快的心情，家长要学会和孩子做朋友。

第二节　白化病

白化病是由于酪氨酸酶缺乏或功能减退引起的一种皮肤及附属器官黑色素缺乏或合成障碍所导致的遗传性白斑病。患者视网膜无色素，虹膜和瞳孔呈现淡粉色，怕光，皮肤、眉毛、头发及其他体毛都呈白色或黄白色。白化病属于家族遗传性疾病，为常染色体隐性遗传，常发生于近亲结婚的人群中。白化病遗传图谱：

患者双亲均携带白化病基因，本身不发病，如果夫妇双方同时将所携带的致病基因传给子女，子女就会患病。眼白化病为 X 连锁隐性遗传，由母亲所携带的白化病基因传给儿子时才患病，传给女儿一般不患病。

白化病在中医归属于“白驳风”的范畴，亦有中医称白化病为“羊白头”。

一、病因病机

气血在体内，气主煦之，血主濡之，气为血帅，血为气母，气血和调，濡润肌肤毛窍，从而保持肌肤色泽均匀，毛发正常，而气血失和，濡润不均，则白斑丛生，因此气血失和是本病发生的根本原因。造成气血失和的因素是多方面的，表现形式亦多有不同，因此临床证候多变，多可分为以下几个证型。素体禀赋不足，损及脾胃，营血生化无源，肌肤失于濡养，形成周身皮肤白色，为气血营卫亏虚证。患儿禀赋不足，肾气虚损，进而肾阳受累，精血亏虚，气无以化，皮毛失于温煦而为白斑，则为肾阳虚损证。周身色白，经年不退，久治不愈，瘀血不除，新血不生，经脉阻滞，毛窍闭塞，肌肤腠理失养而见阳虚络阻证。

二、临床诊断

1. 诊断要点

全身皮肤呈乳白或粉红色，毛发为淡白或淡黄色。由于缺乏黑色素的保护，患者皮肤对光线高度敏感，日晒后易发生晒斑和各种光感性皮炎，并可发生基底细胞癌或鳞状细胞癌。眼部由于色素缺乏，虹膜为粉红或淡蓝色，常有畏光、流泪、眼球震颤及散光等症状。

诊断检查：① 色素含量测定。② 酪氨酸酶活性测定。③ 基因诊断。

现已知道，TYR 基因的突变类型有错义突变、无义突变、终止密码突变、移码突变、插入突变和缺失突变等，因此可根据突变类型采用相应的检测手段。常用的技术和方法有 RFLP 连锁分析法、抗链球菌溶血素 O（ASO）试验、Southern 印迹杂交、PCR-SSCP、Sequencing 等。

2. 鉴别诊断

（1）白癜风：本病为后天发病的色素脱失斑。其周围皮肤色素加深，随病情变化，白斑形态可以增多、减少或消失。泛发性白癜风可能与眼皮肤白化混淆，但根据其后天发病的病史，皮损面积逐渐扩大的疾病过程以及组织病理上白癜风表皮中缺乏黑素细胞等表现可以进行鉴别。

（2）脱色性色素失禁症：主要与染色体镶嵌有关。皮疹局限性累及躯干、四肢，表现为泼墨样色素减退斑，偏侧分布。病变局部可呈凹陷性萎缩或隆起，同时可以伴有中枢神经系统、眼、骨骼及肌肉的遗传。

（3）斑驳病：本病是由位于染色体 4q21 区带的 c-kit 基因突变导致。白斑分布于躯干中部、四肢中部、前额中央及额中的头皮，伴有白色毛发。出生时即有白色额发为其特征性表现。皮疹多呈菱形，中间见正常皮岛。组织病理学显示皮肤及毛囊中均无黑素细胞。

三、治疗

（一）内治疗法

1. 辨证论治

本病治疗宜调和气血，内服可选用补益气血、温补肝肾、活血化瘀药物为基础的方剂进行化裁。分证论治如下。

（1）气血亏虚证

【临床表现】白斑，倦怠乏力，舌质淡，苔薄白，脉无变化或浮弱。可伴有汗出，或恶风，或面色不荣，或气短，或头晕目眩，或畏光，或流泪，或眼球震颤，或散光等。

【治法】益气补血，调和营卫。

【方药】桂枝汤、当归补血汤合玉屏风散加减。常用药物如麻黄、桂枝、白芍、甘草、生姜、大枣、黄芪、当归、白术、防风等。

（2）肾阳虚损证

【临床表现】白斑，腰酸，口淡不渴，舌质淡，苔薄白，脉沉弱。可伴有耳鸣，或头晕目眩，或皮肤枯燥，或手足不温，或畏寒怕冷，或畏光，或流泪，或眼球震颤，或散光等。

【治法】温补阳气，通经散寒。

【方药】通脉四逆汤合阳和汤加减。常用药物如炙甘草、干姜、附子、熟地黄、肉桂、白芥子、麻黄、鹿角胶等。

（3）阳虚络瘀证

【临床表现】白斑色黯，口淡不渴，舌质暗淡瘀紫，苔薄白，脉沉弱涩。可伴有手足不温，或自汗，或目涩，或畏光，或流泪，或眼球震颤，或散光，或耳鸣，或大便溏泄等。

【治法】温补阳气，活血通络。

【方药】桂枝人参汤合生化汤加减。常用药物如桂枝、甘草、白术、人参、干姜、当归、川芎、桃仁等。

四、预防调护

（1）避免强烈的日光照射。可以戴遮阳帽，即使夏季外出也尽量穿长袖上衣、长裤，也可以涂抹防晒剂以防止皮肤过早老化，减少强光下的户外活动，由此降低发生日光性皮炎甚至皮肤癌，如基底细胞癌等的可能性。涂抹润肤剂，滋润干燥的皮肤。

（2）注意保护眼睛。可以佩戴太阳镜，减轻畏光的不适感，避免长时间用眼并定期进行视力检查。采用科学、正确的方法纠正斜视等问题，尽可能改善视力或防止视力下降过快。

（3）提高心理素质。绝大多数白化病患者虽然外表特殊、视力低下，但智力正常，需要社会的理解与帮助，同时也应自我培养开朗乐观的性格。家长要多关心、多鼓励孩子，更要保护孩子的正常交往。

第三节 雀斑

雀斑是发生在颜面、颈部、手背等日晒部位皮肤上的黄褐色斑点，因其形状如雀卵上的斑点而得名。本病最常见于鼻面部，始发于学龄前儿童，少数自青春期发病，女性多于男性，多伴有家族史。皮损则多见针尖至芝麻大小的褐色斑点，数目多少不定，互不融合，无自觉症状，但影响心理健康。本病系常染色体显性遗传疾病，在日晒后会诱发加重。

一、病因病机

本病发于面部肌肤，气阴不足，肺胃郁热为本病的病机之一，而气阴不足为疾病之本，肺胃郁热为疾病之标。同时皮损色深，当属肝肾亏损，精血不足，而瘀血停滞，累积于面部而致。部分患儿肾精亏损，水亏不能制火，兼日晒热毒内蕴，火郁于经络之血分而造成面部皮损。同时有部分患儿因素体禀赋虚弱，肾水不足，不能上荣于面，虚火血瘀形成斑结，或素血热内滞之体，触犯风邪，血热及风邪相搏结，阻于孙络，不能荣润肌肤，生长雀斑。

二、临床诊断

1. 诊断要点

多在3~5岁出现皮损，女性较多，其数目随年龄增长而逐渐增加。好发于面部，特别是鼻部和两颊，可累及颈、肩、手背等暴露部位，非暴露部位无皮疹。损害为浅褐或暗褐色针头大小到绿豆大斑疹，圆形、卵圆形或不规则，散在或群集分布，孤立不融合，无自觉症状。夏季经日晒后皮疹颜色加深，数目增多，冬季则减轻或消失，常有家族史。病理所见雀斑处表皮内黑素细胞数目并不增加，但黑素小体的数量明显增多，且呈棒状。

2. 鉴别诊断

（1）颧部褐青色痣：颧部对称分布的黑灰色斑点，界限明显，数目为10~20个，多见于女性。

（2）雀斑样痣：发病年龄在1~2岁，颜色较雀斑深，与日晒无关，无夏重冬轻变化，可发生在任何部位。病理示黑素细胞数目增加。常发生于一侧，一般表现密集。

（3）着色性干皮病：雀斑样色素斑点周围有毛细血管扩张，色素斑点大小不等，深浅不匀，分布不均，见有萎缩性斑点，光敏突出。

（4）面正中雀斑样痣：罕见，常在1岁左右发病，褐色集中在面中央，伴有其他畸形，如癫痫、低智等。

（5）色素沉着息肉综合征：色素斑为黑色，口唇颊黏膜多见，不受日光影响，常常伴有息肉。

（6）黄褐斑：淡褐色到深褐色的色素斑对称分布于面部，不累及眼睑和口腔，边缘清楚或呈弥漫性，有时呈蝶翼状。育龄期女性多见。

三、治疗

（一）内治疗法

1. 辨证论治

本病以养阴清热、滋补肝肾为总的治疗原则。分证论治如下。

（1）气阴不足，肺胃郁热证

【临床表现】斑色淡褐，如针尖粟粒，密布颜面，鼻齼部为多，日晒加重，伴咽干口渴，舌淡红，脉浮或数。

【治法】益气养阴，清散郁热。

用方：消斑方加减。常用药物如黄芪、生地黄、玄参、麦冬、黄芩、麻黄、桑白皮、生山楂等。

（2）肝肾亏虚，瘀血停滞证

【临床表现】斑色深褐或灰黑，疏密不一，布于颜面，色不泽，或形体消瘦，心烦失眠，舌淡暗，少苔，脉弦细。

【治法】滋补肝肾，填精养血，活血化瘀。

用方：四物汤合六味地黄汤加减。常用药物如熟地黄、黄芪、当归、山茱萸、川芎、防风、赤芍、白芍、枸杞子、山药、茯苓、白蒺藜、蝉蜕、升麻等。

（3）肾精亏虚，虚火上炎证

【临床表现】面颊褐色斑点，伴头晕腰酸，耳鸣潮热，五心烦热，梦遗，失眠，多梦，舌红，无苔或少苔，脉细数。

【治法】滋阴补肾，降火凉血。

用方：知柏地黄汤加减。常用药物如山药、茯苓、生地黄、熟地黄、山茱萸、牡丹皮、升麻、白附子、巴戟天、黄柏、知母、甘草等。

（4）肾虚火逆，瘀血内阻证

【临床表现】斑色深褐，唇色紫黯，五心烦热，形体消瘦，心烦失眠，舌淡暗，少苔，脉弦细。

【治法】活血化瘀，益气养血。

用方：桃红圣愈祛斑汤加减。常用药物如桃仁、红花、党参、黄芪、当归、熟地黄、白芍、川芎、白术、白附子、白僵蚕、白及、白芷、茯苓、丹参、益母草等。

（二）外治疗法

（1）中药面膜：绿豆250g，滑石粉100g，花粉60g，白芷、白蔹、白茯苓、白艾各50g，葛根40g，川芎30g，石菖蒲20g，白附子15g，白僵蚕15g，冰片1g。上药共碾细末，每晚用鸡蛋清调涂面部，温水洗净。或当归、马齿苋、辛夷、白芷、白及、白附子、蜂蜜调制面膜外敷。

（2）中药药酒：鲜桃花500g入2000ml 60度高粱酒中，泡制15天，每日用温水及洗面奶清洁面部，并用热毛巾敷面，后用药酒浸泡消毒棉签，点涂雀斑处，防止入眼即可。

（3）针灸治疗

① 针灸：迎香、巨髎、合谷、足三里、曲池、血海，两侧交替使用，得气后施以平补平泻法，留针30分钟。起针后取合谷、足三里、曲池、血海，用艾条温和灸5分钟。每日1次，30次为1个疗程，3个疗程起效。

② 火针：患者仰卧，暴露患处，术者右手用圆银针头在酒精灯火焰上消毒，以手能持针为度，然后快速点刺雀斑，如果雀斑过多可分批次进行。

③ 耳针：神门、肝、脾、肺、面颊、内分泌，每次贴5个穴位，2天更换1次，交替使用。

四、预防调护

（1）保证睡眠质量。经常熬夜、睡眠不足都会令肌肤加速衰老，加重黑色素沉着。形成科学合理的作息时间，保证8小时睡眠，让肌肤也能够有足够的时间来休息和自我修复。

（2）做好防晒工作。阳光中的紫外线是引起雀斑的原因之一，它让潜伏的黑色素变得活跃，慢慢地就变成了一个个小斑点。出门之前要提前抹好防晒霜，阳光强烈时撑一把防紫外线的遮阳伞，或者是戴上遮阳帽，尽可能地阻挡阳光对面部的照射。

（3）不要忽视晒后修复。尽管已经做了防晒的准备，但总是会有疏漏之处，这时就需要回家之后进行晒后修复的工作。除了涂抹修复霜之外，还要记得给脸部肌肤补充水分。

（4）用天然的护肤品。一般生产的祛斑产品中多添加了很多工业元素，长期使用多有副作用。建议使用天然纯植物萃取的祛斑霜，安全无副作用，坚持使用一段时间后，淡斑效果明显，而且不反弹。

（5）多吃美容的食物。许多食物对于营养肌肤是大有裨益的，比如番茄中含有能够抑制黑色素的谷胱甘肽，胡萝卜中富含能够清除自由基、抗氧化的胡萝卜素，还有维生素 C、维生素 E 等都是美容的好帮手。

第二十三章 遗传性皮肤病

第一节 鱼鳞病

鱼鳞病是一组遗传性角化障碍性皮肤疾病，主要表现为皮肤干燥，伴有鱼鳞状脱屑。本病多在儿童时发病，主要表现为四肢伸侧或躯干部皮肤干燥、粗糙，伴有菱形或多角形鳞屑，外观如鱼鳞状或蛇皮状。寒冷干燥季节加重，温暖潮湿季节缓解，易复发。多系遗传因素致表皮细胞增殖和分化异常，导致细胞增殖增加和（或）细胞脱落减少。

因患儿身体肌肤甲错，状如蛇皮，因此中医又称其为“蛇皮癣”。

一、病因病机

本病与先天禀赋有关，而以血气痞涩，不通润于皮肤以致肌肤甲错为主要病机特点。先天禀赋不足，肾精衰少，而精血同源，精衰血虚，导致肝血虚，日久化燥生风，风盛血燥，肌肤失于润养，表现为肝肾阴虚证。先天禀赋不足，肾气虚弱，由于脾气健运源于肾气的推动，肾气虚则脾运不健，气血化源不足，导致生风化燥，肌肤失于润养，而表现为脾肾虚弱证。此外久病不愈，气血循行痞涩，瘀滞经脉，新血不得以生，肌肤失于润养，表现为瘀血阻滞证。

二、临床诊断

1. 诊断要点

（1）常染色体显性遗传性寻常鱼鳞病：本型为常见的轻型鱼鳞病，亲代一方或双方患病则家中常有患者，但无性别差异。常自幼年发病，成年后症状减轻或消失。皮损表现轻重不一，轻者仅冬季皮肤干燥，无明显鳞屑，搔抓后有粉状落屑。常见者除皮肤干燥外，尚可见灰褐色或深褐色菱形或多角形鳞屑，中央固着，边缘游离。本病多对称分布于四肢伸侧及躯干，尤以肘膝伸侧为著，屈侧亦可出现，手背常有毛囊性角质损害，伴有掌跖过度角化。一般颜面、头皮、肘窝、腋下、腘窝、外阴及臀部常不被侵犯。冬季加重，夏季减轻，患者常有异位性体质，如花粉症及哮喘等。

（2）X 连锁隐性遗传鱼鳞病：较少见，由于本病的基因在 X 染色体上，故患者几乎全部是男性，多在出生后 3 个月发病。皮损与上型略异，鳞屑大而显著，呈黄褐色或污黑色大片鱼鳞状，皮肤干燥粗糙，皮损可局限或泛发，颈前部、四肢伸侧、躯干常受累，如面部受累，则仅限于耳前及颜面侧面。幼儿期腋窝、肘窝等部亦可受累，成人期腘窝可受累，颈部受累最重，躯干部、腹部较背部严重。一般不发生毛囊角化，掌跖皮肤正常，夏季减轻。皮损不随年龄增长而减轻，有时反而增剧。角膜后壁及后弹性层膜上可有小浑浊点，不影响视力。可有隐睾症、骨骼异常等。

（3）表皮松解性角化过度鱼鳞病：又称先天性大疱性鱼鳞病样红皮病，临床少见。出生时或出生后几小时出现泛发性红斑鳞屑，鳞屑脱落后出现全身红皮、广泛分布的大疱，水疱愈合后无瘢痕。随年龄增长，水疱和红皮逐渐减轻或消退，表现为疣状角化过度，特别容易出现在肘窝、腘窝、腋窝、腹股沟等屈侧和间擦部位。

（4）板层状鱼鳞病：系常染色体隐性遗传，非常少见。出生后全身即由一层广泛的火棉胶状的膜紧紧地包裹，2~3 周后该膜脱落，皮肤呈广泛弥漫性潮红，上有棕灰色四方形鳞屑，中央固着，边缘游离。往往对称性发于全身躯干四肢，包括皱褶部。掌跖过度角化，病程经过迟缓，可终身存在，至成年期红皮症可减轻，但鳞屑仍存在。1/3 患者有严重的睑外翻、唇外翻。

（5）迂回性线状鱼鳞病：躯干和四肢近端泛发性多环状匐行性皮疹，外围有增厚、变化缓慢的角质边缘，腘窝和肘窝的屈面苔藓形成或角化过度。一些患者可发生松弛型角层下水疱，掌跖多汗。大多数患者可见竹节发。本病常同时存在特应性皮炎，随年龄增长，皮肤和毛发逐渐好转，但皮肤仍干燥，脱细屑。

（6）先天性非大疱性鱼鳞病样红皮病：出生时婴儿即被包裹在羊皮纸样或火棉胶样的膜内，活动受限，伴睑外翻。24 小时内出现裂纹和剥脱，10~14 天后出现大片角质板剥离，同时快速好转。随着膜的剥脱，见其下红斑和鳞屑，通常为全身性，可累及面部、掌跖部和屈侧部，鳞屑较大，在腿部呈板状，躯干部、面部和头皮则较细小。瘢痕性脱发、甲营养不良和睑外翻常见，并常伴有色素性视网膜炎。此外本病有发展成皮肤癌的可能，包括基底细胞癌和鳞状细胞癌。

组织病理改变：① 常染色体显性遗传性寻常鱼鳞病：表皮中度角化过度，伴颗粒层变薄或消失。②X 连锁隐性遗传鱼鳞病：角化过度，颗粒层正常或稍厚。③ 表皮松解性角化过度鱼鳞病：表皮松解性角化过度或颗粒变性。

2. 鉴别诊断

本病表现较为特殊，无须鉴别。

三、治疗

（一）内治疗法

1. 辨证论治

本病治疗主要在于滋补肝肾，并润燥祛风。分证论治如下。

（1）肝肾阴虚证

【临床表现】出生后或出生后数月发病，病情较轻，儿童期逐渐显现，四肢伸侧有棕褐色多角形鳞屑，一侧紧贴皮肤，一侧则成游离状，日久四肢屈侧轻度受累，腋下、腹股沟等皱褶处常不受累，毛发正常或细软，掌跖角化肥厚，指（趾）甲正常或增厚、粗糙，皮肤干燥。

【治法】滋补肝肾。

【方药】一贯煎合六味地黄丸加减。常用药物如生地黄、熟地黄、沙参、麦冬、当归、枸杞子、山茱萸、何首乌、桑椹、山药、牡丹皮、茯苓、泽泻等。

（2）脾肾亏虚证

【临床表现】出生后或出生后不久发病，鳞屑灰白或逐渐变为深褐、黑褐色，鳞片不规则，呈粗大外观，鳞屑间有浅白色纹理相隔，多见于颈部、颜面周围、腹部、臀部等处，腋下、肘弯、腘窝等皱褶处可受累，毛发粗糙、干燥，掌跖正常，皮肤干燥、发紧或有痒感。

【治法】补益脾肾。

【方药】养血润肤饮合金匮肾气丸加减。常用药物如生地黄、熟地黄、当归、天冬、麦冬、黄芪、白术、茯苓、陈皮、淫羊藿、巴戟天等。

（3）瘀血阻滞证

【临床表现】通常出生后，或出生后不久发病，鳞屑呈灰褐色，为指甲大小，四边形，中央固着而边缘游离，稍高起。严重者鳞屑可厚如铠甲，轻则仅发生于肘窝、腋窝、腘窝、颈部，重则累及全身皮肤，常见掌跖中度角化，少部分可见眼睑外翻。

【治法】活血化瘀。

【方药】活血逐瘀汤合大黄䗪虫丸加减。常用药物如当归、生地黄、红花、桃仁、赤芍、川芎、丹参、桔梗、枳壳、青皮等。

2. 中成药

（1）人参归脾丸：益气补血，健脾养心，适用于脾气亏虚证。

（2）人参健脾丸：健脾益气，和胃止泻，适用于脾气亏虚证。

（3）秦艽丸：清热除痒，清血解毒，适用于瘀血阻滞证。

（4）润肤丸：清热养阴，活血调肤，祛风止痒，适用于瘀血阻滞证。

（5）八珍丸：补气益血，适用于气血两虚证。

（二）外治疗法

轻者可用温水洗浴，重者使用润肌膏涂抹。掌跖角化、肥厚严重者，可用破瘀生肌之外用药，有皲裂者，用生肌玉红膏。

四、预防调护

（1）注意自身保暖：鱼鳞病患儿应该尽量避免风寒刺激皮肤，增强身体的抵抗力，有利于缓解病情和康复。

（2）洗澡不宜过勤：鱼鳞病患儿不宜过多洗澡，少用肥皂，洗澡之后最好使用护肤油脂，可保护皮肤柔润，使鳞屑减少，并保持适当的水分和足够的营养成分。

（3）补充维生素 A：鱼鳞病患者血清中维生素 A 的含量明显低于正常人，可适当补充。

第二节　神经纤维瘤病

神经纤维瘤病是一种良性的周围神经疾病，属于常染色体显性遗传病，组织学上起源于周围神经鞘神经内膜的结缔组织。它常累及起源于外胚层的器官，如神经系统、眼和皮肤等，是常见的神经皮肤综合征之一。根据其临床表现和基因定位位点不同，1988 年美国国立卫生研究院将其分为神经纤维瘤病 1 型（Neurofibromatosis type 1，NF1）和神经纤维瘤病 2 型（Neurofibromatosis type 2，NF2）。神经纤维瘤由雪旺氏细胞和成纤维细胞组成。其细胞外机制为嵌入神经束膜细胞、轴突和肥大细胞。丛状神经纤维瘤病和皮肤神经纤维瘤病的细胞组成相同，但是丛状神经纤维瘤病有更为广泛的细胞外基质，而且往往含有丰富的血管网。神经纤维瘤病可累及多个神经或神经束，向周围结构延伸从而导致相应的功能障碍以及软组织和骨结构的增生。丛状神经纤维瘤病偶尔会恶变成纺锤细胞瘤（周围神经鞘恶性肿瘤）。每种细胞类型在神经纤维瘤病的发生、发展过程中扮演的角色仍不清楚。

中医认为本病属于“瘤赘”范畴。

一、病因病机

本病与先天禀赋有关，多因先天素质缺陷或劳伤肺气，腠理不密，外邪所搏，气血不和，阻滞经脉而发于肌肤所致。

二、临床诊断

1. 诊断要点

（1）NF1 的临床表现如下。

① 牛奶咖啡斑：几乎所有的患者都有皮肤色素斑，呈淡棕色、暗褐色或咖啡色。腋窝部出现雀斑样色素沉着，生理变化如发育、妊娠、绝经、精神刺激均可使之加重，有时皮疹出现较迟，在发育期才开始发病，缓慢发展。

② 多发性神经纤维瘤：患者常诉全身出现无痛性皮下肿物，并逐渐增加和扩大。青春期和妊娠期明显进展。多无临床症状，少数表现为放射性或烧灼样疼痛，肿瘤压迫视神经引起视力下降等。

③ 神经症状：多数患者无不适主诉，仅少数患者出现智力下降，记忆力障碍，癫痫发作，肢体无力、麻木等。

④ 骨骼损害：少数患者出生时即出现骨骼发育异常，或肿瘤生长过程中压迫骨骼引起异常。

⑤ 内脏损害：生长于胸腔、纵隔、腹腔或盆腔的神经纤维瘤可引起内脏症状，其中消化道受累可引起胃肠出血或梗阻，还可引起内分泌异常。

（2）NF2 的临床表现如下：首发症状以双侧进行性听力下降最为常见，亦有部分患者表现为单侧严重的听力障碍或波动性听力丧失或突发性听力丧失。最常见的临床表现为耳鸣、听力下降，头晕、眩晕者少见，其次为手颤、走路摇摆、语调异常等共济失调表现以及口角歪斜、面部麻木感等，这些症状多为单侧。少数患者诉持续性头痛，伴恶心、呕吐和视物不清等颅内压升高表现。

2. 鉴别诊断

（1）NF1 需要和以下疾病鉴别。

① 结节性硬化：结节性硬化也是常染色体显性遗传的神经皮肤综合征，累及皮肤和神经系统。皮肤损害包括口鼻三角区对称性蝶形分布的皮脂腺瘤、叶状白斑、鲨鱼皮斑，也可见牛奶咖啡斑；神经系统损害以颅内结节性钙化灶为特征性表现，临床上常见难治性癫痫和智力减退，眼科检查可见视乳头附近虫卵样钙化结节或视网膜周边黄色环状损害。

②McCune-Albright 综合征：罕见的先天性疾病，以骨纤维发育异常为主，可见骨皮质变薄，容易发生病理性骨折，碱性磷酸酶增高，伴皮肤大片的咖啡样色素沉着，以及内分泌疾病，如甲状腺功能亢进症、甲状旁腺功能亢进、性早熟、Cushing 综合征等。一般不累及神经系统，智力正常。

③Proteus 综合征：多种组织非对称性过度生长造成的畸形。特征性的表现是组织痣，呈黄褐色或黑褐色，边界清楚，隆起呈鹅卵石质地，常有条纹状外观，位于足趾、手掌、手指、鼻部和躯干，病理活检示角化过度、棘层肥厚及乳头瘤样增生。神经系统损害主要表现为智力障碍，眼科表现包括眼球外层皮痒囊肿和眼球上囊肿。

（2）NF2 需要和以下疾病鉴别。

① 其他前庭和中枢神经系统疾病引起的眩晕：表现为视物旋转，伴恶心、呕吐、出汗等自主神经症状。NF2 的肿瘤包裹、压迫前庭神经，由于肿瘤生长缓慢，患者多可逐渐代偿，因此较少出现真性眩晕，可仅表现为头晕和行走不稳感。NF2 往往伴有双侧听力进行性下降。

② 发生于桥脑小脑角区的肿瘤：常见的为脑膜瘤、胆脂瘤及三叉神经鞘瘤等，脑膜瘤有典型的脑膜尾征，胆脂瘤和三叉神经鞘瘤可产生三叉神经痛等症状。

③ 转移瘤：脑内伴发的多发性病灶要与转移瘤鉴别，后者大多有原发病变，结合临床表现和病史可鉴别。

三、治疗

（一）内治疗法

1. 辨证论治

本病治疗主要在于调和气血，化瘀通络。辨证主要为气血亏虚，经络瘀阻证。

气血亏虚，经络瘀阻证

【临床表现】全身皮损大小不等，皮色正常或呈褐色，有性质柔软的结节，患儿精神萎靡，智力低下，舌质淡，舌体瘦小，舌苔薄白，脉沉缓。

【治法】调和气血，通经活络，软坚内消。

【方药】活血逐瘀汤加减。常用药物如丹参、鸡血藤、赤芍、红花、厚朴、橘红、白芥子、橘络、丝瓜、白僵蚕、土贝母等。

（二）外治疗法

瘤体面积较大者，可考虑手术治疗。

四、预防调护

（1）神经纤维瘤病很少恶变，家长和患儿要保持良好的心理状态。注意合理饮食，加强营养，适当运动，这些有助于增强免疫力。定期随访，一般应 3~6 个月随访复查 1 次，可根据具体情况延长或缩短随访时间。

（2）目前尚无有效的措施能阻止或逆转 NF1 的病程，而 NF2 的预后较差，双侧手术切除后往往导致双耳全聋，而次全切除术后复发率高，但是在现代显微神经外科的理念以及术中电生理监测的帮助下，术中解剖或功能保留面听神经、全切肿瘤的机会也越来越大。家长和患儿需要树立信心。

第三节　大疱性表皮松解症

大疱性表皮松解症（epidermolysis bullosa，EB）分为遗传性（先天性）和获得性两种，遗传性大疱性表皮松解症是一组遗传性疾病，以皮肤脆性增加，轻微摩擦或外伤即可导致皮肤或黏膜水疱、糜烂为临床特点，根据发病部位不同可分为 3 类，即单纯性大疱性表皮松解症，水疱发生在表皮内，交界性大疱性表皮松解症，水疱发生在透明层，营养不良性大疱性表皮松解症，水疱发生在致密下层。目前有研究显示，单纯性大疱性表皮松解症与编码角蛋白 5 和 14 的基因突变有关，交界性大疱性表皮松解症与编码板层素 5、ⅩⅦ型胶原（BPAG2）等物质的基因突变有关，营养不良性大疱性表皮松解症与编码Ⅶ型胶原的基因（COL7A1）突变有关。由于编码表皮和基底膜带结构蛋白成分的基因突变，使这些蛋白合成障碍或结构异常，导致不同解剖部位水疱的产生。

本病在中医归属于“天疱疮”范畴。

一、病因病机

本病多因先天亏损，胎元不足，禀赋不充，脾肾阳虚，或因禀受胞中遗湿、遗热、遗毒，复受外界搓擦而发为病，脾肾阳虚为本病的根本所在，治疗上当以顾护先天、后天之本为首要要务。

二、临床诊断

1. 诊断要点

EB 的诊断方法大致分为透射电镜、免疫荧光定位、免疫组化定位、致病基因检测等。目前，EB 的诊断已逐渐从以透射电镜为主，转变为使用免疫荧光或免疫组化进行定位，而后进行相应的基因测序，确定致病基因位点，这种方法被称为洋葱皮诊断方法，这种层层深入，最终确定致病基因位点的方法，与传统的全面筛查致病基因相比明显减少了患者负担，并且缩短了诊断时间。

各型大疱性表皮松解症的共同特点是皮肤在受到轻微摩擦或碰撞后出现水疱及血疱，好发于肢端及四肢关节伸侧，严重者可累及机体任何部位。皮损愈合后可形成瘢痕或粟丘疹，肢端反复发作的皮损可使指（趾）甲脱落。

单纯型仅累及肢端及四肢关节伸侧，不累及黏膜，皮损最表浅，愈后一般不留瘢痕。营养不良型可累及任何部位（包括黏膜），病情多较重，常在出生后即出现皮损，且位置较深，愈合后遗留明显的瘢痕，肢端反复发生的水疱及瘢痕可使指（趾）间的皮肤粘连，指骨萎缩形成爪形手。口咽部黏膜反复溃破、结痂，可致张口、吞咽困难，预后不佳。交界型罕见，出生后即出现广泛水疱、大疱及糜烂面，预后差，多在 2 岁内死亡。

2. 鉴别诊断

（1）天疱疮：皮肤上有松弛大疱，尼氏征阳性，常伴有黏膜损害，水疱基底涂片可见天疱疮细胞，组织病理改变有特征性，表皮内有棘刺松解。间接免疫荧光检查显示血清中有天疱疮抗体，水疱周围正常皮肤或新皮损直接免疫荧光检查显示表皮细胞间有 IgG 和 C3 沉积。

（2）大疱性类天疱疮：好发于老年人，有泛发或局限性大疱，位于红斑或正常皮肤上，疱壁紧张，破后易愈。取红斑或水疱附近正常皮肤进行直接免疫荧光检查，90% 以上患者可见基底膜带有连续线状 IgG 和 C3 沉积。

三、治疗

目前西医学上公认无明确的治疗方法，基本原则是减少皮肤摩擦，避免水疱的形成，外用药物消毒皮肤创面同时预防继发感染等综合护理措施是对症处理的优先选项，一般应根据患儿的具体情况，制定个体化的护理与治疗方案，如果发生多系统受累，则需要多学科共同进行护理，必要时使用镇静剂减少哭闹，避免皮肤与床面摩擦，并可全身应用抗生素预防感染。

（一）内治疗法

目前无明确公认有效的治疗方法，虽然基因疗法是大家寄予厚望的治疗方法，但是由于转基因产物的免疫反应，以及有可能产生继发肿瘤及作为基因治疗载体的病毒可能导致其他的不确定后果，因此成为大规模实际使用的治疗方法还有很长的路要探索。在这种情况下，中医治疗 EB 成为了很好的选择。

1. 辨证论治

本病本在脾肾阳虚，兼有湿邪血瘀，因此治则大法在于峻补脾肾。分证论治如下。

（1）脾肾阳虚证

【临床表现】皮损为松弛的大疱，身体瘦弱，毛发稀疏，牙齿不固，指（趾）甲营养不良，手足不温，舌质淡，脉细。

【治法】温补脾肾，益气养血。

【方药】八珍汤加减。常用药物如人参、白术、白茯苓、当归、川芎、白芍、熟地黄、甘草等。

（2）脾虚湿盛证

【临床表现】一般健康情况好，水疱大小不等，毛发、指（趾）甲未受累，舌淡，边有齿痕，苔薄白，脉沉弦缓。

【治法】健脾除湿，利水消肿。

【方药】健脾除湿汤加减。常用药物如白术、茯苓、山药、草蔻、生薏苡仁、生扁豆、萆薢、枳壳、黄柏、芡实、桂枝、花粉等。

2. 中成药

白芍总苷胶囊：有明显的抗炎和调节免疫作用，可长期使用。

（二）外治疗法

使用口服汤剂的药液进行湿敷。水疱、糜烂严重者，使用祛湿散调麻油进行油覆。

四、预防调护

（1）保护性隔离与消毒。先天性大疱性表皮松解症患儿由于先天的免疫缺陷，加之皮肤黏膜易大面积受损，极容易出现感染，须采取保护性隔离措施，患儿如果在暖箱中，则需要对暖箱的操作窗内壁每天消毒，每周进行终末消毒，患儿所在病房需要每天消毒地面。同时需要严格执行无菌技术操作，患儿的衣服、垫巾、奶具、尿裤等需要消毒灭菌后才可以使用，并且要严格限制探视人员。

（2）患儿皮肤护理。患儿已经破溃、渗液较多的创面，先用生理盐水清洗，再用聚维酮碘进行清洗消毒，去除坏死表皮及结痂组织，皮损皮肤创面用重组人表皮生长因子液喷涂，用泡沫敷料局部覆盖，再用无菌棉块包裹，促进表皮再生。对于张力性直径大于1cm的水疱，使用无菌注射器抽吸液体后涂以湿润烧伤膏，再以无菌纱布进行保护

（3）黏膜护理。每天用生理盐水浸润棉签清洗眼睛，及时清理眼部分泌物，从而进行消毒。在患儿进餐前后使用无菌棉签蘸取3%碳酸氢钠溶液轻柔擦拭2次，若有鹅口疮则需要再涂以制霉菌液。口腔溃疡使用蒙脱石散涂抹，对吸吮有困难的患儿使用鼻饲，必要时使用完全胃肠外营养。会阴部则使用柔软吸水性强的纸尿裤，患儿每次大小便都要及时更换，保持会阴、肛周及臀部皮肤清洁和干燥。

（4）建立静脉通路。先天性大疱性表皮松解症患儿全身大部分皮肤存在不同程度水疱和破溃，应尽可能选取皮肤完好的部位建立静脉通路，采用头皮针静脉留置，有条件的可行经外周静脉放置中心静脉导管。

（5）营养支持。由于患儿皮肤创面渗液，大量蛋白质和体液丢失，很容易出现电解质紊乱和低蛋白血症，导致抵抗力下降，创面愈合迟缓，因此患儿需要加强营养支持，根据生长曲线、水疱面积来评估患儿营养情况，并根据其需要的热量计算补充营养，口服喂养配方奶3小时1次，以保证足够热量。静脉补液，可以给予血浆、白蛋白、丙种球蛋白、氨基酸电解质、维生素等。

（6）心理护理。应耐心与患儿家属沟通，学会换位思考，通过向家属介绍本病相关的医学知识、先进的治疗方法和护理措施以及成功案例，增强其信心，消除其紧张、焦虑情绪，提高家属配合治疗的依从性。

第二十四章　黏膜疾病

第一节　口角炎

口角炎俗称烂嘴角，常发生在口角黏膜的一侧或两侧，表现为口角潮红、起疱、皲裂、糜烂、结痂、脱屑等。患者张口易出血，连吃饭、说话都受影响。此病常常发生在冬季，是由不同因素所致的口角部位的皮肤及其邻近黏膜的急性或慢性炎症。主要在儿童间流行，与化脓性球菌或白色念珠菌感染或缺乏维生素 B_2、维生素 P 等有关。

中医学称口角炎为“口丫疮”或“燕口疮”。

一、病因病机

本病多由风热乘脾，心脾积热，虚火上炎所致。外感风热之邪，内应于脾胃，脾开窍于口，故风热夹毒上攻，口腔黏膜破溃；过食肥甘厚腻，蕴而生热，热积于心脾，外发为口疮；素体阴虚或大病伤阴，阴液亏耗，水不治火，虚火上浮，熏灼生疮。脾胃积热，蕴结化火，火热伤津，故唇红赤，口苦，口干；火热循经上攻口唇，故见口角生细粒小疮；湿热互结，故时流黄水，渗出液可结成不结实的黄色痂，启口稍大时，牵拉口角皮肤，故皲裂的口角出血；腹胀、便秘、口臭、苔黄、脉数为脾胃热盛之象。脾虚运化失调，水湿内生，浸淫肌表，上溢于唇，故见口角流涎，绵绵不已，睡时更甚，日久化火导致口角红赤、糜烂、流汁、疼痛；脾虚则运化功能失健，寒从内生，水湿流注肠中，故肠鸣、腹胀，便溏；湿浊困人，故全身疲倦而嗜睡；苔白腻、脉缓或濡为水湿内盛之象。深秋气候既凉，气寒而燥，燥邪袭于肺卫，损液伤津，故见面部皮肤腠理干涩，唇肌膜皲裂，裂缝干痂出血，因口角经常开合运动，故症状特别明显；燥邪迫伤肺系，故口鼻咽喉及全身皮肤均干燥或兼咳嗽；若伤肺络，则痰带血丝；舌质干红、脉细数为肺燥阴虚之象。

二、临床诊断

1. 诊断要点

最初为唇干燥，口角处红斑、水肿、渗液、结痂，转入慢性时，局部黏膜及皮肤皲裂、粗糙脱屑，发生以口角向外的放射性皱纹。若由营养不良、贫血、核黄素缺乏引起，可伴有口腔、舌及阴部黏膜损害，如光面舌、阴囊皮肤发红及相应的全身症状。多两侧对称，亦可单侧发病，自觉有烧灼感。营养不良的儿童，口角及其周围可出现脓疱，多与化脓球菌感染有关。

2. 鉴别诊断

主要与化脓球菌感染相鉴别，由于营养不良的儿童口角及周围出现脓疱，与化脓球菌感染易混淆，此时分泌物的培养及相关实验室检查可以协助鉴别诊断。

三、治疗

（一）内治疗法

1. 辨证论治

本病治疗宜调和气血，内服方药可以四物汤为基础进行化裁。分证论治如下。

（1）脾胃郁热证

【临床表现】口角生细粒小疮，时流黄水，渗出液可结成不坚实的黄色痂，化脓性感染后见黄褐色痂，启口稍大时痂裂出血疼痛，影响饮食及语言等口唇活动，唇红赤，口苦，口干，口臭，腹胀，便秘，舌质红，苔黄，脉数。

【治法】清脾泻热。

【方药】清脾泻热饮加减。常用药物如干葛、升麻、赤苓、生甘草、黄芩、麻黄、肉桂、生石膏、生姜、葱白等。

（2）脾虚湿盛证

【临床表现】口角流涎，绵绵不已，睡时则甚，以致口角肌膜浸淫红赤、糜烂、肿胀有汁、疼痛。糜烂处呈苍白色，如燕口状。全身可见肢体疲倦，嗜睡，胃纳欠佳，腹胀便溏，苔白腻，脉缓或濡。

【治法】健脾渗湿。

【方药】二陈汤加减。常用药物如白术、青皮、炮姜、半夏、木香、茯苓、生甘草等。

（3）燥邪外侵证

【临床表现】多见于秋、冬季节，面部皮肤腠理干涩，唇肌膜皲裂，裂缝干痂出血鲜红，口角尤为明显，遇水疼痛难受。全身皮肤亦干皱粗糙，口鼻咽喉均见干焮，或咳嗽，或痰带血丝，毛发不荣，舌质干红，脉细数。

【治法】养阴清燥。

【方药】养阴清燥汤。常用药物如玉竹、山药、生地黄、牡丹皮、麦冬、女贞子、何首乌、炒栀子、黄芩、莲子心等。

2. 中成药

（1）六味地黄丸：适用于口角炎长期发作以致虚火上炎者。

（2）导赤散：脾胃郁热证时可以佐用。

（二）外治疗法

局部涂用硼砂末加蜂蜜调匀制成的药糊，或用冰硼散、青黛散等局部涂抹。

四、预防调护

（1）保持口腔清洁，注意饮食卫生。

（2）食物宜新鲜、干净卫生，多食新鲜的水果、蔬菜，不宜过食肥甘厚腻。

（3）注意保护儿童的口腔黏膜。

第二节　剥脱性唇炎

剥脱性唇炎是一种原因不明的唇黏膜的慢性浅表性炎症，症状常常包括轻微疼痛、唇红以及唇烧灼感、紧绷感、肿胀感。本病有时与慢性光线性唇炎、慢性接触性唇炎难以鉴别，部分学者认为是同一种疾病。但目前多认为光线性唇炎是一种独立的疾病，而将病因不明、不能进行分类的慢性以脱屑为主的唇炎列入剥脱性唇炎范畴。本病常因影响容貌而使患者人际交往受到影响。

剥脱性唇炎在中医属于“唇风”的范围。

一、病因病机

中医学理论认为，脾开窍于口，其华在唇四白，足阳明胃经挟口环唇，因此唇部病变多与脾胃关系密切。隋代巢元方《诸病源候论》中指出，脾胃有热，气发于唇，则唇生疮。脾主运化转输，胃主受纳腐熟，二者功能正常，水湿得运，饮食可转化为水谷精微，而脾胃功能异常，饮食停滞，水湿不运，湿蕴中焦，久则化热生毒，潜伏于内。或因外感风热光毒，或因过食辛辣发物，导致湿热上犯口唇而发唇疮，日久湿热不去，耗气伤阴，导致气阴两伤。因此本病病位在中焦脾胃，脾胃湿热内蕴，外感毒热，气血毒热壅滞于唇，化腐生疮，久则正虚。

二、临床诊断

1. 诊断要点

好发于女孩和青年妇女。病变以下唇红缘处为显著，轻度时口唇弥漫性潮红，其上附着干燥的糠秕样鳞屑乃至湿润的黄褐色鳞屑痂，严重时有大量黄色痂皮，亦可波及整个口唇。如果剥去鳞屑性痂皮，露出浅的糜烂面，黏膜呈青紫色。局部有针刺感或灼热感，有时疼痛。经过缓慢，可持续数月或数年。

2. 鉴别诊断

（1）扁平苔藓：皮损呈多角形紫红色斑，表面有白纹，除唇部外全身其他部位常有皮损，扁平苔藓组织病理显示不同程度的珠光白色条纹，剥脱性唇炎则只是表现为角化不全及炎性细胞浸润。

（2）盘状红斑狼疮：皮损是清楚的红斑，表面有黏着性鳞屑，并有浸润、萎缩和毛细血管扩张。除唇部外，颧部与双耳也常有皮损。组织病理有特征性改变，上皮表面过度角化，多为过度正角化，粒层明显，角化层可有剥脱，有时可见角质栓塞；棘层萎缩变薄，有时可见上皮钉突增生、伸长；基底细胞发生液化变性，上皮与固有层之间可形成裂隙和小水疱，基底膜不清晰；上皮下结缔组织内有淋巴细胞浸润，毛细血管扩张，管壁不整，血管内可见玻璃样血栓，血管周围有PAS阳性类纤维蛋白沉积，管周有淋巴细胞浸润；胶原纤维发生类纤维蛋白变性，纤维水肿、断裂；基底膜可增厚。剥脱性唇炎则只是表现为角化不全及炎性细胞浸润。

（3）接触性唇炎及特应性唇炎：有明确的接触史，斑贴试验阳性以及去致敏原症状消失有助于鉴别。

三、治疗

（一）内治疗法

1. 辨证论治

本病治疗原则为清泻脾胃积热，同时将外来风热邪气祛除，为治标之法，同时要明确本病之本在于脾经阴虚血燥，因此顾护脾经，养阴生血是治疗之本。分证论治如下。

（1）脾胃伏火，伤阴耗血证

【临床表现】唇红部皮肤剥脱，下唇为重，口唇干裂、肿胀，表面附有鳞屑，皲裂，鳞屑脱落后显露红色光滑面，自觉灼热、疼痛及触痛，舌红，苔黄，脉数。

【治法】清泻脾胃，滋阴润燥。

【方药】泻黄散加减。常用药物如生石膏、大黄、黄连、防风、栀子、升麻、生地黄、知母、藿香、甘草等。

（2）脾胃伏火，肺胃阴虚证

【临床表现】口唇肿胀、疼痛、烧灼感，口唇皲裂，有痂皮，脱屑，反复剥脱，舌红，尖甚，苔薄黄，脉细。

【治法】清散伏火，滋补肺胃。

【方药】散火养津汤加减。常用药物如生石膏、栀子、防风、生地、南沙参、麦冬、玉竹、天花粉、藿香、陈皮、生甘草等。

（3）气阴两伤证

【临床表现】多见于病程后期，口唇淡红肿胀，干燥，皲裂，结痂，气短乏力，口干口燥，舌胖有齿痕，或舌红少苔，脉沉细或细数。

【治法】益气养阴，祛风润燥。

【方药】四君子汤合生脉饮加减。常用药物如太子参、茯苓、白术、生黄芪、麦冬、五味子、金银花、车前草、土茯苓、甘草等。

（二）外治法

（1）中药外治法：黄连油膏、青黛膏、湿润烧伤膏，外涂于唇部。

（2）针灸治疗：双侧足三里、阴陵泉、公孙，使用补法，双侧合谷、内庭，使用泻法，中脘施以平补平泻法，得气后留针 30 分钟，起针之后用三棱针在下唇血肿处点刺放血。

四、预防调护

（1）纠正不良的生活习惯，少吸烟，少喝酒，不要随意使用抗生素。

（2）要避免可能引起过敏反应的各种因素。

（3）改掉咬唇、咬舌等习惯，避免造成黏膜损伤。

（4）多吃新鲜蔬菜、水果和富含蛋白质的食物，少吃酸、麻、辣、涩、烫和油炸的食品。

第三节　腺性唇炎

腺性唇炎是唇腺增生伴有长期细菌感染的一种疾病。长期日晒，暴露于风沙和尘土中以及吸烟亦为重要因素。本病好发于下唇，为弥漫性肿大，触诊有散在多数小结节，为肿大的唇腺，多见成人男性。本病以唇腺肥大增生为主要病理表现，除了局部疼痛、肿胀、瘙痒以外，严重的可形成明显的唇部畸形。

腺性唇炎在中医属于“紧唇”的范畴。

一、病因病机

中医病因病机：中医认为本病多因湿热内蕴，郁久化火，火邪熏蒸而成。脾开窍于口，其华在唇，胃经环唇夹口，若过食膏粱厚味及辛辣之品，使胃内积热，热郁久而化火，上蒸于口唇则赤肿，火热盛则生风化燥而使唇部干燥、脱屑，临床表现为胃热化燥证。若饮食不节，湿热内蕴，上蒸于口则赤肿糜烂，临床表现为脾胃湿热证。

西医病因及发病机制：病因不明，可能是先天性，呈常染色体显性遗传。后天因素包括日光损伤、口腔卫生不良、感染等。

二、临床诊断

1. 诊断要点

好发于下唇、上唇及颊部黏膜，可同时伴有肥厚的黏液腺。表现为唇部肿胀，上覆一层黏液薄膜，每当晨起时上唇和下唇常黏到一起。在下唇唇红缘及齿面部有多数界限清楚的黏液腺管口，像筛孔似的散布在黏膜表面。

2. 临床分型

根据临床表现可分为3型，即单纯型、浅表化脓型和深部化脓型。

① 单纯型腺性唇炎，即Puente型：最常见，特征性病变为唇部有数个到数十个2~4mm大小的黄色小结节，中央下凹，管口扩张，从两侧挤压唇部时，有黏液样物质从管口排出。增大的唇部可达正常人的2~3倍。单纯型以唇黏液腺增生为主。

② 浅表化脓型腺性唇炎，即Balz Unna型：又称Balz病，特点为唇部肿胀疼痛，质较硬，伴有浅表性溃疡，表面结痂，除去痂皮后露出红色潮湿基底部。挤压时可从腺的开口处排出微浑或脓性液体。进入慢性阶段后，黏膜表面有时可呈白斑病样改变。

③ 深部化脓型腺性唇炎，即Volkmann型：为唇部深在感染，伴有脓肿和瘘管形成。脓肿反复发作，与瘢痕交互存在。挤压唇部可排出脓性液体，黏膜表面溃烂、结痂，唇部增大。患者有不同程度的疼痛和不适感，全身症状不明显，或伴有轻度的全身症状。

2. 鉴别诊断

（1）光化性唇炎：起病急，有曝晒史。唇红部广泛水肿、充血、糜烂，表面覆盖有血痂或者形成糜烂面，有剧烈瘙痒，灼热感明显。因病变部位可累及整个下唇，所以影响进食与说话。比较深的病损愈合后会留有瘢痕。全身症状比较轻，或无全身症状，2~4周可以自愈，或者变成慢性。

（2）剥脱性唇炎：以唇黏膜红肿、糜烂、皲裂、脱屑为主要特征，时轻时重，日久不愈。西医学认为其发病与寒冷、干燥、日光照射、烟酒刺激以及舔唇、咬唇、乐器吹奏等因素有关。

三、治疗

（一）内治疗法

1. 辨证论治

本病按病情进展情况分急、慢性，急性期宜解毒除湿，慢性期宜益气养阴。其中急性期以风热、毒热偏重的，宜清热疏风，凉血解毒，以脾胃湿热偏重的，宜健脾和胃，清热除湿。分证论治如下。

（1）风火毒热证

【临床表现】唇部红肿胀痛，瘙痒灼热，口干欲饮，伴发热头痛，大便干，小便黄，舌红，苔黄腻，脉洪数。

【治法】清热疏风，凉血解毒。

【方药】泻黄散加减。常用药物如生石膏、藿香、防风、栀子、金银花、连翘、生地黄、牡丹皮、玄参、土茯苓、车前草、生甘草等。大便干结者，加酒大黄；头痛欲裂者，加板蓝根。

（2）脾胃湿热证

【临床表现】唇部潮红肿胀，糜烂渗液，表面结痂，自觉痒痛，灼热，伴食欲减退，脘腹痞满，口中黏腻，小便黄，大便黏腻不爽，苔黄腻，脉滑数。

【治法】健脾和胃，清热除湿。

【方药】清脾除湿饮加减。常用药物如苍术、白术、赤苓、泽泻、生地黄、栀子、土茯苓、车前草、马齿苋、金银花、茵陈、甘草等。纳呆腹胀者，加藿香、佩兰。

（3）气阴两伤证

【临床表现】多见于病程后期，症见口唇淡红、肿胀，干燥，皲裂，结痂，气短乏力，口干口燥，舌胖有齿痕，或舌红少苔，脉沉细或细数。

【治法】益气养阴，祛风润燥。

【方药】四君子汤合生脉饮加减。常用药物如太子参、茯苓、白术、生黄芪、麦冬、五味子、金银花、车前草、土茯苓、甘草等。五心烦热者，加地骨皮、知母。

（二）外治疗法

（1）中药外治：可使用龙珠软膏直接涂抹于患处或摊于纱布贴于患处。急性期可用甘草油调和黄连膏外敷患处。渗出明显使用马齿苋、苦参、黄柏等量煎水，冷却后外敷。慢性期使用甘草油调生肌玉红膏外敷。

（2）西药外治

① 激素类药物注射：曲安奈德注射于唇黏膜下，但是此种方法操作复杂，不适用于儿童。

② 激素类药物外用：曲安奈德益康唑乳膏（派瑞松）外涂于患处，此种方法在成年患者中有一定疗效，但是考虑病位在暴露区域，且儿童依从性不佳，因此不建议使用此种方法。

③ 微波治疗：有报道指出将温度提高至 70℃后，可以使增生的腺体发生热凝固及坏死脱落，同时不会对其他健康组织有器质性损害。但是此种方法尚未对儿童患者进行测试使用。

四、预防调护

（1）饮食宜清淡，避免食用辛辣厚味等刺激性食物。

（2）避免局部刺激，注意患儿口腔卫生，保持局部清洁，防止继发性细菌感染。

第四节　急性溃疡性口腔炎

急性溃疡性口腔炎又称为细菌性口腔炎，可见于任何年龄的儿童，以婴幼儿发病较多、较重。一般是由细菌感染引起，口腔不洁、黏膜干燥等均可导致细菌增生繁殖。

西医学中疱疹性口腔炎、疱疹性咽峡炎和溃疡性口腔炎、口角炎均属于中医学“口疮”范畴。

一、病因病机

儿童口疮多由风热乘脾，心脾积热，虚火上炎所致。外感风热之邪，内应于脾胃，脾开窍于口，故风热夹毒上攻，口腔黏膜破溃；过食肥甘厚腻，蕴而生热，热积于心脾，外发为口疮；素体阴虚或大病伤阴，阴液亏耗，水不治火，虚火上浮，熏灼生疮。

本病辨证以部位辨证为主。口腔各部位均通过经络与相应脏腑联系，舌为心之苗，口为脾之外候，而颊、唇黏膜及舌下又与脾经分支相关联，因此这些部位发生溃疡多为心脾积热上攻。若发生溃疡部位为齿龈，出现红肿溃烂，因齿龈属于胃，故属于胃火上攻。若全口溃疡，病情较重，多属于湿热之邪蕴郁，熏蒸口舌，属湿热熏蒸证。

二、临床诊断

1. 诊断要点

口腔黏膜充血、水肿，唾液增多。牙龈、舌、颊、唇内侧及上腭等处出现大小不等、散在的溃疡，有时亦可连成大片。溃疡周边较规则，有较厚的纤维素性渗出物，形成灰白色或黄色假膜覆盖创面。假膜剥离后呈出血性糜烂面，取假膜做涂片或培养可发现病原菌。溃疡处疼痛明显，有轻微口臭，局部淋巴结经常肿大。全身症状轻重不一，多有发热、烦躁、食欲减退或因局部疼痛而不能进食。

2. 鉴别诊断

疱疹性咽峡炎：表现为咽部充血，起病 2 日内口腔黏膜出现数个（少则 1~2 个，多达 10 余个）小的（直径 1~2mm）灰白色疱疹，周围绕以红晕。2~3 日后红晕加剧、扩大，疱疹破溃形成黄色溃疡。此种黏膜疹多见于扁桃体前柱，也可位于软腭、悬雍垂、扁桃体上，但不累及齿龈及颊黏膜。

三、治疗

（一）内治疗法

1. 辨证论治

本病治疗以清热利湿为主，根据辨证分型决定清热与利湿的权重。分证论治如下。

（1）脾胃积热证

【临床表现】溃疡主要见于颊黏膜及唇内，舌上较少，齿龈红肿而浮，易出血，溃疡常融合成片，周围黏膜充血，口气臭秽，疼痛拒食，有中等发热，或见便秘溲赤，舌质偏红，苔薄黄，脉滑数。

【治法】泻热解毒，清胃通便。

【方药】竹叶石膏汤加减。常用药物如竹叶、石膏、人参、麦冬、半夏、甘草、粳米等。小便短赤者，加木通、生地黄；气阴不足者，加太子参；大便秘结者，加生大黄；口渴欲饮者，加鲜芦根、鲜石斛。

（2）胃火上攻证

【临床表现】溃疡分布较广，见于舌面以及颊、唇黏膜，甚至连及咽部，溃疡大小不等，可连成片状，并有少许黄色或灰白色渗出物，疼痛拒食，流涎口臭，夜寐不宁，并有高热、便秘，舌质红，苔黄，脉洪数。

【治法】清心泻火，解毒通便。

【方药】泻心汤加减。常用药物如大黄、黄连、黄芩等。高热不退者，加生石膏；咽痛者，加连翘、板蓝根；淋巴结肿大者，加夏枯草、蒲公英。

（3）湿热蕴蒸证

【临床表现】溃疡严重，多数融合成片，有灰白色或淡黄色渗出物覆盖，高热不退，口痛拒食，口气秽臭，不时流涎，夜寐不宁，或见口唇溃烂而张口困难，舌质红，苔黄厚腻，面垢浊，脉洪数或滑数。

【治法】清热化湿，解毒通便。

【方药】连朴饮加减。常用药物如制厚朴、川连、石菖蒲、制半夏、香豉、焦栀、芦根等。大便干结者，加生大黄；大便不干结者，加制大黄；湿重者，加薏苡仁、车前子。

2. 中成药

（1）口炎清颗粒：滋阴清热，解毒消肿，适用于阴虚火旺所致的口腔炎症。

（2）口腔溃疡散：清热敛疮，适用于一切口腔溃疡，本品只可外用，不可内服。

（3）牛黄清胃丸：清胃泻火，润燥通便，适用于心胃火盛所致头晕目眩，口舌生疮。

（4）牛黄解毒片：清热解毒，适用于火热内盛，咽喉肿痛，牙龈肿痛，口舌生疮。

（5）石膏散：清热祛火，消肿止痛，适用于胃火上炎引起的牙齿疼痛，口舌生疮。

（二）外治疗法

治疗急性溃疡性口腔炎，除内服汤药外，还须同时配合吹口药外治，这是中医传统特色疗法之一。目前临床上常用的有锡类散、青黛散等。

（1）锡类散:《温热经纬》方，有较强的清火解毒与祛腐生新作用，是本病外用首选药，尤其适用于创面有淡黄色或灰白色渗出物覆盖时。此药刚吹上去有些绞痛，但很快疼痛即能消失。

（2）青黛散（验方）：由冰片、薄荷、甘草、青黛、黄连、煅月石、儿茶、煅人中白组成，有较强清火解毒作用，但祛腐生新作用不强。也是本病外治主要用药，适用于创面渗出物较少者。

（3）青吹口散：由煅石膏、煅人中白、青黛、薄荷、黄柏、黄连、冰片、煅月石组成。有较强的清火解毒、消肿止痛作用，对溃疡严重而口痛明显者可以选用。

（4）珠黄散（验方）：由牛黄、珍珠组成，其清火解毒及祛腐生新作用均属中等，无消肿止痛作用。常用在溃疡好转之后。

四、预防调护

（1）饮食与饮水：给患儿提供营养丰富、无刺激性的流质饮食。勤给患儿喂水，以保持口腔黏膜清洁湿润，防止细菌繁殖。食物及水的温度不可过高或过低，以温凉为宜，以免刺激溃疡处引起疼痛。

（2）口腔护理：注意每日彻底清洁口腔，然后局部涂药。涂药时手法一定要轻柔。

（3）观察病情：注意观察溃疡面的大小、深浅及分布。还要注意患儿有无体温升高、不愿进食、消瘦等全身症状，以便及时处理。

第五节　地图舌

地图舌是一种发生在舌黏膜浅层的慢性边缘剥脱性舌炎。由于它的病损表现在舌面的不同部位，并可变换大小和形状，具有游走性的特点，所以又称游走性舌炎。本病病因不十分明确，可能与肠道寄生虫或胃肠功能紊乱有关；也有人认为与儿童神经系统发育不健全、情绪波动有关；还有部分患儿的父母也曾患过地图舌，故表现有一定的遗传倾向。一般地图舌多见于儿童，尤其是体弱的婴幼儿。

病变好发于舌尖、舌中央和舌缘，表现为圆形或椭圆形红斑，单发或多发，可扩大或融合，融合后常类似“地图边界”，周边为白黄色稍微隆起的弧形边缘，中央为火红色的丝状乳头剥脱区，但菌状乳头无改变。病损具有游走性，可在一昼夜间改变其原来的形态和位置。病变区可有轻度麻辣不适感。

中医称地图舌为“花剥苔”。

一、病因病机

舌与内脏关系密切，舌为心之苗，又为脾胃之外候，脾经从胃上行至咽部，系于舌体，而舌苔又为胃气熏蒸所生。若素体虚弱，先后天不足，脾气虚亏，胃之气阴不足，易滋发本病。脾气虚弱，胃气不足，无以上熏生苔，故舌苔花剥，脾胃之气稍充则剥苔消失，脾胃之气一虚则剥苔又现；脾虚运化失司，则神疲纳呆，大便时稀，气虚卫外不固，动则自汗；腠理稀疏，外邪乘虚袭表，故易伤风感冒，舌质淡，脉细软，均为脾胃气虚的表现。胃之气阴不足，则苔生有碍，故舌苔花剥，长年不消；阴虚生内热，故低热，盗汗，大便干燥，口渴形瘦，舌偏红；气虚则神疲乏力，脉细。

二、临床诊断

1. 诊断要点

（1）反复发作，病程常可达数年之久，无疼痛、流涎及其他口炎症状。

（2）舌苔剥脱，舌面光红，围以灰白色隆起，大小、形状不一，可互相融合成地图状。

（3）舌苔边剥脱，边修复，形状经常变化，有时可以完全复常，但可复发。

（4）常伴反复呼吸道感染、佝偻病、贫血、肠寄生虫病、微量元素缺乏等。

2. 鉴别诊断

扁平苔藓：地图舌的黏膜呈红白相杂，扁平苔藓的周围黏膜多存在白色线条，地图舌的光滑萎缩区与扁平苔藓的舌面萎缩也有类似之处，所以有时须借病理检查以鉴别诊断。

三、治疗

（一）内治疗法

1. 辨证论治

本病治疗以清热利湿为主，根据辨证分型决定清热与利湿的权重。分证论治如下。

（1）脾胃气虚证

【临床表现】舌苔花剥，时消时现，精神疲软，面黄少华，纳食呆滞，动则自汗，大便时稀，容易感冒，舌质淡，脉细软。

【治法】调补脾胃。

【方药】补中益气汤加减。常用药物如黄芪、白术、陈皮、升麻、柴胡、人参、甘草、当归等。自汗者，加龙骨、牡蛎、浮小麦；纳食呆滞者，加佛手、砂仁；大便稀薄者，加煨葛根、炮姜炭；贫血者，加制何首乌、桑椹子。

（2）气阴两亏证

【临床表现】舌花剥如地图状，可呈多处剥脱，长年不消，游走多变，低热神疲，口渴形瘦，大便干燥，入夜盗汗，舌质偏红，脉细。

【治法】益气养阴。

【方药】生脉散加减。常用药物如人参、麦冬、五味子等。神疲乏力者，加黄芪、仙鹤草、红枣；大便干燥者，加麻仁、生地黄、石斛；入夜盗汗者，加浮小麦、牡蛎；低热者，加银柴胡、地骨皮。

2. 中成药

（1）生脉饮：益气养阴，适用于气阴两亏证。

（2）稚儿灵颗粒：益气养阴，适用于气阴两亏证。

（3）六君子丸：补脾益气，燥湿化痰，适用于脾胃气虚证。

四、预防调护

（1）休息和饮食方面：保证休息，避免过度疲劳。饮食应富有营养，及时添加辅食，防止偏食、挑食，以免胃肠功能发生紊乱和营养不良。

（2）消除感染病灶：口腔内的某些细菌可能会引起地图舌，因此要仔细检查牙齿、扁桃体以及颊黏膜有无感染，一旦发现要及时治疗。

（3）寻找病因：应详细了解其发病史，并注意观察黏膜的受损情况，可服用复合维生素 B 或硫酸锌制剂。有缺铁性贫血的患儿应补充铁剂。胃酸过少的患儿可口服稀盐酸。总之，应对症治疗。

（4）清洁口腔：应保持口腔的清洁卫生，每天早晨可用软毛刷从舌背向外轻轻刷 1~2 次，将剥脱的上皮清除干净，再用 0.5% 的碳酸氢钠溶液漱口，可以收到显著的效果。

第六节　皱襞舌

皱襞舌又称阴囊舌，为发育缺陷所致，常发生于婴儿，某些家族病例显示呈常染色体显性遗传。但亦可发生于成人，特别是红皮病、严重的银屑病及 B 族维生素缺乏的患者。

本病与中医之裂纹舌相似，俗称龟裂状舌面。

一、病因病机

中医病因病机：本病由胃热炽盛，热盛伤阴，或由脾虚气弱，导致阴血亏损，不能荣润舌面所致。

西医学认为本病有先天性和后天性两种原因。先天性者为发育缺陷所致，可能为常染色体显性遗传病，有家族遗传倾向，主要是胚胎期舌的纵肌发育不良，舌黏膜随着舌肌的裂隙而形成裂沟。后天性者原因不明，可继发于营养不良、感染或创伤，如真菌感染、维生素 B_2 缺乏、维生素 B_3 缺乏。此外，本病常伴发于连续性肢端皮炎、掌脓疱病、先天愚型等疾病中。

二、临床诊断

1. 诊断要点

舌体比正常大，表面有多条纵横交错、深浅不一的沟纹，一般于舌的正中有深的纵行沟纹，舌的功能、色泽及柔软度均无异常，一般无自觉症状，但皱襞中往往容易积存食物碎屑，易引起继发感染，可出现红肿、不适感或刺痛，有恶臭，甚至可发生浅表性溃疡。

2. 鉴别诊断

本病症状较特殊，无须鉴别诊断。

三、治疗

（一）内治疗法

1. 辨证论治

本病治疗宜健脾育阴。辨证分型主要为脾虚阴亏证。

脾虚阴亏证

【临床表现】舌中裂纹，精神疲软，面黄少华，纳食呆滞，夜间盗汗，容易感冒，舌质淡红，脉细数。

【治法】健脾育阴。

【方药】五子衍宗丸加减。常用药物如鸡血藤、枸杞子、女贞子、菟丝子、车前子、何首乌、茯苓、玉竹、生甘草等。

四、预防调护

（1）注意口腔卫生：口腔卫生对于防止皱襞舌有一定的作用，患儿应保持口腔的洁净，这样可以使口腔内菌群保持稳定，从而防止舌上病灶继续发展。

（2）消除继发感染病灶：口腔内的某些细菌可能会引起地图舌，进而导致发生本病。因此家长要每天仔细检查患儿牙齿、扁桃体以及颊黏膜有无感染，一旦发现要及时治疗。

索引

儿童皮肤病常用内服方剂

一 画

一贯煎 （《柳州医话》） 北沙参 麦冬 当归 生地黄 枸杞子 川楝子

二 画

二陈汤 （《太平惠民和剂局方》） 半夏 橘红 白茯苓 炙甘草

二妙散 （《丹溪心法》） 苍术 黄柏

十全大补汤 （《太平惠民和剂局方》） 人参 肉桂 川芎 地黄 茯苓 白术 甘草 生姜 大枣

七宝美髯丹 （《医方集解》引邵应节方） 何首乌 怀牛膝 补骨脂 茯苓 菟丝子 当归 枸杞子

人参归脾丸 （《济生方》） 人参 白术 茯苓 甘草 黄芪 当归 木香 远志 龙眼肉 酸枣仁

人参健脾丸 （《中国药典》） 人参 白术 茯苓 山药 陈皮 木香 砂仁 炙黄芪 当归 酸枣仁 远志

八珍汤 （《正体类要》） 当归 川芎 熟地黄 白芍 人参 白术 茯苓 甘草

三 画

三石汤 （《温病条辨》） 飞滑石 生石膏 寒水石 杏仁 竹茹 金银花 白通草

干姜附子汤 （《伤寒论》） 干姜 附子

大建中汤 （《金匮要略》）蜀椒 干姜 人参 饴糖

大承气汤 （《伤寒论》） 大黄 厚朴 枳实 芒硝

大柴胡汤 （《伤寒论》） 柴胡 黄芩 半夏 枳实 白芍 大黄 生姜 大枣

大黄䗪虫丸 （《金匮要略》） 大黄 黄芩 甘草 桃仁 杏仁 芍药 干地黄 干漆 虻虫 水蛭 蛴螬虫 䗪虫

大黄黄连泻心汤 （《伤寒论》） 大黄 黄连

小儿化湿汤 （《朱仁康临床经验集——皮肤外科》） 苍术 陈皮 茯苓 泽

泻 炒麦芽 六一散

小承气汤 （《伤寒论》） 大黄 厚朴 枳实

小柴胡汤 （《伤寒论》）柴胡 半夏 人参 甘草 黄芩 生姜 大枣

四 画

五子衍宗丸 （《摄生众妙方》） 枸杞子 菟丝子 覆盆子 五味子 车前子

五苓散 （《伤寒论》） 桂枝 茯苓 泽泻 猪苓 白术

五味消毒饮 （《医宗金鉴》） 野菊花 金银花 蒲公英 紫花地丁 紫背天葵子

五神汤 （《洞天奥旨》） 茯苓 车前子 金银花 川牛膝 紫花地丁

化斑解毒汤 （《外科正宗》） 玄参 知母 石膏 人中黄 黄连 升麻 连翘 牛蒡子 甘草 淡竹叶

丹栀逍遥散 （《内科摘要》） 白术 柴胡 当归 茯苓 甘草 牡丹皮 山栀 芍药

乌梅丸 （《伤寒论》） 乌梅 细辛 干姜 川椒 黄连 黄柏 桂枝 附子 人参 当归

六一散 （《河间六书·伤寒标本心法类萃》） 滑石 生甘草

六味地黄丸 （《小儿药证直诀》） 熟地黄 山茱萸 山药 茯苓 泽泻 牡丹皮

五 画

玉屏风散 （《医方类聚》） 防风 黄芪 白术

甘草干姜汤 （《金匮要略》） 炙甘草 干姜

甘草泻心汤 （《伤寒论》） 甘草 黄芩 干姜 半夏 大枣 黄连

甘露消毒丹 （《医效秘传》） 飞滑石 淡黄芩 绵茵陈 石菖蒲 川贝母 木通 藿香 连翘 白蔻仁 薄荷 射干

左归丸 （《景岳全书》） 熟地黄 山药 山茱萸 枸杞子 菟丝子 鹿角胶 龟甲 牛膝

右归丸 （《景岳全书》） 熟地黄 山药 山茱萸 枸杞子 鹿角胶 菟丝子 杜仲 当归 肉桂 制附子

龙胆泻肝汤 （《太平惠民和剂局方》） 龙胆草 黄芩 栀子 泽泻 木通 车前子 当归 地黄 柴胡 甘草

四妙勇安汤 （《验方新编》） 金银花 玄参 当归 甘草

四物汤 （《太平惠民和剂局方》） 当归 白芍 川芎 熟地黄

四物消风散 （《医钞类编》） 生地黄 当归 荆芥 防风 赤芍 川芎 白鲜皮 蝉蜕 薄荷 独活 柴胡

四逆汤（《伤寒论》）附子　干姜　甘草

生脉饮（《医学启源》）人参　麦冬　五味子

仙方活命饮（《校注妇人良方》）穿山甲（现以他药代替）白芷　天花粉　皂角刺　当归尾　甘草　赤芍药　乳香　没药　防风　贝母　陈皮　金银花

白虎汤（《伤寒论》）石膏　知母　粳米　甘草

皮炎汤（《朱仁康临床经验集——皮肤外科》）生地黄　牡丹皮　赤芍　知母　生石膏　竹叶　金银花　连翘　生甘草

圣愈汤（《兰室秘藏》）生地黄　熟地黄　白芍　川芎　人参　当归　黄芪

六　画

托里消毒散（《医宗金鉴》）人参　川芎　当归　白芍　白术　金银花　茯苓　白芷　皂角刺　甘草　桔梗　黄芪

当归六黄汤（《兰室秘藏》）当归　黄芩　黄连　黄柏　熟地黄　生地黄　黄芪

当归四逆汤（《伤寒论》）当归　桂枝　芍药　细辛　甘草　通草　大枣

当归饮子（《重订严氏济生方》）当归　川芎　白芍　生地黄　防风　白蒺藜　荆芥　何首乌　黄芪　甘草

当归拈痛汤（《医学启源》）羌活　甘草　茵陈　防风　苍术　当归身　知母　猪苓　泽泻　升麻　白术　黄芩　葛根　人参　苦参

竹叶石膏汤（《伤寒论》）石膏　半夏　麦冬　人参　甘草　粳米

血府逐瘀汤（《医林改错》）当归　地黄　牛膝　红花　桃仁　柴胡　枳壳　赤芍　川芎　桔梗　甘草

导赤散（《小儿药证直诀》）地黄　竹叶　木通　甘草

阳和汤（《外科全生集》）麻黄　熟地黄　白芥子　炮姜炭　甘草　肉桂　鹿角胶

防风通圣散（《黄帝素问宣明论方》）防风　荆芥　连翘　麻黄　薄荷　川芎　当归　芍药　大黄　芒硝　滑石　甘草　白术　栀子　石膏　黄芩　桔梗

七　画

连朴饮（《霍乱论》）制厚朴　川连　石菖蒲　制半夏　香豉　焦栀　芦根

吴茱萸汤（《金匮要略》）吴茱萸　人参　生姜　大枣

身痛逐瘀汤（《医林改错》）秦艽　川芎　桃仁　红花　甘草　羌活　没药　当归　五灵脂　香附　牛膝　地龙

辛夷清肺汤（《外科正宗》）辛夷　生甘草　石膏　知母　栀子　黄芩　枇杷叶　升麻　百合　麦冬

沙参麦冬汤（《温病条辨》）沙参　麦冬　玉竹　桑叶　甘草　天花粉　白

扁豆

补中益气汤 (《内外伤辨惑论》) 黄芪 白术 陈皮 升麻 柴胡 人参 甘草 当归

附子理中丸 (《三因极一病证方论》) 附子 人参 干姜 甘草 白术

八 画

抵当汤 (《伤寒论》) 水蛭 虻虫 桃仁 大黄

知柏地黄丸 (《医宗金鉴》) 干地黄 牡丹皮 山萸肉 山药 泽泻 茯苓 知母 黄柏

金匮肾气丸 (《金匮要略》) 干地黄 山药 山茱萸 泽泻 茯苓 炮附子 桂枝

泻心汤 (《金匮要略》) 大黄 黄连 黄芩

泻黄散 (《小儿药证直诀》) 藿香叶 山栀仁 石膏 甘草 防风

治疣方 (《经验方》) 灵磁石 紫贝齿 代赭石 生牡蛎 桃仁 山慈菇 白芍 地骨皮 黄柏

治瘊方 (《经验方》) 熟地黄 何首乌 杜仲 赤芍药 白芍 牛膝 桃仁 红花 赤小豆 白术 穿山甲（现以他药代替）

参附汤 (《世医得效方》) 人参 附子

参苓白术散 (《太平惠民和剂局方》) 人参 茯苓 白术 桔梗 山药 甘草 白扁豆 莲肉 砂仁 薏苡仁

九 画

荆防败毒散 (《摄生众妙方》) 荆芥 防风 羌活 独活 柴胡 川芎 枳壳 茯苓 甘草 桔梗 前胡 人参 生姜 薄荷

茵陈理中汤 (《伤寒全生集》) 茵陈 白术 人参 干姜

茵陈蒿汤 (《伤寒论》) 茵陈 栀子 大黄

枳术丸 (《内外伤辨惑论》) 枳实 白术

养血润肤饮 (《外科证治全书》) 生地黄 熟地黄 当归 黄芪 天冬 麦冬 桃仁 红花 天花粉 黄芩 升麻

养阴清肺汤 (《重楼玉钥》) 生地黄 麦冬 生甘草 玄参 贝母 牡丹皮 薄荷 炒白芍

养阴清燥汤 (《重楼玉钥续编》) 大生地 大麦冬 川贝母 粉丹皮 玄参 薄荷叶 生甘草

活血逐瘀汤 (《赵炳南临床经验集》) 丹参 乌药 白僵蚕 三棱 莪术 白芥子 厚朴 橘红 土贝母 沉香

宣毒发表汤 (《痘疹仁端录》) 升麻 葛根 枳壳 防风 荆芥 薄荷 木

通 连翘 牛蒡子 竹叶 甘草 前胡 桔梗 杏仁

宣痹汤（《温病条辨》）防己 杏仁 滑石 连翘 山栀 薏苡仁 半夏 晚蚕沙 赤小豆皮

神应养真丹（《三因极一病证方论》）当归 天麻 川芎 羌活 白芍 熟地黄

除湿胃苓汤（《外科正宗》）苍术 厚朴 陈皮 猪苓 泽泻 赤茯苓 白术 滑石 防风 栀子 木通 肉桂 甘草 灯心草

十 画

秦艽丸（《圣济总录》）秦皮 黄柏 黄芩 防风 柴胡 黄连 甘草 葳蕤 木通

桂附地黄汤（《医宗金鉴》）熟地黄 山萸肉 山药 牡丹皮 泽泻 茯苓 附子 肉桂

桂枝龙骨牡蛎汤（《伤寒论》）芍药 生姜 甘草 大枣 龙骨 牡蛎

桂枝汤（《伤寒论》）桂枝 芍药 生姜 甘草 大枣

桃红四物汤（《医宗金鉴》）当归 川芎 桃仁 红花 芍药 地黄

柴胡疏肝散（《景岳全书》）陈皮 柴胡 枳壳 芍药 川芎 香附 甘草

逍遥散（《太平惠民和剂局方》）柴胡 白术 白芍 当归 茯苓 炙甘草 薄荷 煨姜

逍遥散（《太平惠民和剂局方》）柴胡 当归 白芍 白术 茯苓 生姜 薄荷 炙甘草

透疹凉解汤（《经验方》）桑叶 甘菊 薄荷 连翘 牛蒡子 赤芍 蝉蜕 紫花地丁 黄连 藏红花

健脾丸（《医方集解》）人参 白术 陈皮 麦芽 山楂 枳实 神曲

健脾除湿汤（《赵炳南临床经验集》）薏苡仁 白扁豆 山药 芡实 枳壳 萆薢 黄柏 白术 茯苓 大豆黄卷

凉血消风散（《朱仁康临床经验集——皮肤外科》）生地黄 当归 荆芥 蝉蜕 苦参 白蒺藜 知母 生石膏 甘草

凉营清气汤（《喉痧症治概要》）水牛角 鲜石斛 山栀 牡丹皮 鲜生地 薄荷 川连 赤芍 玄参 石膏 甘草 连翘 竹叶 茅根 芦根 金汁

益胃汤（《温病条辨》）沙参 麦冬 冰糖 细生地 玉竹

消风散（《医宗金鉴》）荆芥 防风 当归 苦参 炒苍术 蝉蜕 胡麻仁 牛蒡子 知母 煅石膏 木通 甘草 生地黄

海藻玉壶汤（《医宗金鉴》）海藻 海带 昆布 半夏 陈皮 青皮 连翘 象贝 当归 川芎 独活 甘草

润肤丸（《赵炳南临床经验集》）桃仁 红花 熟地黄 独活 防风 防

己 粉丹皮 川芎 全当归 羌活 生地黄 白鲜皮

调胃承气汤 （《奇效良方》） 大黄 甘草 芒硝

通脉四逆汤 （《伤寒论》） 甘草 干姜 附子

通窍活血汤 （《医林改错》） 赤芍 川芎 桃仁 红花 红枣 生姜 麝香 大葱

清热除湿汤 （《赵炳南临床经验集》） 龙胆草 黄芩 栀子 牡丹皮 连翘 生地黄 泽泻 车前草 生甘草 生石膏 白茅根 大青叶

十一画

理中丸 （《伤寒论》） 人参 干姜 白术 甘草

黄芪桂枝五物汤 （《金匮要略》） 黄芪 桂枝 芍药 生姜 大枣

黄连解毒汤 （《肘后备急方》） 黄连 黄柏 黄芩 栀子

萆薢渗湿汤 （《疡科心得集》） 萆薢 薏苡仁 黄柏 赤茯苓 牡丹皮 泽泻 滑石 通草

银翘散 《温病条辨》 金银花 连翘 桔梗 薄荷 竹叶 生甘草 荆芥穗 淡豆豉 牛蒡子 芦根

麻黄汤 （《伤寒论》） 麻黄 桂枝 杏仁 甘草

麻黄杏仁甘草石膏汤 （《伤寒论》） 麻黄 杏仁 炙甘草 石膏

麻黄连翘赤小豆汤 （《伤寒论》） 麻黄 连翘 杏仁 赤小豆 生桑白皮 生姜 大枣 炙甘草

麻黄桂枝各半汤 （《伤寒论》） 桂枝 芍药 生姜 炙甘草 麻黄 大枣 杏仁

羚角钩藤汤 （《通俗伤寒论》） 羚羊角 钩藤 霜桑叶 滁菊花 鲜生地 生白芍 川贝母 淡竹茹 茯神木 生甘草

清肺汤 （《万病回春》） 黄芩 桔梗 茯苓 陈皮 贝母 桑白皮 当归 天冬 山栀 杏仁 麦冬 五味子 甘草

清胃散 （《兰室秘藏》） 生地黄 当归身 牡丹皮 黄连 升麻

清胃解毒汤 （《痘疹传心录》） 当归 黄连 生地黄 天花粉 连翘 升麻 牡丹皮 赤芍药

清营汤 《温病条辨》 犀角（现以水牛角代替） 生地黄 玄参 竹叶心 麦冬 丹参 黄连 金银花 连翘

清暑汤 （《外科全生集》） 连翘 天花粉 赤芍 甘草 滑石 车前子 金银花 泽泻 淡竹叶

清暑汤 （《外科全生集》） 连翘 花粉 赤芍 金银花 甘草 滑石 车前 泽泻

清脾泻热散 （《医宗金鉴》） 山栀（炒） 石膏（煅） 黄连（姜炒） 生

地 黄芩 赤苓

清脾除湿饮（《医宗金鉴》） 茵陈 泽泻 生地黄 栀子 黄芩 连翘 甘草 赤茯苓 麦冬 苍术 白术 枳壳 玄明粉 竹叶 竹心

清解透表汤（《中医儿科学》） 西河柳 蝉蜕 葛根 升麻 连翘 金银花 紫草根 桑叶 甘菊 牛蒡子 甘草

清瘟败毒饮（《疫疹一得》） 生地黄 黄连 黄芩 牡丹皮 石膏 栀子 甘草 竹叶 玄参 犀角（现以水牛角代替） 连翘 芍药 知母 桔梗

十二画

散火养津汤（《安徽中医临床杂志》）生石膏 栀子 防风 生地黄 南沙参 麦冬 玉竹 天花粉 藿香 陈皮 生甘草

葛根汤（《伤寒论》） 葛根 麻黄 桂枝 生姜 甘草 芍药 大枣

普济消毒饮（《东垣试效方》） 黄芩 黄连 陈皮 生甘草 玄参 连翘 板蓝根 马勃 牛蒡子 薄荷 僵蚕 升麻 柴胡 桔梗

犀角地黄汤（《备急千金要方》） 犀角（现以水牛角代替） 生地黄 牡丹皮 芍药

十三画

锡类散（《温热经纬》） 象牙屑（现以他药代之） 青黛 壁钱炭 人指甲（滑石粉制） 珍珠 冰片 人工牛黄

解肌透痧汤（《喉痧症治概要》） 荆芥穗 净蝉蜕 嫩射干 生甘草 粉葛根 熟牛蒡 轻马勃 苦桔梗 前胡 连翘壳 炙僵蚕 淡豆豉 鲜竹茹 紫背浮萍

解毒养阴汤（《赵炳南临床经验集》） 西洋参 南沙参 北沙参 耳环石斛 黑元参 佛手参 生黄芪 干生地 紫丹参 金银花 蒲公英 麦冬 玉竹

十五画

增液汤（《温病条辨》） 玄参 生地黄 麦冬

儿童皮肤病常用中成药

一 画

一清胶囊

【成分】黄连、黄芩、大黄。

【功用】清热泻火解毒，化瘀凉血止血。临床用于火毒血热所致的身热烦躁、目赤口疮、咽喉牙龈肿痛、大便秘结、吐血、咯血、衄血、痔血、咽炎、扁桃体炎、牙龈炎。

二 画

二妙丸

【成分】苍术（炒）、黄柏（炒）。

【功用】燥湿清热。用于湿疹，阴部湿痒。

十全大补颗粒/丸

【成分】党参、白术（炒）、茯苓、甘草（蜜炙）、当归、川芎、白芍（酒炒）、熟地黄、黄芪（蜜炙）、肉桂。

【功用】温补气血。用于气血两虚证，症见面色苍白，气短心悸，头晕自汗，四肢不温。

七宝美髯丹

【成分】何首乌、茯苓、牛膝、当归、枸杞子、菟丝子、补骨脂。

【功用】补益肝肾，乌发壮骨。用于肝肾不足证，症见须发早白，脱发，齿牙动摇，腰膝酸软，梦遗滑精，肾虚不育等。

人参归脾丸

【成分】人参、白术（麸炒）、茯苓、甘草（蜜炙）、黄芪（蜜炙）、当归、木香、远志（去心）、甘草（炙）、龙眼肉、酸枣仁（炒）。

【功用】益气补血，健脾养心。用于气血不足证，症见心悸，失眠，食少乏力，面色萎黄，月经量少，色淡。

人参养荣丸

【成分】人参、白术、茯苓、炙甘草、当归、熟地黄、白芍（麸炒）、炙黄芪、陈皮、制远志、肉桂、五味子（酒蒸）。

【功用】温补气血。用于心脾不足，气血两亏证，症见形瘦神疲，食少便溏，病后虚弱。

人参健脾丸

【成分】人参、白术（麸炒）、茯苓、山药、陈皮、木香、砂仁、炙黄芪、当归、酸枣仁（炒）、远志（制）。

【功用】健脾益气，和胃止泻。用于脾胃虚弱所致的饮食不化，脘闷嘈杂，恶心呕吐，腹痛便溏，不思饮食，体弱倦怠。

八珍颗粒 / 丸

【成分】党参、炒白术、茯苓、炙甘草、当归、炒白芍、川芎、熟地黄。

【功用】补气益血。用于气血两虚证，症见面色萎黄，食欲不振，四肢乏力。

九味羌活颗粒

【成分】羌活、防风、苍术、细辛、川芎、白芷、黄芩、甘草、地黄。

【功用】疏风解表，散寒除湿。用于外感风寒挟湿所致的感冒，症见恶寒，发热，无汗，头重而痛，肢体酸痛。

儿肤康搽剂

【成分】芦荟、苦参、白芷、白鲜皮、苍耳子、地肤子、黄柏、艾叶、石菖蒲、当归、皂荚。

【功用】清热除湿，祛风止痒。用于儿童湿疹、热痱、荨麻疹，证属实热证或风热证的辅助治疗。

三　画

三妙丸

【成分】苍术（炒）、黄柏（炒）、牛膝。

【功用】清热燥湿。用于湿热下注所致的痹证，症见足膝红肿热痛，下肢沉重，小便黄少。

三黄片

【成分】大黄、盐酸小檗碱、黄芩浸膏。

【功用】清热解毒，泻火通便。主治三焦热盛证，症见目赤肿痛，口鼻生疮，咽喉肿痛，心烦口渴，尿黄便秘。

大黄䗪虫丸

【成分】熟大黄、土鳖虫（炒）、水蛭（制）、虻虫（去翅足，炒）、蛴螬（炒）、干漆（煅）、桃仁、炒苦杏仁、黄芩、地黄、白芍、甘草。

【功用】活血破瘀，通经消癥。用于瘀血内停所致的癥瘕、闭经，症见腹部肿块，肌肤甲错，面色黯黑，潮热羸瘦，经闭不行，以及气滞血瘀型脱发。

小儿金丹片

【成分】朱砂、橘红、川贝母、胆南星、前胡、玄参、清半夏、大青叶、关木通、桔梗、荆芥穗、羌活、西河柳、枳壳、地黄、赤芍、钩藤、葛根、牛蒡子、天麻、甘草、防风、冰片、水牛角浓缩粉、羚羊角粉、薄荷脑。

【功用】祛风化痰，清热解毒。用于外感风热，痰火内盛所致的感冒，症见发热，头痛，咳嗽，气喘，咽喉肿痛，呕吐，及高热惊风。

小儿香橘丸

【成分】木香、陈皮、苍术（米泔炒）、白术（麸炒）、茯苓、甘草、白扁豆（去皮）、山药（麸炒）、莲子、薏苡仁（麸炒）、山楂（炒）、麦芽（炒）、六神曲（麸炒）、厚朴（姜炙）、枳实（麸炒）、香附（醋炙）、砂仁、半夏（制）、泽泻。

【功用】健脾和胃，消食止泻。用于儿童饮食不节引起的呕吐泄泻，脾胃不和，身热腹胀，面黄肌瘦，不思饮食。

小儿热速清口服液

【成分】柴胡、黄芩、板蓝根、葛根、金银花、水牛角、连翘、大黄。

【功用】清热解毒，泻火利咽。主治儿童外感风热所致的感冒，症见发热，头痛，咽喉肿痛，鼻塞流涕，咳嗽，大便干结。

小儿豉翘清热颗粒

【成分】连翘、淡豆豉、薄荷、荆芥、栀子（炒）、大黄、青蒿、赤芍、槟榔、厚朴、黄芩、半夏、柴胡、甘草。

【功用】疏风解表，清热导滞。用于儿童风热感冒挟滞证，症见发热咳嗽，鼻塞流涕，咽红肿痛，纳呆口渴，脘腹胀满，便秘或大便酸臭，溲黄。

小儿羚羊散

【成分】羚羊角、天竺黄、朱砂、甘草、冰片、金银花、紫草、连翘、牛蒡子、浮萍、赤芍、西河柳、牛黄、黄连、葛根、川贝母、水牛角浓缩粉。

【功用】清热解毒，透疹止咳。用于麻疹隐伏，肺炎高热，嗜睡，咳嗽喘促，咽喉肿痛。

小儿感冒颗粒

【成分】广藿香、菊花、连翘、大青叶、板蓝根、地黄、地骨皮、白薇、薄荷、石膏。

【功用】疏风解表，清热解毒。用于儿童风热感冒，症见发热，头胀痛，咳嗽痰黏，咽喉肿痛，以及流感见上述证候者。

小柴胡颗粒

【成分】柴胡、黄芩、姜半夏、党参、生姜、甘草、大枣。

【功用】解表散热，疏肝和胃。用于外感病，邪犯少阳证，症见寒热往来，胸胁苦满，食欲不振，心烦喜呕，口苦咽干。

口炎清颗粒

【成分】天冬、麦冬、玄参、山银花、甘草。

【功用】滋阴清热，解毒消肿。主治阴虚火旺所致的口腔炎症。

口腔溃疡散

【成分】青黛、白矾、冰片。

【功用】清热，消肿，止痛。用于火热内蕴所致的口舌生疮，黏膜破溃，红肿灼痛以及复发性口疮、急性口炎见上述证候者。

川百止痒洗剂

【成分】苦参、西河柳、蛇床子、马齿苋、荆芥、白鲜皮、百部、蜂房、桃枝、柳枝、槐枝、川芎、蒺藜、地肤子、白芷、艾叶。

【功用】疏风止痒，清热解毒，燥湿杀虫。适用于风邪外袭，湿毒内蕴，腠理失和所致的皮肤瘙痒，阴部瘙痒。

四　画

云南白药酊

【成分】保密方，本品含草乌（制），其余成分略。

【功用】活血散瘀，消肿止痛。用于跌打损伤，风湿麻木，筋骨及关节疼痛，肌肉酸痛及冻伤。

五苓散

【成分】茯苓、泽泻、猪苓、肉桂、炒白术。

【功用】温阳化气，利湿行水。用于阳不化气、水湿内停所致的水肿，症见小便不利，水肿腹胀，呕逆泄泻，渴不思饮。

五福化毒丸

【成分】水牛角浓缩粉、连翘、青黛、黄连、牛蒡子（炒）、玄参、地黄、桔梗、芒硝、赤芍、甘草。

【功用】清热解毒，凉血消肿。用于血热毒盛证，如儿童疮疖，痱毒，咽喉肿痛，口舌生疮，牙龈出血，痄腮。

日晒防治膏

【成分】金银花，杠板归，玉竹，灵芝，蜂花粉。

【功用】清热解毒，凉血消斑。用于防治热毒灼肤所致的日晒疮。

牛黄消炎片

【成分】人工牛黄、大黄、青黛、蟾酥、雄黄、珍珠母、天花粉。

【功用】清热解毒，消肿止痛。用于热毒蕴结所致的咽喉肿痛、疔、痈、疮、疖。

牛黄清胃丸

【成分】人工牛黄、大黄、菊花、麦冬、薄荷、石膏、栀子、玄参、番泻叶、黄芩、甘草、桔梗、黄柏、连翘、牵牛子（炒）、枳实（沙烫）、冰片。

【功用】清胃泻火，润燥通便。用于心胃火盛证，症见头晕目眩，口舌生疮，牙龈肿痛，乳蛾咽痛，便秘尿赤。

牛黄解毒片

【成分】人工牛黄、雄黄、石膏、大黄、黄芩、桔梗、冰片、甘草。

【功用】清热解毒。用于火热内盛证，症见咽喉肿痛，牙龈肿痛，口舌生疮，目赤肿痛。

风油精

【成分】薄荷脑、水杨酸甲酯、樟脑、桉油、丁香酚。

【功用】清凉，止痛，祛风，止痒。用于蚊虫叮咬及伤风感冒引起的头痛，头晕，晕车不适。

丹皮酚软膏

【成分】丹皮酚、丁香油。

【功用】抗过敏药，有消炎止痒作用。用于各种湿疹，皮炎，皮肤瘙痒，蚊臭虫叮咬红肿等各种皮肤疾患，对过敏性鼻炎和防治感冒也有一定效果。

丹参酮胶囊

【成分】丹参乙醇提取物。

【功用】抗菌消炎。用于痤疮、扁桃体炎、疖。

丹栀逍遥丸

【成分】牡丹皮、焦栀子、柴胡（酒制）、酒白芍、当归、茯苓、白术（土炒）、薄荷、炙甘草。

【功用】疏肝解郁，清热调经。用于肝郁化火证，症见胸胁胀痛，烦闷急躁，颊赤口干，食欲不振或有潮热，以及妇女月经先期，经行不畅，乳房与少腹胀痛。

乌梢蛇止痒丸

【成分】乌梢蛇（白酒炙）、防风、蛇床子、苦参、黄柏、苍术（泡）、人参须、牡丹皮、蛇胆汁、人工牛黄、当归。

【功用】养血祛风，燥湿止痒。用于风湿热邪蕴于肌肤所致的瘾疹、风瘙痒，症见皮肤风团色红，时隐时现，瘙痒难忍，或皮肤瘙痒不止，皮肤干燥，无原发皮疹、慢性荨麻疹以及皮肤瘙痒症见上述证候者亦可用之。

六应丸

【成分】丁香、蟾蜍、雄黄、牛黄、珍珠、冰片。

【功用】清热，解毒，消肿，止痛。用于火毒内盛所致的乳蛾、喉痹，症见咽喉肿痛，口苦咽干，喉核红肿，亦可用于咽喉炎、扁桃体炎见上述证候者以及疖痈疮疡、虫咬肿痛等。

六君子丸

【成分】党参、白术（麸炒）、茯苓、半夏（制）、陈皮、甘草（蜜炙）。

【功用】补脾益气，燥湿化痰。用于脾胃虚弱证，症见食量不多，气虚痰多，腹胀便溏。

六味地黄颗粒

【成分】熟地黄、山茱萸、牡丹皮、山药、茯苓、泽泻。

【功用】滋阴补肾。用于肾阴亏损证，症见头晕耳鸣，腰膝酸软，骨蒸潮热，盗汗遗精，口干口渴。

六神丸

【成分】人工牛黄、人工麝香、蟾酥、雄黄、冰片、珍珠。

【功用】清凉解毒，消炎止痛。用于烂喉丹痧，咽喉肿痛，喉风喉痈，单双乳蛾，儿童热疖，痈疡疔疮，乳痈发背，无名肿毒。

双黄连口服液

【成分】金银花、黄芩、连翘。

【功用】疏风解表，清热解毒。用于外感风热所致的感冒，症见发热，咳嗽，咽痛。

五　画

玉红生肌膏

【成分】白芷、甘草、当归身、血竭、轻粉、蜂蜡、紫草、麻油。

【功用】活血祛腐，解毒生肌。主治痈疽、发背等，溃烂流脓，以及疔疮、疔根脱出需长肉收口者。

玉屏风颗粒 / 散

【成分】黄芪、白术（炒）、防风。

【功用】益气，固表，止汗。用于表虚不固证，症见自汗恶风，面色㿠白，或体虚易感风邪者。

甘霖洗剂

【成分】甘草、苦参、土荆皮、白鲜皮、薄荷脑、冰片。

【功用】清热除湿，祛风止痒。用于风湿热蕴肌肤所致皮肤瘙痒和下焦湿热导致的外阴瘙痒。

石膏散

【成分】石膏、冰片。

【功用】清热祛火，消肿止痛。用于胃火上炎引起的牙齿疼痛，口舌糜烂，牙龈出血。

龙牡壮骨颗粒

【成分】党参、黄芪、麦冬、龟甲、白术、山药、五味子、龙骨、牡蛎、茯苓、大枣、甘草、乳酸钙、鸡内金和维生素 D。

【功用】强筋健骨，健脾和胃。对儿童多汗、夜惊、食欲不振、消化不良、发育迟缓也有效果。

龙胆泻肝颗粒

【成分】龙胆草、柴胡、黄芩、栀子（炒）、泽泻、木通、车前子（盐炒）、当归（酒炒）、地黄、甘草（蜜炙）。

【功用】清肝胆，利湿热。用于肝胆湿热所致的头晕目赤，耳鸣耳聋，耳部疼痛，胁痛口苦。

龙珠软膏

【成分】人工麝香、人工牛黄、珍珠、琥珀、硼砂、冰片、炉甘石。

【功用】清热解毒，消肿止痛，祛腐生肌。适用于疮、疖，表现为红、肿、热、痛者，及轻度烫伤。

归脾丸

【成分】党参、白术、炙黄芪、炙甘草、当归、茯苓、远志、酸枣仁。

【功用】益气补血，健脾养心。主治心脾两虚和脾不统血所致心悸怔忡，失眠健忘，面色萎黄，头昏头晕，肢倦乏力，食欲不振，崩漏便血。

四妙丸

【成分】苍术、牛膝、盐黄柏、薏苡仁。

【功用】清热利湿。用于湿热下注所致的痹证，症见足膝红肿，筋骨疼痛。

四物合剂

【成分】当归、川芎、白芍、熟地黄。

【功用】养血调经。用于血虚所致的面色萎黄，头晕眼花，心悸气短及月经不调。

生发丸

【成分】当归、侧柏叶、黑芝麻、川芎、陈皮。

【功用】填精补血，补肝滋肾，乌须黑发。用于肝肾不足所致须发早白，头发稀疏、干枯，斑秃脱发。

生脉饮口服液

【成分】人参、麦冬、五味子。

【功用】益气复脉，养阴生津。用于气阴两亏证，症见心悸气短，脉微自汗。

白癜风丸

【成分】补骨脂、黄芪、红花、川芎、当归、香附、桃仁、丹参、乌梢蛇、紫草、白鲜皮、山药、干姜、龙胆草、蒺藜。

【功用】益气行滞，活血解毒，利湿消斑，祛风止痒。用于白癜风。

加味逍遥丸

【成分】柴胡、当归、白芍、白术（麸炒）、茯苓、甘草、牡丹皮、栀子（姜炙）、薄荷。

【功用】疏肝清热，健脾养血。用于肝脾不和者，症见风团色鲜红，急躁易怒，大便先干后溏。

皮肤病血毒丸

【成分】茜草、桃仁、荆芥穗（炭）、蛇蜕（酒炙）、赤芍、当归、白茅根、地肤子、苍耳子（炒）、地黄、连翘、金银花、苦地丁、土茯苓、黄柏、皂角刺、桔梗、益母草、苦杏仁（去皮炒）、防风、赤茯苓、白芍、蝉蜕、牛蒡子（炒）、牡丹皮、白鲜皮、熟地黄、大黄（酒炒）、忍冬藤、紫草、土贝母、川芎（酒炙）、甘草、白芷、天葵子、紫荆皮、鸡血藤、浮萍、红花。

【功用】清血解毒，消肿止痒。用于经络不和，湿热血燥引起的风疹，湿疹，皮肤刺痒，雀斑粉刺，面赤鼻齄，疮疡肿毒，脚气疥癣，头目眩晕，大便燥结。

皮肤康洗液

【组成】金银花、蒲公英、马齿苋、土茯苓、大黄、赤芍、蛇床子等。

【功用】清热解毒，凉血除湿，杀虫止痒。主治湿热阻于肌肤所致湿疮、皮肤瘙痒、红斑、丘疹、水疱、渗出、糜烂等和湿热下注所致阴痒、带下异常等症。皮肤湿疹或阴道炎见有上述证候者亦可用之。

皮敏消胶囊

【成分】苦参、苍术、防风、荆芥、蒺藜、白鲜皮、蛇床子、苍耳子、蜈蚣、青黛、蒲公英、紫花地丁、黄芩、黄柏、黄连、蝉蜕、地黄、牡丹皮、西河柳、紫草、地骨皮。

【功用】祛风除湿，清热解毒，凉血止痒，用于急慢性荨麻疹、急性湿疹属风热证或风热夹湿证者。

六　画

百癣夏塔热片

【成分】地锦草、诃子肉、毛诃子肉、司卡摩尼亚脂、芦荟、西青果。

【功用】消肿止痒。用于治疗手癣，体癣，足癣，花斑癣，过敏性皮炎，痤疮。

当归四逆丸

【成分】当归、通草、桂枝、细辛、芍药、大枣、炙甘草。

【功用】补血通脉，温经散寒。用于手足厥冷，四肢麻木，血行不畅，寒邪阻络，脉象沉细或脉细欲绝等。

当归饮子丸

【成分】当归、白芍、川芎、生地黄、白蒺藜（炒，去尖）、防风、荆芥、何首乌、黄芪（去芦）、甘草（炙）。

【功用】养血润燥，消风止痒，适用于心血凝滞，内蕴风热所致皮肤疮疥，或肿或痒，或脓水浸淫，或发赤疹瘖瘤。

血府逐瘀颗粒

【成分】桃仁、红花、当归、川芎、生地黄、赤芍、牛膝、柴胡、枳壳、桔梗、甘草。

【功用】活血化瘀，行气止痛。用于瘀血内阻证，症见头痛或胸痛，内热瞀闷，失眠，多梦，心悸怔忡，急躁善怒。

冰黄肤乐软膏

【成分】大黄、姜黄、硫黄、黄芩、甘草、冰片、薄荷脑。

【功用】清热燥湿，活血祛风，止痒消炎。用于湿热蕴结或血热风燥引起的皮肤瘙痒。神经性皮炎、湿疹、足癣及银屑病等瘙痒性皮肤病均可用之。

导赤散

【成分】木通、生地黄、生甘草梢、竹叶。

【功用】清脏腑热，清心养阴，利水通淋。主治心经火热证，症见心胸烦热，口渴面赤，意欲冷饮，以及口舌生疮；或心热移于小肠证，症见小便赤涩刺痛，舌红，脉数。临床亦常用于治疗口腔炎、鹅口疮、儿童夜啼等心经有热者。

防风通圣颗粒/丸

【成分】防风、荆芥穗、薄荷、麻黄、大黄、芒硝、栀子、滑石、桔梗、石膏、川芎、当归、白芍、黄芩、连翘、甘草、白术（炒）。

【功用】解表通里，清热解毒。用于外寒内热，表里俱实证，症见恶寒壮热，头痛咽干，小便短赤，大便秘结，风疹，湿疮。

七　画

克银丸

【成分】土茯苓、白鲜皮、北豆根、拳参。

【功用】清热解毒，祛风止痒。用于皮损基底红，舌基底红，便秘，尿黄以及属血热风燥型的银屑病。

连翘败毒丸

【成分】连翘、黄连、当归、甘草、柴胡、黄柏、金银花、防风、苦参、荆芥穗、黄芩、麻黄、紫花地丁、白芷、薄荷、天花粉、赤芍、羌活、大黄。

【功用】清热解毒，散风消肿。主治疮疡初起，红肿疼痛，憎寒发热。

连翘解毒丸

【成分】金银花、粉甘草、木通、防风、荆芥、连翘、牛蒡子。

【功用】痈肿初起，憎寒壮热。

冻疮膏

【成分】樟脑 30mg、硼酸 50mg、甘油。

【功用】用于冻疮。

辛芩颗粒

【成分】细辛、黄芩、荆芥、防风、白芷、苍耳子、黄芪、白术、桂枝、石菖蒲。

【功用】益气固表，祛风通窍。用于肺气不足，风邪外袭所致的鼻痒、喷嚏、流清涕，易感冒；过敏性鼻炎见上述证候者亦可用之。

羌月乳膏

【成分】月见草油、羌活提取物。

【功用】祛风，除湿，止痒，消肿。适用于亚急性湿疹，慢性湿疹。

启脾口服液

【成分】人参、白术（炒）、茯苓、甘草、陈皮、山药、莲子（炒）、山楂（炒）、六神曲（炒）、麦芽（炒）、泽泻。

【功用】健脾和胃。用于脾胃虚弱，消化不良，症见腹胀便溏。

补中益气丸

【成分】黄芪（蜜炙）、党参、甘草（蜜炙）、白术（炒）、当归、升麻、柴胡、陈皮、生姜、大枣。

【功用】补中益气。用于体倦乏力，内脏下垂。

灵宝如意丸

【成分】白粉霜、天麻、血竭、雄黄、蟾酥、硼砂、人参、朱砂、冰片、麝香。

【功用】清暑解毒，化痰开窍。可用于防治日晒疮。

附子理中丸

【成分】附子（炮，去皮脐）、人参（去芦）、干姜（炮）、甘草（炙）、白术。

【功用】温中健脾，用于脾阳不足证，症见疮面久不收敛，感觉麻木冰冷。

纯阳正气丸

【成分】广藿香、姜半夏、木香、陈皮、丁香、肉桂、苍术、白术、茯苓、朱砂、硝石（精制）、硼砂、雄黄、金礞石（煅）、人工麝香、冰片。

【功用】温中散寒。用于暑天感寒受湿，症见腹痛吐泻，胸膈胀满，头痛恶寒，肢体酸重。

八　画

青鹏软膏

【成分】棘豆、亚大黄、铁棒锤、诃子（去核）、毛诃子、余甘子、安息香、宽筋藤、人工麝香。

【功用】活血化瘀，消肿止痛。用于风湿性关节炎、类风湿关节炎、骨关节炎、痛风、急慢性扭挫伤、肩周炎引起的关节、肌肉肿胀疼痛及皮肤瘙痒、湿疹。

玫芦消痤膏

【成分】鲜芦荟汁、玫瑰花、苦参、杠板归、冰片、薄荷素油。

【功用】清热燥湿，杀虫止痒。用于痤疮、皮肤瘙痒、湿疹及日晒疮。

苦参片

【成分】苦参。

【功用】清热燥湿，杀虫。用于湿热蕴蓄下焦所致之痢疾，肠炎，热淋及阴肿阴痒，湿疹，湿疮等。

板蓝根颗粒

【成分】板蓝根。

【功用】清热解毒，凉血利咽。用于肺胃热盛所致的咽喉肿痛，口咽干燥；急性扁桃体炎见上述证候者亦可用之。

固肾生发丸

【成分】熟地黄、枸杞子、羌活、何首乌、川芎、木瓜、女贞子、当归、桑椹、丹参、党参、黑芝麻。

【功用】固肾养血，益气祛风。用于斑秃、全秃、普秃及肝肾虚引起的脱发。

知柏地黄颗粒

【成分】熟地黄、山茱萸（制）、山药、牡丹皮、茯苓、泽泻、知母、黄柏。

【功用】滋阴降火。用于阴虚火旺证，症见潮热盗汗，口干咽痛，耳鸣遗精，小便短赤。

金花消痤丸

【成分】栀子（炒）、金银花、黄芩（炒）、大黄（酒炙）、黄连、桔梗、薄荷、黄柏、甘草。

【功用】清热泻火，解毒消肿。用于肺胃热盛所致的痤疮，粉刺，口舌生疮，胃火牙痛，咽喉肿痛，目赤，便秘，尿黄赤。

金匮肾气丸

【成分】地黄、山药、酒萸肉、茯苓、牡丹皮、泽泻、桂枝、制附子、牛膝（去头）、盐车前子。

【功用】温补肾阳，化气行水。用于肾虚水肿，腰膝酸软，小便不利，畏寒肢冷。

金银花露

【成分】金银花。

【功用】清热解毒。用于儿童痱毒，暑热口渴。

肤净康洗剂

【成分】刺柏、烈香杜鹃、大籽蒿、麻黄、水柏枝、熊胆粉、马尿泡、雄黄、胆矾、麝香、薄荷。

【功用】清热解毒，祛腐生肌，止痛，止痒。用于急、慢性皮炎，症见皮肤瘙痒，以及手癣、足癣。

肤痔清软膏

【成分】金果榄、土大黄、苦参、黄柏、野菊花、紫花地丁、朱砂根、雪胆、重楼、黄药子、姜黄、地榆。

【功用】用于湿热蕴结所致手足癣、体癣、股癣、浸淫疮、内痔、外痔，以及肿痛出血，带下病。

肤痒颗粒

【成分】苍耳子（炒，去刺）、地肤子、川芎、红花、白英。

【功用】祛风活血，除湿止痒。用于皮肤瘙痒病，荨麻疹。

京万红软膏

【成分】地榆、当归、桃仁、紫草、金银花、五倍子、白芷、血竭、木鳖子、冰片、罂粟壳、地黄、黄连、血余炭、棕榈、半边莲、土鳖虫、白蔹、黄柏、红花、大黄、苦参、槐米、木瓜、苍术、赤芍、黄芩、胡黄连、川芎、栀子、乌梅、乳香、没药。

【功用】活血解毒，消肿止痛，祛腐生肌。用于轻度水、火烫伤，疮疡肿痛，创面溃烂。

泻青丸

【成分】龙胆草、大黄（酒炒）、防风、羌活、栀子、川芎、当归、青黛。

【功用】清肝泻火。用于耳鸣耳聋，口苦头晕，两胁疼痛，小便赤涩。

参苓白术颗粒

【成分】人参、茯苓、麸炒白术、山药、炒白扁豆、莲子、麸炒薏苡仁、砂仁、桔梗、甘草。

【功用】健脾益气。用于体倦乏力，食少便溏。

参柏洗液

【成分】苦参、黄柏、丹参、大青叶、硼砂、大黄、黄芩、黄连、甘草、蛇床子、土茯苓。

【功用】清热燥湿，杀虫止痒。适用于慢性湿疹类皮炎，以及阴痒、带下等证的辅助治疗。

九　画

荆防颗粒 / 合剂

【成分】荆芥、防风、羌活、独活、柴胡、前胡、川芎、枳壳、茯苓、桔梗、甘草。

【功用】发汗解表，散风祛湿。用于风寒感冒，症见头痛身痛，恶寒无汗，鼻塞清涕，咳嗽，白痰。

荆肤止痒颗粒

【成分】荆芥、地肤子、防风、野菊花、鱼腥草、茯苓、山楂（炒焦）。

【功用】祛风除湿，清热解毒，止痒。用于儿童风热型或湿热型丘疹性荨麻疹，症见脓疱疮、风团、水疱、瘙痒等。

茵栀黄口服液

【成分】茵陈、栀子、黄芩、金银花。

【功用】清热解毒，利湿退黄。主治肝胆湿热所致的黄疸，症见面目悉黄，胸胁胀痛，恶心呕吐，小便黄赤；急、慢性肝炎见上述证候者亦可用之。

栀子金花丸

【成分】栀子、黄连、黄芩、黄柏、大黄、金银花、知母、天花粉。

【功用】清热泻火，凉血解毒。用于肺胃热盛证，症见口舌生疮，牙龈肿痛，目赤眩晕，咽喉肿痛，大便秘结。

点舌丸

【成分】西红花、红花、蟾酥（制）、血竭、人工牛黄、熊胆、珍珠、乳香（制）、沉香、人工麝香、雄黄、朱砂等。

【功用】清热解毒，消肿止痛。用于各种疮疡初起，如无名肿毒、疔疮发背、乳痈肿痛等症。

香砂六君子丸

【成分】木香、砂仁、陈皮、制半夏、党参、白术、茯苓、炙甘草。

【功用】健脾行气除湿，用于脾胃不和，运化不利证，症见纳差、腹胀痞满等。

香砂养胃颗粒

【成分】木香、砂仁、白术、陈皮、茯苓、半夏（制）、香附（醋制）、枳实（炒）、豆蔻（去壳）、厚朴（姜制）、广藿香、甘草、生姜、大枣。

【功用】温中和胃。用于胃阳不足、湿阻气滞所致的胃痛隐隐，脘闷不舒，呕吐酸水，嘈杂不适，不思饮食，四肢倦怠。

复方片仔癀软膏

【成分】片仔癀粉、蛇药片。

【功用】清热，解毒，止痛。用于带状疱疹、单纯疱疹、脓疱疮、毛囊炎、痤疮。

复方丹参注射液

【成分】丹参、降香。

【功用】活血化瘀，理气宽胸。适用于治疗皮肌炎、脉管炎、银屑病。

复方卡力孜然酊

【成分】驱虫斑鸠菊、补骨脂、何首乌、当归、防风、蛇床子、白鲜皮、乌梅、白芥子、丁香。

【功用】活血温肤，清除沉着于局部的未成熟异常黏液质。用于白热斯（白癜风）。

复方芙蓉叶酊

【成分】大黄、木芙蓉叶、重楼、海藻、白芷、白及、冰片。

【功用】清热解毒，散结止痒。用于热毒蕴结，血脉瘀滞所引起的寻常型痤疮。

复方青黛胶囊

【成分】马齿苋、土茯苓、白鲜皮、白芷、青黛、紫草、丹参、蒲公英、贯众、粉萆薢、乌梅、五味子（酒）、山楂（焦）、建曲。

【功用】清热解毒，消斑化瘀，祛风止痒。用于血热挟瘀，热毒炽盛证；进行期银屑病、玫瑰糠疹、药疹属上证者亦可用之。

复方珍珠暗疮片

【成分】金银花、蒲公英、当归尾、地黄、黄柏、大黄（酒炒）、水牛角浓缩粉、羚羊角粉、北沙参、黄芩、赤芍、珍珠层粉。

【功用】清热解毒，凉血消斑。主治血热蕴阻肌肤所致的粉刺、湿疮，症见颜面部红斑、粉刺疙瘩、脓疱，或皮肤红斑丘疹、瘙痒；痤疮、红斑丘疹性湿疹见上述证候者亦可用之。

复方黄柏液涂剂

【成分】连翘、黄柏、金银花、蒲公英、蜈蚣。

【功用】清热解毒，消肿祛腐。用于疮疡溃后，伤口感染，属阳证者。

复方蛇脂软膏

【成分】蛇脂、人参、珍珠、冰片、维生素A、维生素D、维生素E、硼酸。

【功用】养阴润燥，愈裂敛疮。用于阴津不足，肌肤失养所致的手足皲裂，皮肤干燥症。

复方紫草油

【成分】紫草、冰片、忍冬藤、白芷。

【功用】清热凉血，解毒止痛。用于轻度水、火烫伤。

养血生发胶囊

【成分】熟地黄、当归、羌活、木瓜、川芎、白芍、菟丝子、天麻、制何首乌。

【功用】养血祛风，益肾填精。用于血虚风盛、肾精不足所致的脱发，症见毛发松动或呈稀疏状脱落、毛发干燥或油腻、头皮瘙痒；斑秃、全秃、脂溢性脱发与病后、产后脱发见上述证候者亦可用之。

养阴清肺颗粒

【成分】地黄、麦冬、玄参、川贝母、白芍、牡丹皮、薄荷、甘草。

【功用】养阴润肺，清热利咽。用于咽喉干燥疼痛，干咳，少痰或无痰。

姜黄消痤搽剂

【成分】姜黄、重楼、杠板归、一枝黄花、土荆芥、绞股蓝、珊瑚姜。

【功用】清热祛湿，活血消痤。用于湿热郁肤所致的粉刺（痤疮）。

活血消炎丸

【成分】乳香（醋炙）、没药（醋炙）、牛黄、石菖蒲（浸膏）、黄米（蒸熟）。

【功用】活血解毒，消肿止痛。用于毒热结于脏腑经络引起的痈疽初起，乳痈结核，红肿作痛。

祛风止痒口服液

【成分】赤芍、地龙、白芍、甘草、地肤子、防风、青蒿、苍耳子（炒）。

【功用】养血活血，清热利湿，祛风止痒。用于风热外袭所致过敏性鼻炎，症见鼻塞，喷嚏以及用于荨麻疹、丘疹性荨麻疹出现的皮肤瘙痒等症。

祛风地黄丸

【成分】生地黄、熟地黄、白蒺藜、川牛膝、知母、黄柏、枸杞子、菟丝子、独活。

【功用】养血祛风。适用于无故掌心燥痒起皮，甚则枯裂微痛。

除湿止痒软膏

【成分】蛇床子、黄连、黄柏、白鲜皮、苦参、虎杖、紫花地丁、地肤子、萹蓄、茵陈、苍术、花椒、冰片。

【功用】清热除湿，祛风止痒。用于急性、亚急性湿疹，证属湿热或湿阻型的辅助治疗。

除湿止痒洗液

【成分】蛇床子、黄连、黄柏、白鲜皮、苦参、虎杖、紫花地丁、地肤子、萹蓄、茵陈、苍术、花椒、冰片。

【功用】清热除湿，祛风止痒。用于急性、亚急性湿疹，证属湿热或湿阻型的辅助治疗。

黄柏胶囊

【成分】黄柏。

【功用】清热燥湿，泻火除蒸，解毒疗疮。用于脚气，疮疡肿毒，湿疹瘙痒。

十　画

秦艽丸

【成分】秦艽、防己、松脂（炼成者）、枳壳（麸炒）、蒺藜（炒，去角）、川芎、苦参、白术、防风（去叉）、附子（炮裂，去皮脐）、蒴藋、干姜（炮）。

【功用】治诸风，瘙痒瘾疹，搔之愈甚者。

珠黄散

【成分】人工牛黄，珍珠。

【功用】清热解毒，祛腐生肌。主治热毒内蕴所致的咽痛，咽部红肿、糜烂，口腔溃疡久不收敛。

荷叶丸

【成分】荷叶、藕节、大蓟炭、小蓟炭、知母、黄芩炭、地黄炭、棕榈炭、栀子（焦）、茅根炭、玄参、白芍、当归、香墨。

【功用】凉血止血。用于血热所致的咯血、衄血、尿血、便血、崩漏。

桂枝颗粒

【成分】桂枝、白芍、甘草、生姜、大枣。

【功用】解肌发表，调和营卫。用于外感风邪所致头痛发热，鼻塞干呕，汗出恶风。

柴胡口服液

【成分】柴胡。

【功用】解表退热。用于外感发热，症见身热面赤，头痛身楚，口干而渴。

柴胡舒肝丸

【成分】茯苓、麸炒枳壳、豆蔻、酒白芍、甘草、醋香附、陈皮、桔梗、姜厚朴、炒山楂、防风、六神曲（炒）、柴胡、黄芩、薄荷、紫苏梗、木香、槟榔（炒）、三棱（醋炙）、大黄（酒炒）、青皮（炒）、当归、姜半夏、乌药、醋莪术。

【功用】疏肝理气，消胀止痛。用于肝气不舒证，症见胸胁痞闷，食滞不清，呕吐酸水。

逍遥丸

【成分】柴胡、当归、白芍、白术（炒）、茯苓、炙甘草、薄荷。

【功用】疏肝健脾，养血调经。用于肝气不舒所致月经不调，胸胁胀痛，头晕目眩，食欲减退。

积雪苷霜软膏

【成分】积雪草总苷。

【功用】促进创伤愈合。用于治疗外伤、手术创伤、烧伤、瘢痕疙瘩及硬皮病。

消风止痒颗粒

【成分】防风、蝉蜕、苍术（炒）、地黄、地骨皮、当归、荆芥、亚麻子、石膏、甘草、木通。

【功用】消风清热，除湿止痒。主治丘疹样荨麻疹，也用于湿疹、皮肤瘙痒症。

消银片

【成分】地黄、牡丹皮、赤芍、当归、苦参、金银花、玄参、牛蒡子、蝉蜕、白鲜皮、防风、大青叶、红花。

【功用】清热凉血，养血润燥，祛风止痒。主治白疕属血热、血虚风燥证者，症见皮疹呈点滴状，基底色鲜红，表面覆有银白色鳞屑，或鳞屑较厚，瘙痒。

消痤丸

【成分】升麻、柴胡、麦冬、野菊花、黄芩、玄参、石膏、石斛、龙胆草、大青叶、金银花、竹茹、蒲公英、淡竹叶、夏枯草、紫草。

【功用】清热利湿，解毒散结。主治湿热毒邪聚结肌肤所致的粉刺，症见颜面皮肤光亮油腻，黑头粉刺，脓疱，结节，伴有口苦，口黏，大便干。

润肤丸

【成分】生地黄、熟地黄、玄云、天花粉、当归、白鲜皮。

【功用】清热养阴，活血调肤，祛风止痒。用于治疗神经性皮炎、湿疹、皮肤皲裂等。

润燥止痒胶囊

【成分】何首乌、制何首乌、生地黄、桑叶、苦参、红活麻。

【功用】养血滋阴，祛风止痒，润肠通便。用于血虚风燥所致的皮肤瘙痒，痤疮，便秘。

十一画

黄栀花口服液

【成分】黄芩、金银花、栀子、大黄。

【功用】清肺泻热。用于儿童外感热证，症见发热，头痛，咽赤肿痛，心烦，口渴，大便干结，小便短赤。

虚汗停颗粒

【成分】黄芪、浮小麦、大枣、糯稻根、牡蛎（煅）。

【功用】益气养阴，固表敛汗。用于气阴不足之自汗、盗汗及儿童盗汗。

银黄口服液

【成分】金银花、连翘、黄芩、丁香。

【功用】清热解毒消炎。用于肺胃风热证，主治上呼吸道感染，如急性扁桃体炎、咽炎。

银翘解毒颗粒 / 丸

【成分】金银花、连翘、薄荷、荆芥、淡豆豉、牛蒡子（炒）、桔梗、淡竹叶、甘草。

【功用】疏风解表，清热解毒。用于风热感冒，症见发热头痛，咳嗽，口干，咽喉疼痛。

脚癣一次净

【成分】复方珊瑚姜酊、水杨酸、甘油、醋酸。

【功用】足癣、手癣、指（趾）甲癣（灰指甲）等。

羚珠散

【成分】羚羊角粉、珍珠粉、人工牛黄、僵蚕、朱砂、琥珀、胆南星、冰片、石菖蒲油。

【功用】退热，镇静，定惊。用于儿童外感发热，神态不安，咳嗽有痰，对风热感冒、乳蛾（扁桃体炎）、风痧、水痘、痄腮等病毒性感染亦有效。

清开灵口服液

【成分】胆酸、珍珠母、猪去氧胆酸、栀子、水牛角、板蓝根、黄芩苷、金银花。

【功用】清热解毒，镇静安神。用于外感风热时毒，火毒内盛所致高热不退、烦躁不安、咽喉肿痛、舌质红绛、苔黄、脉数者；上呼吸道感染、病毒性感冒、急性咽炎、急性气管炎等病症属上述证候者亦可用之。

清肺抑火丸

【成分】黄芩、栀子、知母、浙贝母、黄柏、苦参、桔梗、前胡、天花粉、大黄。

【功用】清肺止咳，化痰通便。用于痰热阻肺所致的咳嗽、痰黄黏稠、口干咽痛、大便干燥。

清热消炎宁

【成分】九节茶。

【功用】清热解毒，消炎止痛，舒筋活络。用于流行性感冒，咽喉炎，肺炎，细菌性痢疾，急性胃肠炎，阑尾炎，烧伤，疮疡脓肿，蜂窝织炎。

清热解毒口服液

【成分】石膏、金银花、玄参、地黄、连翘、栀子、甜地丁、黄芩、龙胆草、板蓝根、知母、麦冬。

【功用】清热解毒。用于热毒壅盛所致的发热面赤，烦躁口渴，咽喉肿痛；流感、上呼吸道感染见上述证候者亦可用之。

清暑解毒颗粒

【成分】芦根、薄荷、金银花、甘草、淡竹叶、滑石粉、夏枯草。

【功用】清暑解毒，生津止渴。用于暑湿证或热毒证，见密集的红色丘疹、丘疱疹，或见脓疱、疖肿，痒痛灼热。

清解片

【成分】生大黄、黄芩、黄柏、苍术。

【功用】解热镇痛，抗菌消炎，抗病毒。用于治疗湿热内盛、里实之大便燥结、排出不畅及痔痈肿痛者。

清瘟解毒丸

【成分】大青叶、连翘、玄参、天花粉、桔梗、炒牛蒡子、羌活、防风、葛根、柴胡、黄芩、白芷、川芎、赤芍、甘草、淡竹叶。

【功用】清瘟解毒。用于外感时疫，症见憎寒壮热，头痛无汗，口渴咽干，以及用于痄腮、大头瘟。

十二画

紫雪丹/散

【成分】石膏、寒水石、磁石、滑石、犀角（现以水牛角代替）、羚羊角、木香、沉香、元参、升麻、甘草、丁香、朴硝、硝石、麝香、朱砂。

【功用】清热解毒，镇痉息风，开窍定惊。主治温热病，热邪内陷心包证，症见高热烦躁，神昏谵语，抽风惊厥，口渴唇焦，尿赤便闭。

景天三七糖浆

【成分】景天三七。

【功用】止血，消肿，定痛。用于各种出血病证，如吐血、衄血、外伤出血、咯血、牙龈出血、消化道出血、子宫出血，以及心悸、烦躁失眠等症。

喉风散

【成分】珍珠、人工牛黄、冰片。

【功用】清热解毒，消肿利咽。用于肺胃热毒炽盛所致的咽喉肿痛，口腔糜烂，齿龈肿痛，鼻窦脓肿，皮肤溃烂等症。

湿毒清胶囊

【成分】地黄，当归，丹参，蝉蜕，苦参，白鲜皮，甘草，黄芩，土茯苓。

【功用】养血润燥，祛风止痒。主治血虚风燥所致的瘙痒症，症见皮肤干燥、脱屑、瘙痒，伴有抓痕、血痂、色素沉着。

湿润烧伤膏

【成分】黄连、黄柏、黄芩、地龙、罂粟壳。

【功用】清热解毒，止痛，生肌。用于各种烧、烫、灼伤。

十三画

蒲地蓝消炎口服液

【成分】蒲公英、板蓝根、苦地丁、黄芩。

【功用】清热解毒，抗炎消肿。用于疖肿、腮腺炎、咽炎、扁桃体炎等。

感冒清热颗粒

【成分】荆芥穗、薄荷、防风、柴胡、紫苏叶、葛根、桔梗、苦杏仁、白芷、苦地丁、芦根。

【功用】疏风散寒，解表清热。用于风寒感冒，症见头痛发热，恶寒身痛，鼻流清涕，咳嗽，咽干。

稚儿灵颗粒

【成分】党参、白术（麸炒）、茯苓、太子参、山药、地黄、当归、白芍（麸炒）、制何首乌、石菖蒲、远志（制）、五味子（制）。

【功用】益气健脾，补脑强身。用于儿童厌食、面黄体弱、夜寝不宁、睡后盗汗等症。

裸花紫珠片

【成分】裸花紫珠。

【功用】消炎，解毒，收敛，止血。用于细菌感染引起的炎症，急性传染性肝炎，呼吸道及消化道出血。

十九画

藿香正气口服液

【成分】苍术、陈皮、厚朴（姜制）、白芷、茯苓、大腹皮、生半夏、甘草浸膏、广藿香油、紫苏叶油。

【功用】解表化湿，理气和中。用于外感风寒、内伤湿滞或夏伤暑湿所致的感冒，症见头痛昏重，胸膈痞闷，脘腹胀痛，呕吐泄泻；胃肠型感冒见上述证候者亦可用之。

癣湿药水

【成分】土槿皮，蛇床子，大风子仁，百部，防风，当归，凤仙透骨草，侧柏叶，吴茱萸，花椒，蝉蜕，斑蝥。

【功用】祛风除湿，杀虫止痒。主治风湿毒虫所致的鹅掌风、脚湿气，症见皮肤丘疹、水疱、脱屑，伴有不同程度的瘙痒。

儿童皮肤病常用外用方剂

一 画

一扫光（《外科正宗》）

【组成】苦参 500g，黄柏 500g，烟胶 500g，枯矾 90g，木鳖肉 90g，大风子肉 90g，蛇床子 90g，点红椒 90g，樟脑 90g，硫黄 90g，明矾 90g，水银 90g，轻粉 90g，白砒 15g。共研细末，熟猪油 1120g 化开，入药搅匀，做丸如龙眼大，瓷瓶收贮。

【功用】杀虫止痒。用于白秃疮、疥疮、白屑风等。

【用法】搽擦疮上。

二 画

九一丹（《医宗金鉴》）

【组成】煅石膏 9 份，升丹 1 份，共研极细末。

【功用】提脓祛腐。用于一切溃疡流脓未尽者。

【用法】掺于疮口中，或用药线蘸药插入，外盖膏药，每日换药 1~2 次。

三 画

三黄洗剂（《中医外科学》）

【组成】大黄、黄柏、黄芩、苦参片各等份，共研细末。上药 10~15g 加入蒸馏水 100ml，医用石炭酸 1ml。

【功用】清热，止痒，收涩。治一切急性皮肤病及疖病有红、肿、焮、痒、出水者。

【用法】临用时摇匀，以棉花蘸药汁搽患处，每日 4~5 次。如用于皮肤病瘙痒剧烈者，可加入薄荷脑 1g（即 1% 薄荷三黄洗剂）。

五 画

玉露散（《药奁启秘》）

【组成】芙蓉叶不拘多少，去梗茎，研成极细末。

【功用】凉血，清热，退肿。用于一切阳证疮疡。

【用法】可用麻油、菊花露或凡士林调敷患处。

甘草油（《赵炳南临床经验集》）

【组成】甘草 30g，香油 30ml，甘草浸入油内 1 昼夜，文火将药炸至焦黄，去滓备用。

【功用】解毒，润肤，清洁疮面。

【用法】涂敷患处。

生肌散（经验方）

【组成】制炉甘石 15g，滴乳石 9g，滑石 30g，血珀 9g，朱砂 3g，冰片 0.3g，共研极细末。

【功用】生肌收口。用于痈疽溃后脓水将尽者。

【用法】掺疮口中，外盖膏药。

白玉膏（生肌白玉膏）（经验方）

【组成】尿浸石膏 90%，制炉甘石 10%，石膏必须尿浸半年（或用熟石膏）。洗净，再漂净 2 个月，然后煅熟研粉，再加入制炉甘石粉和匀，以麻油少许调成药膏，再加入黄凡士林（配制此膏时用药粉约 3/10，油类约 7/10）。

【功用】润肤，生肌，收敛。用于溃疡腐肉已尽，疮口不敛者。

【用法】将膏少许匀涂纱布上，贴敷患处，并可掺其他生肌药粉于药膏上同用，效果更佳。

六　画

西瓜霜（《喉痧症治概要》）

【组成】西瓜白霜、西瓜硝。

【功用】清热泻火，消肿止痛。咽喉肿痛，喉痹，口疮。

【用法】0.5~1.5g。外用适量，研末吹敷患处。

百部酊（《赵炳南临床经验集》）

【组成】百部 180g，75% 乙醇 360ml。将百部碾碎置 75% 乙醇内，浸泡 7 昼夜，过滤去滓备用。

【功用】杀虫止痒。用于荨麻疹、神经性皮炎、疥癣、虱病等瘙痒性皮肤病。

【用法】以棉签蘸涂。

冰硼散（《外科正宗》）

【组成】冰片、硼砂（煅）、朱砂、玄明粉。

【功用】清热解毒，消肿止痛。用于热毒蕴结所致的咽喉疼痛，牙龈肿痛，口舌生疮。

【用法】吹敷患处，每次少量，一日数次。

如意金黄散（《医宗金鉴》）

【组成】大黄、黄柏、姜黄、白芷各 2500g，南星、陈皮、苍术、厚朴、甘草各 1000g，天花粉 5000g，共研细末。

【功用】清热除湿，散瘀化痰，止痛消肿。用于疮疡阳证。

【用法】用葱捣汁、酒、油、蜜、菊花露、银花露、丝瓜叶捣汁等调敷。

红油膏（经验方）

【组成】凡士林、九一丹、东丹，先将凡士林烊化，然后徐徐将两丹调入，和匀成膏。

【功用】防腐生肌。用于溃疡不敛。

【用法】将药膏匀涂纱布上，贴敷患处。

七　画

苍耳膏（《太平圣惠方》）

【组成】苍耳子、荆芥子、葵子、黄蜡、木香、白猫粪、石长生、当归、黄芩、藁本、玄参、丁香、干马齿、雄黄（细研），虾蟆灰、乳香（细研）。上剉细，以猪脂3斤，煎20~30沸，滤去滓，次下乳香、蜡，又煎2~3沸，候冷，入雄黄、虾蟆灰，搅令匀，以瓷器盛，密封。

【功用】生肌拔毒。主治疔疮。

【用法】每使涂于故帛上贴，日3次。

补骨脂酊（《赵炳南临床经验集》）

【组成】补骨脂碾碎，放入酒精中浸泡7天，去渣，装玻璃器具中密封备用。

【功用】调和气血，活血通络，润肤止痒，生发祛白斑。用于白癜风，扁平疣，斑秃，神经性皮炎，瘙痒症。

【用法】用棉球蘸药涂于患处，并摩擦5~15分钟。

八　画

青吹口散油膏（《中医外科学讲义》）

【组成】煅石膏、煅人中白、青黛、薄荷、黄柏、川连、煅月石、三梅。

【功用】消炎止痛，清热解毒。主治口、舌、咽喉碎痛之疳疮。

【用法】将煅石膏、煅人中白、青黛各研细末，和匀，再用水飞三四次，研至无声为度，晒干，再研细后，再将其余五味各研细后和匀，用瓶装，封固不出气。洗漱净口腔，用药管吹敷患处。

青黛散（经验方）

【组成】青黛60g，石膏120g，滑石120g，黄柏60g，各研细末，和匀。

【功用】收湿止痒，清热解毒。用于一般皮肤病，症见肿、痒、痛、出水。

【用法】干掺，或麻油调敷患处。

拔甲膏（《中医皮肤科临床手册》）

【组成】蓖麻子、蛇蜕、天南星、川椒、大风子、生川乌、乌梅、皂角刺、地肤子、杏仁、威灵仙、凤仙花子、千金子、五加皮、僵蚕、生草乌、凤仙花、地骨皮、香油。上药加热熬黑，去渣，再熬炼至滴水成珠，放入樟丹适量成膏，候温，入硇砂 60g，拌匀即成。

【功用】甲癣、甲病等。

【用法】将拔甲膏放酒精灯火焰上加热至软化，置病甲上，用手压平，外用胶布包裹固定。每 4~5 天换药 1 次，3~5 次病甲即可刮修脱落，残甲可用手术刀修平。病甲除去后，可外搽癣药水至新甲长全为止。

苦参汤（《疡科心得集》）

【组成】苦参 60g，蛇床子 30g，白芷 15g，金银花 30g，菊花 60g，黄柏 15g，地肤子 15g，菖蒲 9g。

【功用】祛风除湿，杀虫止痒。用于阴痒、阴蚀、白疕、麻风等病。

【用法】水煎去渣，临用亦可加猪胆汁 4~5 滴，一般洗 2~3 次即可。

金黄散（《医宗金鉴》）

【组成】大黄 2500g，黄柏 2500g，姜黄 2500g，白芷 2500g，南星 1000g，陈皮 1000g，苍术 1000g，厚朴 1000g，甘草 1000g，天花粉 5000g，共研细末。

【功用】清热除湿，散瘀化痰，止痛消肿。用于一切疮疡阳证。

【用法】可用葱汁、酒、醋、麻油、蜜、菊花露、银花露、丝瓜叶捣汁调敷。

炉甘石洗剂（经验方）

【组成】炉甘石粉 10g，氧化锌 5g，石炭酸 1g，甘油 5g，水加至 100ml。

【功用】燥湿止痒。用于瘙痒性皮肤病。

【用法】用前必须摇匀，每天至少搽 5~6 次。

九　画

枯矾粉（《中华本草》）

【组成】枯矾。

【功用】消痰，燥湿，止泻止血，解毒，杀虫。

【用法】研末撒或调敷。

复方土槿皮酊（《中医外科学》）

【组成】10% 土槿皮酊 40ml（土槿皮粗末 10g、80% 乙醇 100ml，按渗漉法制成），苯甲酸 12g，水杨酸 6g，将苯甲酸、水杨酸加酒精适量溶解，再加入 10% 土槿皮酊混匀，最后用 75% 乙醇加至 100ml。

【功用】杀虫止痒，用于鹅掌风、脚湿气等病。

【用法】笔蘸药水搽患处。

祛湿散（《朱仁康临床经验集——皮肤外科》）

【组成】黄柏末、白芷末、轻粉、煅石膏。

【功用】祛湿止痒。

【用法】用药膏调，搽于疮面；渗水多时亦可撒于疮面。

十 画

珠黄散（《中国药典》）

【组成】人工牛黄、珍珠。

【功用】清热解毒，祛腐生肌。主治热毒内蕴所致的咽痛、咽部红肿、糜烂、口腔溃疡久不收敛。

【用法】取药少许吹咽喉患处，一日 2~3 次。

海浮散（《疮疡经验全书》）

【组成】乳香、没药。

【功用】调气，活血，祛腐，定痛，生肌，收口。用于痈疽，疮毒，溃后，腐肉已化，新肉渐生，或溃久不敛，气血凝滞者。

【用法】置箬叶上，火炙去油，研细搽上，以膏贴之。

润肌膏（《疡医大全》）

【组成】当归身、粉甘草、白芷、血竭、紫草茸、白蜡。用真麻油 240ml，先将当归身、白芷、甘草熬至深黄色，滤去滓，再入血竭熬化，又滤清，再入紫草茸、白蜡，略沸十数滚，即起火，滤去紫草茸滓，其色即鲜明可爱。若熬过则紫黑矣。

【功用】用于风寒侵袭皮肤，血不荣于肌表，致成酸痛，手足似无皮之状，偶触衣物，或以手捺，疼痛连心者。

【用法】外用，每日 2 次。

十一画

黄连膏（《医宗金鉴》）

【组成】黄连 9g，当归 15g，黄柏 9g，生地黄 30g，姜黄 9g，麻油 360g，黄蜡 120g。上药除黄蜡外，浸入麻油内，1 天后用文火熬煎至药枯，去渣滤清，再加入黄蜡，文火徐徐收膏。

【功用】润燥，清热解毒，止痛。用于痔疮、烫伤等焮红作痛者。

【用法】将膏匀涂于纱布上，贴敷患处。

密陀僧散（《医宗金鉴》）

【组成】雄黄、硫黄、蛇床子、密陀僧、轻粉，共研细末。

【功用】祛风杀虫。用于白驳风、紫白癜风及狐臭等。

【用法】醋调搽，或干扑患处。

十二画

雄黄软膏（《中医外科学》）

【组成】雄黄 10g，氧化锌 10g，羊毛脂 30g，凡士林加至 100g。

【功用】杀虫止痒。用于手足癣、白疕及慢性皮肤病变。

【用法】干掺，或麻油调敷患处。

紫金锭（即玉枢丹）(《鹤亭集》)

【组成】山慈菇、五倍子、大戟、朱砂、雄黄、麝香。

【功用】消肿解毒。

【用法】用麻油或饴糖，或醋，或蜂蜜调成糊状，外敷。

十三画

锡类散（《金匮翼》）

【组成】青黛、象牙屑、珍珠、人指甲、壁钱炭、人工牛黄、冰片，研为细粉。

【功用】清热解毒，消肿止痛。用于瘟疫白喉、咽喉肿痛、喉闭乳蛾等。

【用法】取粉适量，吹撒患处。

痱子粉（《赵炳南临床经验集》）

【组成】冰片一钱，薄荷冰一钱，甘石粉五钱，滑石粉一两，黄柏二钱。

【功用】清热敛汗，解毒止痒。

【用法】直接扑撒。

十五画

醋泡方（《朱仁康临床经验集——皮肤外科》）

【组成】荆芥 18g，防风 18g，红花 18g，地骨皮 18g，皂角刺 30g，大风子 30g，明矾 18g。

【功用】鹅掌风，干脚癣。

【用法】上药用米醋 1500ml，放盆中泡 3~5 天备用。每天晚上将手或脚浸泡半小时，每剂药连续泡 2 周为 1 个疗程，有效则继续泡 2~3 个疗程。

十六画

薄荷洗剂（《中医外科学》）

【组成】大黄、黄柏、黄芩、苦参各等份，共研细末。上药 10g~15g，加入蒸馏水 100ml，医用石炭酸 1ml，薄荷脑 1g。

【功用】清热，止痒，收涩。用于一切急性皮肤病，凡红、肿、热、剧痒、出水者，均可用之。

【用法】临用摇匀，涂患处，每日 4~5 次。

颠倒散（《医宗金鉴》）

【组成】硫黄、生大黄各等份，研细末，共和一处，再研匀。

【功用】清热散瘀。用于酒皶鼻、粉刺等病。

【用法】调茶或酒外敷。

十九画

癣药水（《中医外科学讲义》）

【组成】桃仁、苦楝皮、冰片、硫黄、樟脑、紫草。

【功用】活血祛毒，杀虫止痒。

【用法】用温水洗净患处，涂擦患处。

主要参考文献

[1] 高敏.云梦秦简初探［M］.郑州：河南人民出版社，1979.
[2] 林小田，唐新平.皮肤病中医辨治及食疗［M］.广州：羊城晚报出版社，2002.
[3] 韩丽萍.皮肤病食物疗法［M］.上海：上海科学技术出版社，2003.
[4] 程秋生.常见皮肤病性病的心理治疗［M］.北京：科学技术文献出版社，2006.
[5] 冯绍霆.周礼·远古的理想［M］.上海：上海古籍出版社，2008.
[6] 林元珠，高顺强，徐世正，等.现代儿童皮肤病学［M］.北京：学苑出版社，2008.
[7] 瞿幸.中医皮肤性病学［M］.北京：中国中医药出版社，2009.
[8] 李红毅，禤国维.小儿皮肤病诊疗［M］.广州：广东科技出版社，2009.
[9] 曹金洪.黄帝内经［M］.北京：北京燕山出版社，2011.
[10] 汪受传，虞坚尔.中医儿科学［M］.北京：中国中医药出版社，2012.
[11] 欧阳卫权.六经辨证与方证新探经方辨治皮肤病心法［M］.北京：中国中医药出版社，2013.
[12] 马琳.儿童皮肤病学［M］.北京：人民卫生出版社，2014.
[13] 刘巧.中医皮肤病诊疗学［M］.北京：人民卫生出版社，2014.
[14] 段行武.当代中医皮肤科临床家丛书·李秀敏［M］.北京：中国医药科技出版社，2015.
[15] 欧阳卫权.皮肤病中医外治特色疗法精选［M］.广州：广东科技出版社，2015.
[16] 孙乐栋，于磊.儿童皮肤病学［M］.沈阳：辽宁科学技术出版社，2016.
[17] 李斌，陈达灿.中西医结合皮肤性病学［M］.北京：中国中医药出版社，2017.
[18] 崔霞.实用儿科常见病中医外治法［M］.北京：中国中医药出版社，2018.
[19] JEAN L B，JULIE V S，LORENZO C.皮肤病学［M］.北京：北京大学医学出版社，2019.
[20] 赵辨.中国临床皮肤病学［M］.南京：江苏凤凰科学技术出版社，2017.
[21] 王付.王付儿科选方用药技巧［M］.郑州：河南科学技术出版社，2018.
[22] 钟赣生.中药学［M］.北京：中国中医药出版社，2016.

[23] 林元珠，马琳，高顺强，等.实用儿童皮肤病学：修订版[M].北京：科学出版社，2017.
[24] 王卫平.儿科学[M].北京：人民卫生出版社，2013.
[25] 李曰庆.中医外科学[M].北京：中国中医药出版社，2007.